民国名医临证方药论著选粹

丛书总主编　王致谱　农汉才

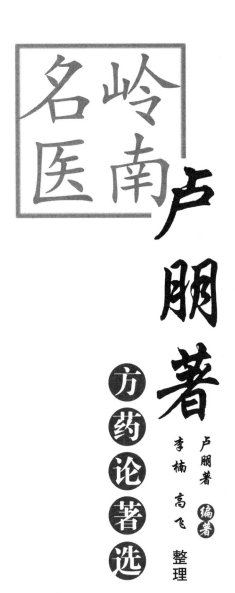

岭南名医

卢朋著

方药论著选

卢朋著　编著

李楠　高飞　整理

U0346475

中国中医药出版社

·北京·

图书在版编目（CIP）数据

岭南名医卢朋著方药论著选 / 卢朋著编著；李楠，高飞整理 . —北京：
中国中医药出版社，2016.10

（民国名医临证方药论著选粹）

ISBN 978-7-5132-3261-6

Ⅰ . ①岭… Ⅱ . ①卢… ②李… ③高… Ⅲ . ①方剂学
Ⅳ . ① R289

中国版本图书馆 CIP 数据核字（2016）第 066221 号

中国中医药出版社出版

北京市朝阳区北三环东路 28 号易亨大厦 16 层

邮政编码 100013

传真 010 64405750

北京市泰锐印刷有限责任公司印刷

各地新华书店经销

*

开本 710×1000 1/16 印张 24.5 字数 269 千字

2016 年 10 月第 1 版 2016 年 10 月第 1 次印刷

书号 ISBN 978-7-5132-3261-6

*

定价 58.00 元

网址 www.cptcm.com

《民国名医临证方药论著选粹》
丛书编委会

内容提要

　　本书精选卢朋著方药学论著两部，即《药物学讲义》和《方剂学讲义》。两部著作均成书于民国十八年（1929）前后，分别为广东中医药专门学校药物学和方剂学教材。

　　《药物学讲义》按药物功效分为平补、补火、温散、平散、散寒、驱风、散湿、散热、吐散、敛涩、镇虚、滋水、温肾、渗湿、泻湿、泻水、降痰、泻热、泻火、下气、平泻、温血、凉血、下血、杀虫、发毒、解毒、毒物等二十八类。作为早期的中药教材，该书未采用总论、各论分述的编写体例。对于每味药物的介绍，则采用集注的方式，以历代本草所述性味、功效、主治为核心，后附各家相关论述。在内容上更多的侧重临床用药，特别是对功效相近的同类药物进行了仔细的鉴别，极具临床实用价值。但该书与当时许多中医学校教材一样，对本草学知识介绍相对较少，体现了该校以培养临床人才为主的办学宗旨。

　　《方剂学讲义》包括总论与各论两部分。总论主要介绍七方、十剂等方剂配伍理论。各论按方剂功效分为补益、发表、攻里、涌吐、和解、表里、消导、理气、理血、驱风、驱寒、清暑、利湿、润燥、泻火、除痰、救急等十七类。每方介绍主治病证、方剂组成、服用方法等，部分方剂附有加减变化等内容，后附历代名家方论。本书编排体例与传统方书迥然有别，已具有鲜明的教材特征。在民国时期众多方剂学教材中，本书编排体例较为成熟，内容难易适中，方论选择精当，体现中医思维特点，适合课堂教学及学生自学使用。然各论部分缺少对每类方剂概括论述的章序，有所不足。

前　言

在中医发展的历史长河中，民国是一个特殊的时期，它是古代中医与现代中医的转折点。在此时期，由于西医的强势造访，并携着"科学"以高姿态来论；中医除了以理论之，更注重的是以临床实效来争取话语权。因此，这一期造就了很多集理论与临床于一体的中医大家，如张锡纯、丁甘仁、恽铁樵等。他们的中医学著作，除了阐明中医学理，也大都具有较强的临床指导作用。而在这些著作中，最能体现他们临床经验与学术精华的，则集中在他们对药物应用与处方的阐释方面。为了能够更便于学习民国医家的学术经验，并将之用于临床与研究，我们此次精选了民国时期有代表性的七位名医：丁甘仁、张锡纯、恽铁樵、何廉臣、曹炳章、秦伯未、卢朋著，并将他们的药学与方剂学著作汇编成册，使读者更易于把握他们的临床经验与学术要点。通过方药互参，更便于临床医生将前辈们的经验转化到实践应用中，这对于传承民国中医学术和发扬中医的临床实用性都将起到良好作用。

此次的方药选集囊括了中医方药学著作的诸多层面，例如在方剂著作方面，不但有医家们的处方经验集，还有方剂学的教材讲义、方剂的科普通俗读物、膏方集、中成药手册等。所选的著作也均是方药学中该方向的代表性著作，如卢朋著的《方剂学讲义》，是当时最具代表性的方剂学教材；秦伯未的《膏方大全》，在当时的膏方著作中几乎无出其右者。另外值得一提的是，在这次编校中，曹炳章的《规定药品考正》与《经验随录方》，系由曹氏的手稿首次整理问梓，弥足珍贵。因时间与水平有限，还望读者们对此次编校的不足予以指正。

编　者

2016 年 4 月

整理说明

一、该书包含了卢氏的《药物学讲义》与《方剂学讲义》。这两部书由卢朋著编写，皆成书于民国十八年（1929）前后，由广东中医药专门学校印刷部铅印，并在内部发行，未公开出版。此次点校，即以广东中医药专门学校的内部铅印本为底本。

二、原书系竖排、繁体，本次点校采用横排、简体，现代标点。容易产生歧义的简体字，则仍使用原繁体。版式变更造成的文字含义变化，今依现代排版予以改正，如"右药"，改"右"为"上"，不出注。

四、该书药名有与今通行之名用字不同者，为便利当代读者使用，一般改用通行之名［如"黄檗（蘗）"改作"黄柏"等］。

五、底本中医名词术语用字与今通行者不同者，为便利当代读者使用，一般改用通行之名（如"藏府"作"脏腑"等）。

六、底本目录与正文有出入时，一般依据其实际内容予以调整，力求目录与正文标题一致，不另出注。

七、凡底本中的异体字、俗写字，或笔画差错残缺，均径改作正体字，不出注。若显系笔误或误用之字，则径予改正（如"曰"误作"日"等），不出注。

八、为保存原著面貌，书中出现的犀角、虎骨等国家级保护动物药、禁用药等，仍予保留，读者在临证时应处以相应的替代品。

目 录
contents

药物学讲义

方剂学讲义

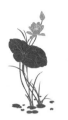

药物学讲义

南海李嘉鋆仲恒原编
新会卢雄飞朋著补编

绪　言

昔《神农本草经》，药分三品，计三百六十五种，察寒热平温，以疗民疾。梁·陶弘景增汉魏以来名医所用药三百六十五种，谓之《名医别录》，自兹而降，本草之书，更仆难数。神农以开天立极之圣，生而知之，无待逐药遍尝，始知其性。其云神农尝药，一日遇七十毒者，《淮南子》之谰言也。未有方，先有药，既有药，即有方，盖其始也，有本草然后有方矣。后之人，明不足以察物，智不足以创物，见古人以某方治愈某病，遂以为某药能愈某病，推求比例，掇拾成书，虽有经验，而支离附会，间或不免，欲求如《本经》之精确者殆寡，盖其继也，有方然后有本草矣。虽然，后人之用药与论药，亦常有灵心妙悟，发前人所未发，而确可以编入新本草者，若叶天士，若徐灵胎，若吴鞠通，若邹润安，若王秉衡，若王孟英，若唐容川，其尤著也。即如中西通用之药，而西实有不可废者。譬之两人所视，一见东墙，一见西墙耳。

现今通行之本草，沿明代以上之旧说，与墨守中说为多，对于清代名医之用药，与外国医流之论药，未能兼收并蓄，此余所惋惜也。大凡著书立说，其目的苟有所在，则反复辩论而语不离宗。李时珍之《本草纲目》，其目的在渊博也；刘潜江之《本草述》，其目的在奥折也；徐灵胎之《本经百种录》，其目的在精要也；邹润安之《本经疏证》，其目的在深刻也。余于诸家，无能为役，而其目的亦有在焉，务在博取众说，去其重复，撷其英华，发挥药性之本能，提挈药用之纲要而已。其次则注重比较，两药也，同中有异，异中有同，剖析其类别；一药也，疑热疑凉，属补属泻，折衷于至当。又其次则输入新知，化合化分，导源科学，因时取法，融会而沟通。凡此数端，区区之心，窃慕此耳。本编所引本草，约四十余家，又益以各种医书，补其未备，旁及西说，作借镜焉。意者千虑一得，或有可以采择者乎。

第一类　平　补

人薓俗作参　气味甘，微寒，无毒，主补五脏，安精神，定魂魄，止惊悸，除邪气，明目，开心，益智。《本经》

张隐庵曰：人参气味甘美，甘中稍苦，故曰微寒。凡属上品，俱系无毒，独人参禀天宿之光华，铨地土之广厚，久久而成人形，三才俱备，故主补人之五脏。脏者藏也，肾藏精，心藏神，肝藏魂，肺藏魄，脾藏智，安精神，定魂魄，则补心、肾、肺、肝之真气矣。夫真气充足，则内外调和，故止惊悸之内动，除邪气之外侵。明目者，五脏之精，上注于目也。开心者，五脏之神，皆入于心也。又曰益智者，所以补脾也。

高士宗曰：凡饮食不进，胃口不开者，必用人参。盖五脏六腑之气俱至于胃，犹江汉朝宗于海也，有一脏一腑之气不至于胃，其人必不能食，虽食亦勉强不多。别药止补一脏一腑，独人参备天地人三才之气，能补五脏六腑之元神，故必用之。

陈修园曰：功同甘草，然甘草功兼阴阳，故《本经》云：主五脏六腑。人参功而补阴，故《本经》云：主五脏。仲景咳嗽去之者，亦以形寒饮冷之伤，非此阴寒之品所宜也。

王秉衡曰：古之人参，微凉微苦，与近时西洋参性味略同，似可通融代用。如证属大虚，西洋参嫌其力薄，不妨以黄芪、甘草、枸杞子、龙眼肉之类，随宜匡佐。

黄元御曰：凡沉、迟、微、细、弱、涩、结、代之诊，虽是经气之虚，而实缘中气之败。仲景四逆、新加、炙甘草汤，皆用人参，补中气以充经络也。又曰：白术止湿家之渴，人参止燥证之渴，故盛暑伤气之热渴，大汗亡津之烦躁，加人参于白虎汤之内，化气生津，止渴除烦也。

参须，性主下泄。

参芦，功主涌泄，吐虚人胶痰留饮，用代瓜蒂。

参叶，气味清香而微甘，善于生津，又不耗气。

高丽参，气亦微寒，味甘，主补肺阴，以益五脏之津液。高丽即古之朝鲜，今则百济、新罗皆属焉。丽参近紫体虚，百济参白坚且圆，新罗参亚黄味薄，其地较长白山偏西七百余里，得西金之胜，且地低于长白五百余里，土气略薄，故气较凉，而补中之功亦逊，陈修园以为阴柔，以此等参为言耳。

东洋参，苦甘温，气味微带羊膻气。主治与辽参相似，功用亦相近，但力薄耳，出东洋日本。

西洋参，苦甘凉，味厚气薄，补肺降火，生津液，除烦倦，虚而有火者相宜。出大西洋佛兰西，一名佛兰参，近时有花旗参，性极相似。

党参，甘平，补中益气，和脾胃，除烦渴，中气微虚，用以调补，甚为平妥，皮色黄而横纹，有类乎防风，故名防党。

古时多用潞上党紫团参，辽东高丽所产，其功长于益阴液，若扶元则惟吉林宁古塔长白山所出独胜，长白山更胜。奉天府东百七十余里，从此过柳条，数百里为吉林，又东为宁古塔及长白山，其地最东最厚，故其参得春升之气最足，最能补中提阳。

禁忌：凡肺家有热诸证，及阴虚火动之候，与痘疹初发，身虽热而斑点未形，与伤寒始作，形证未定，而邪热炽盛者勿用。

黄芪　气味甘，微温，无毒。主痈疽久败疮，排脓止痛，大风癞疾，五痔，鼠瘘，补虚，小儿百病。《本经》

张隐庵曰：黄芪色黄，味甘微温，禀火土相生之气化。土主肌肉，火主经脉，故主肌肉之痈，经脉之疽也。痈疽日久，正气衰微，致三焦之气，不温肌肉，则为久败疮，黄芪助三焦出气以温肌肉，故可治也。痈疽未溃，化血为脓，痛不可忍，黄芪补气助阳，阳气化血则排脓，脓排则痛止。大风癞疾，谓之疠疡，乃风寒客于脉而不去，鼻柱坏而色败，皮肤溃癞者是也。五痔者，牡痔、牝痔、肠痔、脉痔、血痔，是热邪淫于下也。鼠瘘者，肾藏水毒，上淫于脉，至颈项溃肿，或空或凸，是寒邪客于上也。夫癞疾、五痔、鼠瘘，乃邪在经脉，而证见于肌肉皮肤，黄芪内资经脉，外资肌肉，是以三证咸宜。又曰：补虚者，乃补正气之虚，而经脉调和，肌肉充足也。小儿经脉未盛，肌肉未盈，血气皆微，故治小儿百病。

唐容川曰：黄芪根长数尺，深入土中，吸引土下黄泉之水，以上生其苗叶。气即水也，引水即是引气，人身气生于肾，由气海上循油膜而达口鼻，与黄芪之气，由松窍而上苗叶者无异。油膜者三焦也，故谓黄芪为三焦油膜中药，其能拓里达表，皆取黄芪从油膜中而上行外通之义也。

赵其光曰：参、芪皆补气，但参补气调中，芪补卫行表。如同剂并用，须分主辅，内伤脉微者，参为君；表虚浮弱，阴疽不起者，芪为君。

出沁州绵上，直如箭杆者佳。健脾用蜜炙，补肾及崩带用盐水炒，治痈疽生用。

禁忌：黄芪功能实表，有表邪者忌。又能助气，气实者忌。又能内塞补不足，胸膈气闭闷，肠胃有积滞者忌。

白术 气味甘温，无毒。主治风寒湿痹，死肌，痉，疸，止汗，除热，消食，作煎饵。《本经》

陈修园曰：此为脾之正药，其为风寒湿痹者，以风寒湿三气合则为痹也。三气杂至，以湿为主。死肌者，湿侵肌肉也；痉者，湿流关节也；疸者，湿郁为热，热则发黄也；湿与热交蒸，则自汗而发热也。脾受湿则失其健运之常，斯食不能消也。白术功在除湿，所以主之。作煎饵三字另提，先圣大费苦心，以白术之功用在燥，而所以妙处在于多脂。

张隐庵云：土有湿气，始能灌溉四旁，如地得雨露，始能发生万物。今以生术削去皮，急火炙令熟，则味甘温而质滋润，可见今人炒燥炒黑、土蒸水漂等制，大失经旨。

黄元御曰：白术补土燥湿，土燥则脾胃之升降如前，故理中汤用之以治痞满呕泄。又曰：仲景治水，五苓、真武、附子、泽泻诸方，俱用白术，所以培土而制水也。又曰：白术性颇壅滞，宜辅以疏利之品，脾胃不开，加生姜、半夏以驱浊；肝脾不达，加砂仁、桂枝以宣郁。

浙术俗名云头术，颇肥大。歙术俗名狗头术，虽瘦小，得土气充也，甚燥白，胜于浙术。

苍术，经文同上白术，惟无止汗二字，且味苦之别耳。

张隐庵曰：白术性优，苍术性劣。凡欲补脾，则用白术。凡欲运脾，则用苍术。欲补运相兼，则相兼而用。如补多运少，则白术多而苍术少。运多补少，则苍术多而白术少。品虽有二，实则一也。

丹溪曰：苍术能总解诸郁，出茅山者佳。

於术，即野术之产于潜者，名天生术，形小有鹤颈甚长，内有朱砂点。术上有须者尤佳，以得土气厚也。

当归 气味苦温，无毒。主治咳逆上气，温疟，寒热洗洗在皮肤中，妇人漏下绝子，诸恶疮疡，金疮，煮汁饮之。《本经》

张隐庵曰：当归花红根黑，气味苦温，禀少阴水火之气。主治咳逆上气者，心肾之气，上下相交，各有所归，则咳逆上气自平矣。治温疟寒热洗洗在皮肤中者，助心主之血液，从经脉而外充于皮肤，则温疟之寒热，洗洗然而在皮肤中者，可治也。治妇人漏下绝子者，助肾藏之精气，从下而上交于心包，则妇人漏下无时，而绝子者可治也。治诸恶疮疡者，养血解毒也，治金疮，养血生肌也。凡药皆可煮饮，独当归言煮汁饮者，以中焦取汁，变化而赤则为血，当归滋中焦之汁以养血，故曰煮汁，谓煮汁饮之，得其专精矣。

黄元御曰：《伤寒》当归四逆汤，治厥阴伤寒，手足厥冷，脉细欲绝者，当归养营血而复脉也。《金匮》当归生姜羊肉汤，治寒疝腹痛胁痛里急，及产后腹痛者，当归补血而荣木也。又曰：当归滋润滑泽，最能息风而养血，而辛温之性，又与木气相宜，酸则郁而辛则达，寒则凝而温则畅，自然之理也。

顾松园曰：心主血，脾统血，肝藏血，归为血药，故入三经，为治血补血之要药。全和血，身补血，头止血，尾破血，能引诸血，各归其所当归之经，故名当归。

秦产，头圆尾多，色紫肥润，名马尾当归，其性力柔善补。川产善攻，只宜发散。

禁忌：性能滑肠，泄泻者禁用。

甘草 气味甘平，无毒。主五脏六腑寒热邪气，坚筋骨，长肌肉，倍气力，金疮肿，解毒。《本经》

张隐庵曰：甘草味甘，气得其平，故曰甘平。《本经》凡言平者，皆谓气得其平也。主治五脏六腑之寒热邪气者，五脏为阴，六腑为阳，寒病为阴，热病为阳。甘草味甘，谓和脏腑，贯通阴阳，故理脏腑阴阳之正气，以除寒热阴阳之邪气也。坚筋力，长肌肉，倍气力者，坚肝主之筋，肾主之骨，长脾主之肉，倍肺主之气，心主之力，五脏充足，则六腑自和矣。金疮，乃刀斧所伤，因金伤而成疮。金疮肿，乃因金疮而成高肿也。解毒者，解高肿无名之毒，土性柔和，如以毒物埋土中，久则无毒矣。

唐容川曰：甘草根深者至四五尺，与黄芪无异，但黄芪中空，属气分，是得土中水气。甘草中实，是纯得土气之厚也。

吴鞠通曰：甘草纯甘，不兼他味，故独擅甘草之名。其性守而不走，甘属土，土主信也。为其守也，故中满腹胀者忌之，宣通络脉者避之。今人则一概用之不问何方，必加甘草，以为能和百药，此必用甘草之病也。至于当用甘草之方，如炙甘草汤之类，汤名甘草，以之为君也，治伤寒脉结代，防其脱也，全赖其坐镇不移之力。而用一钱或八分、五分，不尽其力，乌得有功，此不敢用甘草之病也。

王孟英曰：《伤寒类要》治伤寒心悸，脉结代。《圣济总录》治舌肿塞口。《外科精要》治一切痈疽诸发，及丹石烟火药发。《兵部手集》治悬痈。《直指方》治痘疮烦渴及虫毒药。《金匮玉函》治小儿撮口，及小儿羸瘦。《得效方》治小儿遗溺。皆以一味甘草为方，妙用良多，总不外乎养阴缓急，清热化毒也。汪谢城按亦取和中利水。

黄元御曰：凡调剂气血，交媾精神，非脾胃不能，非甘草不可也。

顾松园曰：生则泻火，炙则温中。梢止茎中作痛，节医肿毒诸疮。调和群品，有元老之称。普治百邪，得王道之用。

禁忌：甘能缓中，故中满者忌之。呕家忌甘，酒家亦忌甘。下焦药中宜少用，恐太缓不能自达。

薯蓣一名山药　气味甘平，无毒。主伤中，补虚赢，除寒热邪气，补中，益气力，长肌肉，强阴。《本经》

叶天士曰：甘平益血，故主伤中，脾主肌肉，甘温益脾，则肌肉丰满，故补虚赢。肺主气，气虚则寒邪生；脾统血，血虚则热邪生。气温益气，味甘益血，血气充而寒热邪气除矣。脾为中州，血为中守，甘平益脾血，所以补中，脾主四肢，脾血足则四肢健，肺气充则气力倍也。阴者宗筋也，宗筋属肝，气温禀春升之阳，所以益肝而强阴也。

唐容川曰：山药味甘有液，是得土温之气，功能补脾之阴。山药色白，则得土中之金气，故补脾而兼益肺，比之地黄能变黑色，实得土中之水气，其功略异。

张隐庵云：山药种植之法，切作薄片，随所杵之窍而长之。盖得本体之精，感气化而生长，山药肉内多涎，乃其精也，气生于精，得精气之盛，故主补中益气，长肉强阴。

怀产色白而坚者良，建产虽白不佳。

禁忌：不宜与麦同食。

阿胶 气味甘平，无毒。主心腹内崩，劳极洒洒如疟状，腰腹，四肢酸疼，女子下血，安胎。《本经》

张隐庵曰：阿胶气味甘平，乃滋补心肺之药也。心合济水，其水清重，其性趋下，主清心主之热，血下交于阴。肺合皮毛，驴皮主导肺气之虚，而内入于肌。又驴为马属，火之畜也，必用乌驴，乃水火相济之义。崩，坠也，心腹内崩者，心包之血，不散经脉，下入于腹而崩坠也。阿胶益心主之血，故治心腹内崩。劳极，劳顿之极也。洒洒如疟状者，劳极气虚，皮毛洒洒如疟状之先寒也。阿胶益肺主之气，故治劳极洒洒如疟状。夫劳极则腰腹痛，洒洒如疟状则四肢酸疼，心腹内崩则女子下血也。心主血，肺主气，气血调和，则胎自安矣。

叶天士曰：阿胶得济水沉伏，味咸色黑，息肝风养肾水。

徐洄溪曰：阿井为济水之伏流，泉虽流而不上泛，尤为伏脉中之静而沉者。过此则其水皆上泛成川，且与他泉水乱而不纯矣。故阿井之水，较其旁诸水重十之一二不等，人之血脉，宜伏而不宜见，宜沉而不宜浮，以之成胶，真止血调经之上药也。

黄元御曰：《金匮》胶艾汤，治妊娠胞阻，腹痛下血者，阿胶养血而清风燥也，推之猪苓黄连阿胶诸方，用之者，皆以滋肝木之风燥也。

阿胶，用乌驴皮、阿井水煎成，真者色带油绿，光明脆彻，历夏不柔，亦无臭气。但最难得，货者多伪杂皮造成，质浊气秽，不堪入药。

禁忌：胃弱作呕吐，脾虚食不消者勿服。

杜仲 气味辛平，无毒。主腰脊痛，补中益精气，坚筋骨，强

志，除阴下痒湿，小便余沥。《本经》

张石顽曰：杜仲，古方但知补肾，而《本经》主腰脊痛，补中益精气等病，是补火以生土也。王好古言是肝经气分药，盖肝主筋，肾主骨，肾充则骨强，肝充则筋健，屈伸利用，皆属于筋，故入肝而补肾，子能令母实也。

徐洄溪曰：杜仲木之皮，皮之韧且厚者此为最，故能补人之皮。又其中有丝连属不断，有筋之象焉，故又能续筋骨。

张隐庵曰：桑皮桑叶有丝，蚕食桑而结兰，其色洁白，其质坚牢，禀金气也。藕与莲梗有丝，生于水中，得水精也。杜仲色黑味辛而多丝，故兼禀金水之气化。

冯楚瞻曰：杜仲性温而不助火，功专肝肾二经，直走下部筋骨气分，若牛膝则直走下部经络血分。熟地则滋补肾肝筋骨精髓之内，续断则调补筋骨曲节气血之间，故数味每相须为用，以为筋骨气血之需，互相佐使成功也。

黄宫绣曰：今世安胎，不审气有虚实，辄以杜仲、牛膝、续断等药，引血下行。在肾经虚寒者，固可用此温补以固胎元。若气陷不升，血随气脱而胎不固者，用此则气益陷不升，其血必致愈脱无已。

出汉中，厚润者良。

禁忌：肾虚火炽者勿用。

肉苁蓉 气味甘微温，无毒。主五劳七伤，补中，除茎中寒热痛，养五脏，强阴，益精气，多子，妇人癥瘕。《本经》

张隐庵曰：马为火畜，精属水阴，苁蓉感马精而生，其形似肉，气味甘温，盖禀少阴水火之气，而归于太阴坤上之药也。土性柔和，故有苁蓉之名。五劳者，志劳、思劳、烦劳、忧劳、恚劳也。七伤者，喜、怒、忧、悲、思、恐、惊，七情所伤也。水火阴阳之气，会归中土，则五劳七伤可治矣。得太阴坤土之精，故补中。得少阴水火之气，故除茎中寒热痛。阴阳水火之气，归于太阴坤土之中，故养五脏。强阴者，火气盛也。益精者，水气盛也。多子者，水火阴阳皆盛也。妇人，乃血精留聚于郛郭之中，土气盛则癥瘕自消。

王秉衡曰：肉苁蓉温润潜阳，阴虚阳浮者，滋清药中皆可佐用。

吴东旸曰：痢疾气滞过甚，至固不爽者，重用苁蓉，辄取捷效。苁蓉滋润滑肠，实宗黄氏，而世俗恒以为奇，不知一方中，去积消滞，利水行气，及和解之品全备，若不加滑肠品，其滞浊何由而尽。水流则舟行，肠滑则垢去，自然之理也。

陶隐居曰：是马精落地所生，后有此种，则蔓延者也。

顾松园曰：滋肾峻补精血之要药，锁阳功用相仿，可代苁蓉。

禁忌：苁蓉性滑，泄泻禁用，阳易举而精不固者勿服。

菟丝子　辛甘平。添精髓而强阴茎，疗精寒自出，尿有余沥，坚筋骨而益气力，治口舌燥渴，肝伤目昏。《本草必用》

张隐庵曰：凡草木子实，得水湿清凉之气，后能发芽，菟丝子得沸汤火热之气，而有丝芽吐出，盖禀性纯阴，得热气而发也。

赵其光曰：菟丝子无根而延生树上，有阴阳交感之机，又初夏生蔓，初秋结实，是感浮阳以生，而归于降收之阴也。

徐洄溪曰：子之最有脂膏者，莫如菟丝，且炒熟则芳香，又润而不滑，故能补益肝脾也。

黄宫绣曰：为补肝肾脾气要剂，合补骨脂、杜仲用之，最为得宜，但杜仲、补骨脂气味辛温，性趋下，不似菟丝气味甘平而不重降耳。

禁忌：肾家多火者勿用。

大枣　气味甘平，无毒。主心腹邪气，安中，养脾气，平胃气，通九窍，助十二经，补少气，少津液，身中不足，大惊，四肢重，和百药。《本经》

叶天士曰：大枣气平，入手太阴肺经，味甘无毒，入足太阴脾经，心腹者太阴经行之地也，邪之所凑，其气必虚，阴阳形气不足者，宜调以甘药。大枣味甘，可以调不足，故主心腹邪气。外为阳，内为阴，阴和则中安，甘平益阴，所以安中。脾者阴气之原也，胃者阳气之原也，甘平益阴，故养脾气，阴和则阳平，故平胃气。中气不足，则九窍不通，甘能满中，中气足，九窍通也。十二经者，三阴三阳也。脾胃者，阴阳之原也。大枣养脾气，平胃气，则十二经无不助矣。肺主气而生津液，气平益肺，所以主少气少津液也。肺主一身之气，脾统一身之血，甘平益脾肺，身中血气和，自无不足之证矣。血气足则神安，所以定大惊。脾主四肢，味甘益脾，脾气足，四肢自轻。甘平解毒，故和百药。

黄元御曰：人参之补土，补气以生血也。大枣之补土，补血以化气也。又曰：凡内伤肝脾之病，土虚木燥，风动血耗者，非此不可，而尤宜于外感发表之剂，盖汗血一也。

按：仲景于中风证用桂枝汤，桂枝、生姜开经络而泄营郁，若不以大枣补其营阴，则汗出血亡，外感去而内伤来矣。故用大枣，是补泄并行之法也。肺痈证，用葶苈大枣泻肺汤，葶苈大泻肺气，必用大枣之甘以缓之，庶泻肺而不伤肺，此亦补泄并行之义也。内有水气，心下痞硬满，引胁下痛证，用十枣汤，芫花、甘遂、大戟大决积水，必用大枣十枚，保其脾精，复名其汤为十枣者，以防攻紧之太过，此亦补泄并行之义也，然则大枣之用，亦可知矣。

禁忌：中满者，小儿疳病者，齿痛及患痰热者，均忌。与葱同食尤忌。

远志 气味苦温，无毒。主咳逆伤中，补不足，除邪气，利九窍，益智慧，耳目聪明，不忘，强志，倍力。《本经》

叶天士曰：远志气温，入足厥阴肝经；味苦无毒，入手少阴心经；气温味苦，入手厥阴心包络。中者脾胃也，伤中，脾胃阳气伤也，远志味苦下气，气温益阳，气下则咳逆除，阳益则伤中愈也。补不足者，温苦之品，能补心肝二经，阳不足也。除邪气者，温苦之气味，能除心、肝、包络三经郁结之邪气也。气温益阳，阳主开发，故利九窍，九窍者，耳目鼻各二，口大小便各一也。味甘清心，心气光明，故益智慧。心为君主，神明出焉，天君明朗，则五官皆慧，故耳目聪明不忌也。心之所之谓之志，心灵所以志强。肝者敢也，远志畅肝，强故力倍。

唐容川曰：远志之性，亦同桂枝，但桂枝四达，远志则系根体，又极细，故主入心经，散心中滞血。

张路玉曰：《本经》言治咳逆伤中，详远志性温助火，非咳逆所宜，当是呕逆之误。《别录》云，去心下膈气，非呕逆之类乎。按张氏之说，尚未完足，夫形寒饮冷则伤肺，人岂无寒咳，而须性温助火之药者乎？远志于呕逆固宜，而于咳逆亦合。且外国学说，远志功用能化痰，可代西药辛衣格，然则《本经》云主治咳逆，更可无疑矣。

顾松园曰：心肾并补，为二经气分之药。

禁忌：水亏相火旺者禁服，心经有实火，禁与助阳气药同用。

巴戟天 气味辛甘，微温，无毒。主大风邪气，阴痿不起，强筋骨，安五脏，补中，增志益气。《本经》

黄宫绣曰：巴戟天为补肾要剂，能治五劳七伤，强阴益精，以其体润故耳。然气味辛温，又能祛风除湿，观刘守真地黄饮子，用此以治风邪，义实基此，未可专作补阴论也。

叶天士曰：巴戟治阳虚之痿，淫羊藿治阴虚之痿也。

川产佳，中虽色紫，微有白糁粉色，而理小暗者真。

禁忌：内热者忌之。

柏子仁 气味甘平，无毒。主治惊悸，益气，除风湿痹，安五脏。《本经》

叶天士曰：柏仁气平，入手太阴肺经，味甘无毒，入足太阴脾经，以其仁也，兼入手少阴心经，心者神之舍也，心神不宁，则病惊悸，柏仁入心，故治惊悸也。益气者，气平益肺气，味甘益脾气，滋润益心气也，治风先治血，血行风自灭。柏仁味甘益脾血，血行风息，而脾健运，湿亦下逐矣。盖太阴乃湿土之经也，五脏藏阴者也，脾为阴气之源，心为生血之脏，肺为津液之腑，柏仁平甘益阴，阴足则五脏皆安矣。

黄元御曰：《金匮》竹皮大丸，治乳妇中虚，烦乱，呕逆喘者，加柏实一分，以其清金降逆而止烦呕也。徐忠可云：神哉。喘加柏实，柏每西向，得西方之气最清，故能益金，润肝木而养心，则肺不受烁，喘自平也。

按：酸枣仁，《本经》主治心腹寒热，邪结气聚，四肢疫痛湿痹；而柏子仁，则主除风湿痹，安五脏。均是仁也，而所治大略相同如此，方尽安心之药，每用枣仁。补心之丹，不遗柏仁，一方之中，往往连类而及，想有同等功效之故欤。

禁忌：多油而滑，作泻者勿服，多痰者亦忌。

女贞子 甘寒，补肾治虚损，明目黑须发。《本草必用》

黄宫绣曰：今人不知女贞即蜡树，以女贞藏盛，误呼为冬青。然合而论之，冬青苦甘而凉，虽补肝强筋，补肾健骨，而补仍兼清。女贞气味苦平，滋水黑发，古方与旱莲草、桑椹子，同入以治虚损。然亦须审脾气坚厚，稍涉虚寒，必致作泄。

赵其光曰：女贞得少阴之精，隆冬不凋，除肾热，益精血。而侧柏亦隆冬不凋，但其叶西指，故能坚金，由肺及肾以降火。女贞则由肾至肺，起阴气于下焦也。

禁忌：阴寒之品，久服腹痛作泄。

桑上寄生 气味苦平，无毒，主腰痛，小儿背强痈肿，充肌肤，坚发齿，长须眉，安胎。《本经》

张隐庵曰：寄生感桑气而寄生枝节间，生长无时，不假土力，夺天地造化之神功，故能资养血脉于空虚之地，而取效倍于他药也。主治腰痛者，腰乃肾之外候，男子以藏精，女子以系胞，寄生得桑精之气，虚系而生，故治腰痛。小儿肾形未足，似无腰痛之证，应有背强痈肿之疾，寄生治腰痛，则小儿背强痈肿亦能治之。充肌肤，精气外达也，坚发齿，精气内足也。精气外达而充肌肤，则鬓眉亦长，精气内足而坚发齿，则胎亦安。盖肌肤者皮肉之余，齿者骨之余，发与须眉者血之余，胎者身之余，以余气寄生之物，而治余气之病，同类相感如此。

张路玉曰：桑寄生真者绝少，今世皆榕树枝赝充，慎勿误用。故古方此味之下有云，如无以续断代之，于此可想其功用也。

饴糖 甘温，补脾治腹痛，润肺止嗽痰。《本草必用》

黄宫绣曰：饴糖即属谷麦所造，凡脾虚而肺不润者，用此气味甘缓，以补脾气之不足，兼因甘润，以制肺燥之有余。

按：仲景小建中汤、黄芪建中汤，皆用饴糖，名为建中。中者脾也，取稼穑作甘之义，建立中气，使安内而攘外，固也。然小建中汤，乃桂枝汤而加饴糖耳。黄芪建中，亦桂枝汤加饴糖，更加黄芪耳，夫桂枝汤，辛甘也，饴糖，至甘之品也。经云，辛甘发散为阳，建中其殆本此旨。以建中为发散之用欤，即大建中汤，其饴糖、人参，甘也，干姜、蜀椒，辛也，亦本此辛甘发散之旨也，岂惟甘以缓之乎。

禁忌：凡中满牙疳，呕家酒家俱忌。

龙眼 甘平，补心虚而长智，悦胃气以培脾，除健忘与怔忡，能安神而熟寐。《本草必要》

王东皋曰：龙眼性和平，严用和思虑劳伤心脾，健忘，虚烦，不眠，自汗，惊悸，有归脾汤，取甘味归脾，能益人智之义。

王秉衡曰：龙眼肉味纯甘而温，大补血液，蒸透者良。

黄元御曰：龙眼甘能益脾，润可生精，滋肝木而清风燥，降心火而消烦热，补阴生血，而不至滋湿伐阳，伤中败土，至佳之品，胜归、地诸药远矣。以有益智之名，本草谓其安神益智，神生于血，智生于神，此亦固有之理也。

禁忌：甘能作胀，凡中满之证均忌。

五味子 酸温，无毒，主益气，咳逆上气，劳伤羸瘦，补不足，强阴，益男子精。《本经》

徐洄溪曰：凡酸味皆敛，而五味酸之极，则敛之极，极则不止于敛，而且能藏矣。藏者冬之令，属肾，故五味能补肾也。

黄元御曰：咳嗽冲逆者，肺之不敛也；泄利滑溏者，大肠之不敛也。五味酸收涩固，善敛金气，降肺气之上冲而止咳逆，升大肠之下脱而止滑泄，一物而三善备焉。

按：五味子酸温，主益气，咳逆上气，劳伤，羸瘦，补不足，强阴，益男子精，与石斛甘平，主伤中除痹下气，补五脏虚劳羸瘦，强阴益精。经文所载，功用颇同，但气味各有不同，可见同是补药，要有温补凉补之分也。

禁忌：滋肾经不足之水，收肺家耗散之气，收肺保肾之药也，同扁豆、干葛，能解酒毒。风邪在表，痧疹初发，一切停饮，及肺家有实热者皆禁。

狗脊 气味苦甘平，无毒，主腰背强，机关缓急，周痹寒湿膝痛，颇利老人。《本经》

张隐庵曰：狗脊，茎节有刺，根坚似骨，叶有赤脉，主利骨节，而通经脉之药也。治腰背强，机关缓急，利骨节也。血脉不和，则为周痹，治周痹，通经脉也。曰寒湿者，言痹或因乎寒，或因乎湿，狗脊通经脉，故治寒湿。机关缓急，则膝亦痛，老人精血虚，而机关亦不利，狗脊治机关缓急，故颇利老人。

张路玉曰：狗脊为强筋骨要药，其性味形类，与萆薢相似，而功用亦不甚相远。按萆薢苦平，根叶骨胜，亦主腰脊强痛，骨节风寒湿周痹，与狗脊同也。

禁忌：肾虚有热，小水不利，或短涩黄赤，口苦舌干，均忌。

莲实 气味甘平涩，无毒。主补中养神，益气力，除百疾。《本经》

叶天士曰：莲实气平涩，入手太阴肺经，味甘无毒，入足太阴脾经，以其仁也，兼入手少阴心经。脾者五脏之中也，甘平益脾，所以补中。心者神之居也，芳香清心，所以养神。脾为万物之母，后天之本，肺主周身之气，先天之源，甘平益脾肺，所以益气力。心为十二官之主，主安则十二官俱安，而百病皆除也。

王孟英曰：莲子最补胃气而镇虚逆，若反胃由于胃虚，而气冲不纳者，但日以干莲子细嚼而咽之，胜于他药多矣。至痢症噤口，热邪伤其胃中清和之气，故以黄连苦泄其邪，即仗莲子甘胃。今肆中石莲皆伪，味苦反能伤胃，切不可用，惟鲜莲子煎之清香不浑，镇胃之功独胜。如无鲜莲，干莲亦可。

王秉衡曰：莲子交心肾，不可去心。然能滞气，单用心则大降心火。

莲心，甘苦咸，倒生根，由心走肾，能使心火下通于肾，又回环上升，能使肾水上潮于心。

唐容川曰：莲子象心，而莲心又在其中，味又极苦，有似离中阴爻，用以清中之火，最为相合。

莲藕，甘寒，涤热除烦，消瘀止血，蟹毒可解，酒毒能消，熟则甘温，主补益脾胃。

李时珍曰：藕生于卑污，而洁白自若。质柔而穿坚，居下而有节，孔窍玲珑，丝纶内隐，生于嫩弱，而发茎叶花实，又复生芽，以缵生生之脉，四时可食，可谓灵根矣。故其所主者，皆心脾血分之疾，与莲之功稍不同。

顾松园曰：宋时御厨作血羹，削皮误落血中，遂散不凝，故后人用以破血多效。产家忌生冷，惟此不忌。又能止诸窍血，以其性寒带涩故也。

王秉衡曰：藕熬浓汁服，既能补血，亦能通气，故无腻滞之偏。

王孟英曰：阴虚肝旺，内热血少，及诸失血证，但日熬浓藕汤饮之，久久自愈，不服他药可也。

藕节，涩平，主吐血不止，及口鼻出血。

刘潜江曰：经云，血者神气也。又云，所言节者，神气之所游行出入也。即此可悟藕节大疗血证之义矣。

唐容川曰：藕节中空，能行水，故用以行血分之湿热而清瘀血。藕在水中，节又结束极细，而其中仍能通水气，淋是水窍通而不通，藕节在水中不通而通，且色能回紫变红，又入血分，以治淋证尤宜。

莲房，苦涩温，主破血。

陈默斋《宣秘录》云：种子散方，陈莲蓬十枚，炒炭研末，分三四服，逢天癸临期一二日，用陈酒冲服，每月一服，三月后可冀怀妊，余屡试辄验。按：莲蓬性收涩，能敛女子胞，其形口小，莲肉生于内而不得出，取此义也。

莲须，甘涩，清心而诸窍之血出可止，固肾而丹田之精气无遗，可止泄泻，能黑须发。

孙思邈曰：莲须温而不热，血家泻家，尊为上品也。

荷叶，苦平，裨助脾胃，升发阳气，治雷头风颇效，疗诸血证有功。

王翃曰：张洁古枳术丸，用荷叶烧饭为丸，荷叶生于水土之中，挺然独立，其色青，其形仰，其中空，象震卦之体，食物感此气之化，胃气何由不升乎。

人乳 气味甘咸平，无毒。主补五脏，令人肥白悦泽，疗目赤痛多泪。《别录》

刘潜江曰：乳汁由血所化，故滋血者还以乳，即《千金方》疗女子月经不通，日饮人乳，则其义可思矣。

缪仲醇曰：人乳乃阴血所化，生于脾胃，摄于冲任，未受孕则为月水，既受孕则留而养胎，已产则变赤为白，上为乳汁。此造化元微之妙，人身转运之神也。

《生理学》：乳汁以显微镜视之，见其中有无数小脂肪球，谓之乳球。盖乳汁之所以不透明者，因乳球浮游而遮光线也。

郑陶斋云：人乳涵有糖、有水、有油。

禁忌：脏气虚寒，滑泄不禁，及胃弱不思食，脾虚不磨食，均忌。

牛乳　气味甘微寒，无毒。主补虚羸，止渴。《别录》

缪希雍曰：牛乳乃牛之血液所化，甘寒能养血脉，润五脏。

王孟英曰：牛乳甘平，功同人乳，而无饮食之毒，七情之火，养治血枯，便燥，反胃，噎嗝，老年火盛者宜之。水牛乳良，小儿失乳者，牛羊乳皆可代也。

冬虫夏草　性平，补肺益肾，止血化痰，已劳嗽。《本草新义》

赵恕轩曰：物之变化，必由阴阳相激而成。阴静阳动，至理也。然阳中有阴，阴中有阳，所谓一阴一阳，互为其根，如无情化有情，乃阴乘阳气，有情化无情，乃阳乘阴气，故皆一发而不复返本形。夏草冬虫，乃感阴阳两气而生，夏至一阴生，故静而为草，冬至一阳生，故动而为虫，辗转循环，非若腐草为萤，陈麦化蝶，感湿热之气者可比。入药故能治诸虚百损，以其阴阳之气全也，然以冬者良。

王孟英曰：冬虫夏草，得阴阳之气既全，具温和平补之性可知。

因其活泼灵动，变化随时，故为虚疟、虚瘕、虚胀痛之圣药，功胜九香虫。且至冬而蛰，德比潜龙，凡阴虚阳亢，而为喘逆痰嗽者，投之悉效，不但调经种子有专能也。

唐容川曰：冬虫夏草，本草不载，今考其物，真为灵品，此物冬至生虫，自春及夏，虫长寸余，粗如小指，当夏至前一时，犹然虫也。及夏至时，虫忽不见，皆入于土，头上生苗，渐长到秋分后，则苗长三寸，居然草也。此物生于西蕃草地，遍地皆草，莫可辨识，秋分后即微雪，采虫草者，看雪中有数寸无雪处，一锄掘起，而虫草即在其中。观其能化雪，则气性纯阳，盖虫为动物，自是阳性，生于冬至，盛阳气也。夏至入土，阳入阴也，其生苗者，则是阳入阴出之象，至灵之品也。故欲补下焦之阳，则单用根，若益上焦之阴，则兼用苗，总顾其冬夏二令之气化而已。

紫石英　气味甘温，无毒。主心腹咳逆邪气，补不足，女子风寒在子宫，绝孕十年无子。《本经》

李时珍曰：紫石英，手少阴足厥阴血分药也。上能镇心，重以去怯也。下能益肝，湿以去枯也。心生血，肝藏血，其性暖而补，故心神不安，肝血不足，及女子血海虚寒不孕者宜之。

徐洄溪曰：此以色为治，色紫则入心，心主血，故能补血。其降气而能入下焦，则质重之效也。

刘潜江曰：石英具五色，而用者唯紫石英及白石英耳。

禁忌：凡绝孕由阴虚火旺，不能摄受精气者忌用。

黄精　气味甘平，无毒。主补中益气，除风湿，安五脏。《别录》

李时珍曰：黄精受戊己之淳气，故为补黄宫之胜品。土者万物之母，母得其养，则水火既济，木金交合，而诸邪自去，百病不生矣。

黄元御曰：黄精滋润淳浓，善补脾精，不生胃气，未能益燥，但可助湿，上动胃逆，浊气充塞，故多服头痛。湿旺者不宜，本草轻身延年之论，未可信也。

酸枣仁 甘酸平，止惊悸而最治虚汗，除心烦而善疗不眠。_{《本草必用》}

张路玉曰：酸枣本酸血性收，其仁则甘润而性温，能散肝胆二经之滞，故生用以疏利肝脾之血脉也，炒熟用之，总取收敛肝脾之津液也。除烦益胆气，胆气宁而魂梦安矣。

黄元御曰：《金匮》酸枣仁汤，治虚劳虚烦不得眠者，枣仁敛神魂而安浮动也，出河东。

禁忌：肝胆脾二经有实热者勿用，以其收敛故也。

荔枝实 气味甘平，无毒。主止渴，益人颜色。_{《开宝》}

朱丹溪曰：荔枝实主散无形质之滞气，即就气分而言，然亦非泛言滞气也，盖就其入阴，而散阳之受滞于阴者也。

刘潜江曰：所谓止渴者，亦阳虚而不能化阴，则津液不生，故能止之。犹止泄渴，以白术健胃生津也，若阳盛而渴者用之，则为倒施矣。

黄元御曰：荔枝甘温滋润，最益脾肝精血，木中温气，化火生神，人身之至宝，温气亏损，阳败血寒，最宜此味，功与龙眼相同。但血热宜龙眼，血寒宜荔枝。干者味减，不如鲜者，而气质和平，补益无损，不至助火生热，则大胜鲜者，福建闽广皆有之。

桑螵蛸 咸平，补肾。治虚损阴痿，梦遗白浊，血崩，通五淋，缩小便。_{《本草新义》}

黄宫绣曰：人以肾为根本，男子肾经虚损，则五脏气微，或阴痿、梦寐失精、遗溺。螵蛸咸味属水，内合于肾，肾得之而阴气生长，故能愈诸疾及益精生子。肾与膀胱为表里，肾得所养，则膀胱自固，气化则出，故利水道通淋也。女子疝瘕、血闭、腰痛，皆肝肾二经为病，咸能入血软坚，是以主之。

徐洄溪曰：桑螵蛸，桑上螳螂所生之子也，螳螂于诸虫中最有力，而其子最繁，则其肾之强可知。人之有子，皆本于肾，以子补肾，相从也。桑性最能续伤和血，螵蛸在桑者，亦得桑之性，故有养血逐瘀之功。

禁忌：凡失精遗溺，火气太盛者，宜少少用之。

陈仓米　气味咸酸温，无毒。主下气，除烦渴，调胃，止泄。《别录》

李时珍曰：陈仓米煮汁不浑，初时气味俱尽，故冲淡可以养胃，古人多以煮汁煎药，亦取其调肠胃，利小便，去湿热之功也。《千金方》治洞注下利，炒此米研末饮服者，亦取此义。

黄宫绣曰：凡米存积未久，则性仍未革，煮汁则胶黏不爽，食亦壅滞不消。至于热病将愈，胃气未复，尤忌食物恋膈，热与食郁而烦以生，必得冲淡甘平以为调剂，而胃乃适。陈米胶液既去，气味亦变，服此正能养胃除湿祛烦，可知冲淡和平，力虽稍缓，而功则大，未可忽也。

合欢皮　气味甘平，无毒。主安五脏，和心志，令人欢乐无忧，明目。《本经》

黄宫绣曰：合欢皮，专入脾，兼入肺，因何命名，谓其服之，脏腑安养，令人欢欣怡悦，故以欢名。盖味甘气平，能入脾补阴，入心缓气，故令五脏安和，神气自畅，及单用煎汤，治肺痈唾浊。

张石顽曰：合欢与白蜡同熬膏，为长肌肉续筋骨之要药，而外科家未尝录用，不过用以填补肺之溃缺。而《本经》安五脏，和心志等语，岂特诸疾而已。嵇康《养生论》云，合欢蠲忿，萱草忘忧，宁无顾名思义之实乎。

蜂蜜　气味甘平，无毒。主心腹邪气，诸惊痫痉，安五脏诸不足，益气补中，止痛解毒，除众病，和百药。《本经》

汪讱庵曰：蜜生性凉，能清热，熟性温，能补中。甘而和，故解毒，柔而滑，故润燥。甘缓可去急，故主心腹肌肉疮疡诸痛。甘缓可和中，故能调营卫，通三焦，除众病，和百药也。

张石顽曰：白蜜虽补脾肺，然性凉润，脾胃不实，肾气虚滑，及湿热痰滞，胸痞不宽者，咸须忌之。故琼玉膏用糖霜，枳术丸用荷叶裹饭，佐金丸用米饮，牛黄丸用蒸饼，黑锡丹用酒曲，磁珠丸用神曲，虎潜丸用酒，香连丸用醋，茸珠丹用红枣，滚痰丸用水泛，各有所宜，今人修制丸剂，概用蜂蜜，殊失先哲用方之义。

蜜蜡　气味甘微温，无毒。主下痢脓血，补中，续绝伤，金疮，益气。《本经》

张隐庵曰：蜂采花心，酿成蜜蜡，蜜味甘，蜡味淡，禀阳明太阴土金之气，故主补中益气。蜜蜡味淡，今曰甘者，淡附于甘也。主治下痢脓血，补中，言蜜蜡得阳明中土之气，治下痢脓血，以其能补中也。续绝伤，金疮，益气，言蜜蜡得太阴金精之气，续金疮之绝伤，以其能益气也。

黄宫绣曰：蜡本有二，如蜜蜡，其蜡本由蜜成，蜜本润物，则蜡亦润，故能润脏腑经络，而有续绝生肌之妙。蜡止存蜜粗粕，其性最涩，故又能止泻痢。至于虫蜡，则与蜜蜡有别，系蜡树之虫，食其叶吐白而成，味甘气温，能止痛生肌，补虚续绝，可为外科圣药。盖蜜蜡因有涩性，可以止泻治痢，虫蜡涩性差减，而痢则鲜用也。

赵其光曰：蜜甘蜡淡，犹瓜甜蒂苦，见物之枢也，《素问》以淡为五味，本味由甘而淡，是返其始也。各脏不足，各取本味以调之，虚甚则取淡以维之。

鸡 其肉甘温，补虚温中。《本草备要》

寇宗奭曰：巽为鸡为风，鸡鸣于五更者，日将巽位，感动其气而鸣也。

李时珍曰：鸡虽属木，分而配之，则丹雄鸡得离火阳明之象，白雄鸡得庚金太白之象，故辟邪恶者宜之。乌雄鸡属木，乌雌鸡属水，故胎产宜之。黄雄鸡属土，故脾胃宜之。而乌骨者，又得水木之精气，故虚热者宜之，各从其类也。

顾松园曰：鸡为阳禽，属木应风，惟白毛乌骨者，性属阴，而为补血益阴之品。

时珍曰：乌骨鸡，毛色不一，但观鸡舌黑者则骨肉俱黑，入药更良。鸡属巽木，骨反乌者，巽发坎也，受水木之精气，故肝肾血分之病宜之。乌鸡丸，治妇人百病最妙。

鸡内金，甘平，消积滞。

王孟英曰：鸡膍胵，宣通大肠之气，以鸡不溺而粪易下也。

冯楚瞻曰：鸡内金味苦微寒，乃消化水谷之所，其气通达大肠膀胱二经，其主泄利，及小便淋沥遗溺。除热止烦者，盖大肠有热，则泄利，膀胱有热，或不约为遗，或热结为沥，得微寒之气自愈矣。

烦因热而生，热去而烦自止也，以之治痄多效者，亦以磨谷清热之功，与脾有同气之义耳。

鸡屎白，性寒，治鼓胀，石淋，癥痕，风痹。

《素问·腹中论》：有病心腹满，旦食则不能暮食，名为鼓胀，治之以鸡矢醴，一剂知，二剂已，其性神于泄水矣。

鸡子，白寒黄温，除烦热而清咽喉，定咳逆而止久痢。

李时珍曰：卵白象天，其气清，其性微寒。卵黄象地，其气浑，其性温，卵则兼黄白而用之，其性平。精不足者补之以气，故卵白能清气，治伏热目赤咽痛诸疾。形不足者补之以味，故卵黄能补血，治下痢胎产诸疾，卵则兼理气血，故治上列诸疾也。

雄鸡冠血，用以涂面灌口，治中恶卒死。

汪双池曰：冠血，精华萃于雄冠，涂恶风口眼㖞邪，及中恶猝忤，及百虫咬毒。性善入，故蹿走经络。伏于阴而发声于阳，能却阴伏之邪。食皆虫，故能杀虫毒。

第二类　补　火

附子　气味辛温，有大毒。主风寒咳逆邪气，寒湿痿躄拘挛，膝痛不能行步，破癥坚积聚，血瘕，金疮。《本经》

唐容川曰：附子生于根下，与枝叶皮核不同，故不入上中焦，其色纯黑而味辛烈，秉坎中一阳之气所生，单从下焦扶补阳气。

张隐庵曰：启下焦之生气宜生附。补下焦之元气，或汗漏不止，而阳欲外脱者，宜熟附以固补之。盖元气发原于下，从中焦而达于四肢，故生气欲绝于下者，用下焦之附子，必配中焦之甘草、干姜，或加人参、白术。若止伤中气，而下焦之生原不伤者，止用理中，而不必附子矣。

冯楚瞻曰：附子禀雄壮之质，有斩关之能，必重用参、术驾驭，否则为祸不少。试思古人参附、芪附、术附等汤，其理可见，譬如勇将当先，必军粮继后，方能成功也。

顾松园曰：退阴寒，益阳火，兼除寒湿之圣品。得肉桂则入命门益相火，引人参挽回散失之元阳，同生姜发散在表之风寒，佐白术善除寒湿，得甘草能缓热性。

汪昂曰：附子味甘气热，峻补元阳，阳微欲绝者，回生起死，非此不为功。故仲景四逆、真武、白通诸汤多用之，其有功于生民甚大。

川产者佳，今市者多陕西附子，其力薄。

天雄，补下焦命门阳虚，治风寒湿痹，为风家主药，发汗又能止阴汗。

张隐庵曰：天雄、附子，《本经》主治稍异，而旨则同。

李士材曰：天雄之用，与附子相仿，但功力稍逊耳。

庐子由曰：天以体言，雄以用言，不杂于阴柔，不惑于邪乱。若夫风寒湿痹证，及积聚邪气金疮，嫌于无阳者，乃得行险而不失其正。

汪昂曰：寇宗奭、张元素皆云补上焦。

丹溪曰：可为下部之佐。

时珍曰：其尖皆向下生，故下行。然补下乃所以益上也，若上焦阳虚，则属心肺之分，当用参、芪，不当用雄、附矣。

乌头，功同附子而稍缓。附子性重峻，温脾逐寒。乌头性轻疏，温脾逐风。寒疾宜附子，风疾宜乌头。

黄元御曰：《金匮》乌头汤，治历节肿疼，不可屈伸，乌头去其湿寒也。乌头赤石脂丸，治心痛微背，背痛彻心，乌头驱逐其寒邪也。大乌头煎，治寒疝脐痛腹满，手足厥冷，乌头破寒气之凝也。

又曰：乌头温燥下行，其性疏利迅速，开通关腠，驱逐寒湿之力甚捷。

赵以德曰：乌头善走，入肝筋逐风寒，蜜煎以缓其性，使之留连筋骨以利其屈伸。且蜜之润，又可益血养筋，并制乌头燥热之毒也。

草乌头，野生状类川乌，亦名乌喙，辛苦大热，搜风胜湿，开顽痰，治顽疮，以毒攻毒，颇胜川乌。然至毒，无所酿制，不可轻投，姜汁炒，或豆腐煮用。

侧子，散侧旁生，宜于发散四肢，充达皮毛，治手足风湿诸痹。

母为乌头，附生者为附子，连生者为侧子，细长者为天雄，两歧者为乌喙。

禁忌：一切阳证、火证、热证，阴虚内热，血液衰少者，均忌。

桂枝 辛甘而温，治伤风头痛，中风自汗，调和营卫，亦治手足痛风胁风。《本草备要》

唐容川曰：桂枝色赤味辛，亦是入心肝血分之药，而五苓散、桂苓甘味汤，均取其入膀胱化气，非桂枝自能化气，实因茯、泽利水，引桂枝入于水中，以化水为气，与肾气丸之用肉桂，其义相近，不得单言桂枝，便谓其能化气也。

曹炳章曰：《伤寒》《金匮》用桂枝，考其用意，皆属发散肝脾而行营血，通达经络而开皮毛，至于调经开闭，疏木止痛，通关逐痹，活络舒筋，尤有专功。《长沙药解》云：大抵杂症百出，非缘肺胃之逆，则因肝脾之陷，桂枝既宜于逆，又宜于陷，左之右之，无不宜之，凡润肝养血之药，一得桂枝，化阴滞而为阳和，非群药所能及也。惟湿热病宜辛凉，则此物应忌耳。

东垣曰：桂枝横行手臂，以其为枝也。又曰：气薄则发泄，桂枝上行而解表；气厚则发热，肉桂下行而补肾。

汪昂曰：有汗者宜之，若伤寒无汗，则当以发汗为主，而不独调其营卫矣，故曰无汗不得服桂枝，有汗不得服麻黄也。

黄元御曰：《伤寒》桂枝汤，治太阳中风，头痛发热，汗出恶风者，桂枝达营气之郁也。桂枝甘草汤，治太阳中风，头痛发热，汗出恶风者，桂枝达营气之郁也。桂枝甘草汤，治太阳伤寒，发汗过多，又手自冒其心，心下悸动，欲得按者，桂枝、甘草培土以达木也。桂枝加桂汤，治太阳伤寒，烧针发汗，针处被寒，核起而赤，必发奔豚，气从少腹上冲心者，桂枝疏肝木而降奔冲也。

禁忌：桂枝下咽，阳盛者忌之。

肉桂　辛甘大热。补命门之真火，扶脾胃之虚寒，坚筋骨，通血脉，下部腹痛，非此不除，奔豚、疝气，用之即效，宣通百药，善坠胞胎。《本草必用》

唐容川曰：肉桂比桂枝，味更厚，气更凝聚，乃木性之极致，大辛则大温，起益心火，为以木生火之专药。其实是温肝之品，肝为心之母，虚则补其母也，心肝皆司血分，故肉桂又为温血之要药。

黄宫绣曰：肉桂气味甘辛，其色紫赤，有鼓舞血气之能，性体纯阳，有招导引诱之力。昔人云：此体气轻扬，既能峻补命门，复能蹿上达表，以通营卫。非若附子气味虽辛，复兼微苦，自上达下，止固真阳，而不兼入后天之用耳。故凡病患寒逆，既宜温中，及因气血不和，欲其鼓舞，则不必用附子。惟以峻补气血之内，加玉桂以为佐使，如十全大补、人参养营之类用此，即是此意。今人勿细体会，徒以桂、附均属辛温，任意安投，不细明别，岂卫生辨药者所应尔欤。

川椒　一名蜀椒，大热，有小毒，散寒补火，治心腹冷痛，阳衰泄精。《本草新义》

李时珍曰：椒，纯阳之物，乃手足太阴右肾命门气分之药。其味辛而麻，其气温以热，禀南方之阳，受西方之阴，故能入肺散寒，治咳嗽。入脾除湿，治风寒湿痹，水肿泻痢。入右肾补火，治阳衰溲数，足弱久痢诸证。

许叔微曰：凡肾气上逆，须以川椒引之归经则安。

汪昂曰：虫见椒则伏，仲景蛔厥，乌梅丸用之，凡虫啮腹痛者，面白唇红，时发时止。

黄元御曰：《金匮》大建中汤，治心腹寒疼者，蜀椒胜寒水而补火主也。乌头赤石脂丸，治心痛彻背，背痛彻心者，蜀椒益君火而逐阴邪也。

黄宫绣曰：川椒虽与胡椒同为一类，但胡椒则温胃除寒逐水，此则更兼入肾补火杀虫，而于逐水不甚专也。

蜀产肉厚皮皱，为川椒，闭口者杀人，微炒去汗，捣去里面黄壳，取红用。

子名椒目，苦辛，专行水道，不行杀道，能治水虫，除胀定喘，及肾虚耳鸣。

李时珍曰：蜀椒肉厚皮皱，其子光黑，如人之瞳人，故谓之椒目，他椒子虽光黑，亦不似之，若土椒则子无光彩矣。

刘潜江曰：椒目治喘，似于水气之喘更为得宜。如他相火上逆之喘，反为禁药，盖其补命门之阳，与椒谅无大异也。

禁忌：非命门火衰，中气寒冷者，大忌。

胡椒 大热，温中快膈，治胃寒吐水，肠滑冷痢，阴毒腹痛。《本草新义》

寇宗奭曰：胡椒去胃中寒痰，食已则吐水甚验，大肠寒滑亦可用。

缪希雍曰：胡椒辛温大热，纯阳之药也。凡胃冷呕逆，宿食不消，或霍乱气逆，心腹冷痛，或大肠虚寒，完杀不化，或寒痰冷积，四体如冰，兼杀一切鱼、鳖、蕈等毒，诚为要品。

出西戎。

荜澄茄，一种二类，主治略同。

李时珍曰：荜澄茄与胡椒，一类两种，正如大腹之与槟榔耳。

李珣曰：向阴生者为澄茄，向阳生者为胡椒，主治与胡椒相类，而热性稍逊。

刘潜江曰：荜澄茄类言与胡椒同其主治，然其温脾胃同，而疗肾气膀胱冷者，少类于蜀椒。下气同，而治阴逆下气塞者，少类于吴萸，投剂亦宜知所用之。

禁忌：阴虚血分有热者，禁用。

仙茅　辛热，微毒。功补火，助阳暖精。凡下元虚弱，阳衰精冷，失溺无子，并腹冷不食，冷痹不行，服之有效。《本草求真》

缪希雍曰：仙茅禀火金之气，然必是火胜金微，虽云辛温，其实辛热也。

黄宫绣曰：仙茅功专补火，助阳暖精，此与附、桂、硫黄、胡巴、故纸、蛇床子、远志，同为一例。但附子则除火衰寒厥，肉桂则通血分寒滞，胡巴则除火衰寒疝，蛇床子则祛火衰寒湿，硫黄则除火衰寒结，破故纸则除火衰肾泻，远志则除火衰怔忡。未可云其补火，而不分其主治也。

川产者良。

禁忌：相火炽盛，服之反能动火。

蛇床子　气味苦平，无毒。主男子阴痿湿痒，妇人阴中肿痛，除痹气，利关节，癫痫，恶疮。《本经》

陈修园曰：蛇床子气味苦平，其性温热，得少阴君火之气，主治男子阴痿湿痒，妇人阴中肿痛，禀火气而下济其阴寒也。除痹气，利关节，禀火气而外通其经脉也。心气虚而寒邪盛则癫痫，心气虚而热邪盛则生恶疮，蛇床味苦性温，能助心气，故治癫痫恶疮。

徐洄溪曰：蛇床生于阴湿卑下之地，而芬芳燥烈，不受阴湿之气，故入于人身。亦能于下焦阴湿所归之处，逐其邪而补其正也。

张隐庵曰：蛇，阴类也。蛇床子性温热，蛇虺喜卧于中，嗜食其子，犹山鹿之嗜水龟，潜龙之嗜飞燕，盖取彼之所有，以资已之所无，故阴痿阴寒所宜用也。

黄元御曰：《金匮》蛇床子散，治妇人阴寒。蛇床子温肝而暖肾，燥湿而祛寒也。

产淄川者佳。

禁忌：若肾家有火，下部有热，虽有湿，宜斟酌用之。

阳起石　气味咸微温，无毒。主崩中漏下，破子脏中血，癥瘕结气，寒热腹痛无子，阴痿不起，补不足。《本经》

张隐庵曰：主治崩中漏下者，崩漏为阴，今随阳气而上升也。破子脏中血，及癥瘕结气者，阳长阴消，阳气透发，则癥结破散矣。妇人月事不以时下，则寒热腹痛而无子，阳起石贞下启元，阴中有阳，阴阳和而寒热除，月事调而生息繁矣。男子精虚，则阴痿不起，阳起石助阴中之阳，故治阴痿不起，而补肾精之不足。

唐容川曰：阳起石生于泰山山谷，为云母石之根，其山冬不积雪，夏则生云。积阳上升，或乘火气而上飞，或随日气而长腾也，凡人病阳气下陷，用以升举阳气，亦以阳助阳之义而已。

徐洄溪曰：阳起石得火不然，得日而飞。硫黄得日无焰，得火而发，皆为火之精，而各有不同。盖阳起石禀日之阳气以成，天上阳火之精也。硫黄禀石之阳气以成，地上阴火之精也。

黄宫绣曰：功虽类于硫黄，但硫黄大热，号为火精，此则其力稍逊，而于阳之不能起者克起，阳起之号，于是而名。

出齐州，色白滋润者良。

禁忌：凡阴虚火旺者忌之。

石钟乳 气味甘温，无毒。主咳逆上气，明目益精，安五脏通百节，利九窍，下乳汁。《本经》

汪双池曰：石钟乳，功能补命门火，破癥冷，温脾胃，生气血，强阳益精，通百节，利九窍，功用略同阳起石。然彼左行以助肝，此上行以暖胃，故能令人饮食暴进，形体壮盛。又善通乳汁，则固其类也。

徐洄溪曰：钟乳，即石汁如乳者所溜而成，与乳为类，故能下乳汁也。又曰：此以形为治，石为土中之金，钟乳石液所凝，乃金之液也，故其功专于补肺，以其下垂，故能下气，以其中空，故能通窍，又肺朝百脉，肺气利，则无所不利矣。石钟乳又名鹅管石，钟乳乃山灵阳气所钟，故莹白中空，纯阳通达，惟产乳源形如鹅管者最胜。

禁忌：自唐以前，多以钟乳为服食之品，以其能直达肾经，骤长阳气，惟久服毒发，至不可救，故服钟乳者不可不慎也。

石硫黄 气味酸温，有毒。主妇人阴蚀，疽痔恶血，坚筋骨，除头秃，能化金银铜铁奇物。《本经》

李时珍曰：硫黄秉纯阳之精，赋大热之性，能补命门真火不足。且其性虽热，而疏利大肠，又与燥涩者不同，盖亦救危妙药也。

黄宫绣曰：命门火衰，服桂、附不能补者，须服硫黄补之，硫黄纯阳，与大黄一寒一热，并号将军。又曰：热药多秘，惟硫黄暖而能通，寒药多泄，惟黄连厚肠而止泻。

刘潜江曰：硫黄伏生于石下，阳气溶液凝结而就，且凡产硫黄之处，必有温泉，作硫黄气，则此味之性大热。昔哲谓为纯阳之物，宜于痼冷者，是也。

寇宗奭曰：下元虚冷，元气将绝，久患寒泄，脾胃虚弱，命欲垂尽，服之无不效，但中病便当已，不可尽剂。世人盖知用而为福，而不知其为祸也。

番舶者良，土硫黄辛热腥臭，止可入药，不可服饵。

倭硫黄，性大热，味微酸，有小毒。补下元，助阳道，益命门火衰，于老人尤宜，减斑杀虫，治疮，通血，止泻利。

赵恕轩曰：出东洋、琉球、日本、吕宋等国，以日本者佳，其色白如蜜，气不臭烈，光润而嫩。

天生磺，外如灰色，内如黄泥而淡。其体浓肥，其味苦咸，其气臭毒，其性燥热。刘齐轩曰：天生硫黄，产于温泉，其性大温，补命门真火，虚寒等证服之，厥效如神。盖硫黄，泉水之热气所结，质最轻清，又久而后成，故功效远过于石硫黄也。

产于云南昆明，温泉注其内，其气熏蒸，上浮于石，沾濡流浃，如垂乳然。积时既久，质渐坚，色甚莹白，历数百余年，其色灰苍，堆聚岩下，瑰奇玲珑，与巧石相似，土人鉴取之以为药。

鹿角胶 甘咸温。益气满血，生精填髓，强筋骨，壮阳道，除腰脊软痛，去肢体酸疼，经水后期须简，崩中不止宜投。《本草必用》

赵其光曰：鹿角胶甘温无毒，其治筋骨腰膝酸痛，多与鹿茸同，但功偏于阴血肾精，而阳之力薄，前人谓其胜于鹿茸者，言无温补过峻之虑也。

鹿茸，功力稍胜鹿角，兼治齿牙动摇，形如茄子，色如玛瑙红玉者良。中有小虫，不可鼻嗅。角初生嫩者为茸，禀壮健之性，故能峻补肾家真阳之气。

徐洄溪曰：鹿之精气全在于角，角本下连督脉，鹿之角于诸兽为最大，则鹿之督脉最盛可知，故能补人身之督脉。督脉为周身骨节之主，肾主骨，故又能补肾，角之中皆贯以血，冲为血海，故能补冲脉。冲督盛而肾气强，则诸效自臻矣。又曰：鹿茸之中，惟一点胚血，不数日而即成角，此血中有真阳一点，通督脉，贯肾水，乃至灵至旺之物也。故入于人身，为峻补阳血之要药，又其物流动生发，故又能逐瘀通血也。

汪昂曰：鹿茸，甘温纯阳，生精补髓，养血助阳，强筋健骨。治腰肾虚冷，四脚酸痛，头眩眼黑，崩带遗精，一切虚损劳伤，惟脉沉细相火衰者宜之。

鹿角，咸温，生用则行血消肿，炼霜熬膏，则专于滋补。

麋茸、麋角，功与鹿相似，而温性差减。

顾松园曰：鹿，山兽，属阳，夏至解角，阴生阳退之象也。麋，泽兽，属阴，冬至解角，阳生阴退之象也。故鹿之茸角补阳，右肾精气不足者宜之。麋之茸角补阴，左肾真阴不足者宜之。时珍言麋角益肾滋阴养血，治阴虚劳损，筋骨腰膝疼，一切血液衰少为病，主用相悬，不可不辨明而用之。

禁忌：鹿之茸角，上焦有痰热，胃家有火，阳盛阴虚，吐血衄血者俱忌。

羊肉 甘温，壮胃健脾益肾。《本草必用》

顾松园曰：形不足者温之以气，精不足者补之以味，气温味厚，故能益气补血，而有裨脾胃，故形气痿弱，虚羸不足者宜之。

李东垣曰：羊肉有形之物，能补有形肌肉之气，故曰补可去弱。人参、羊肉之属，人参补气，羊肉补形，凡味同羊肉者，皆补血虚，盖阳生则阴长也。

黄元御曰：《金匮》当归生姜羊肉汤，治寒疝腹痛者，羊肉补肝脾之阳气以助生机也。

孙思邈曰：羊肉止痛，利产妇。

禁忌：羊肉性热，天行热病，疟痢后大忌，疮家亦忌。

羖羊角 气味咸温，无毒。主青盲明目，止惊悸寒泄。《本经》

张隐庵曰：羚羊角气味咸塞，羖羊角气味咸温，是羚羊禀水气，而羖羊禀火气也。故《内经》谓羊为火畜，主治青盲明目者，阳光盛而目明也。止惊悸寒泄者，火之精为神，神宁则惊悸止，火胜则寒泄除也。

牛角䚡 气味苦温，无毒。主下闭血，瘀血疼痛，女人带下，燔之酒服。《本经》

甄权曰：牛角，筋之粹，骨之余，而又角之精也，乃厥阴少阴血分之药，烧之则性涩，故止血痢、崩中诸病。

张石顽曰：牛角䚡专主闭血血崩，牛之一身，惟此无用，而《本经》特为采录，《千金》尤为崩漏要药，可见天地间无弃物也。

《本草释名》，牛角䚡，角胎也。

古方治痔疾，牛角䚡为常用之药。

沉香 辛温，下逆气而调中气，开郁气而散结气，止心腹疼痛，消水气肿胀，益脾胃而止吐泻，暖腰膝而治精寒。大肠虚闭宜投，小便气淋须用。《本草必用》

刘潜江曰：诸香如木香，草也。丁香、檀香、水沉香俱木类，然皆产于南土，故类言其辛温辛热也。至如木香之专调滞气，丁香之专疗寒气，檀香之升理上焦气，皆不得如沉香之功能。言其养诸气，保和卫气，降真气也。盖诸香得南土之气厚者，其所效功能，皆禀于各草木之气味。惟沉香之木，禀受乎地之阳，而蕴酿乎天之阴，如诸书所云木得水方结，多在枝枯杆中，因雨露之所浸渍，又得于朝阳之久照，而膏脉凝聚。若然是禀于阳而酿于阴，更酿诸阴而仍发诸阳。盖气化所成，不同于诸香独禀得草木之气味者也。

黄宫绣曰：沉香辛苦性温，体重色黑，落水不浮，故能下气坠痰。气香能散，故能入脾调中。色黑体阳，故能补火暖精壮阳。是以心腹疼痛，噤口毒痢，癥癖邪恶，冷风麻痹，气痢气淋，审其病属虚寒，俱可用此调治。

禁忌：降多升少，气虚下陷者切忌，又用时忌火。

丁香 辛热，温中散滞，除呕止呃。《本草必用》

赵其光曰：丁香，辛温而香，能使肺气归胃，而元气无壅，自然下行入肾。又曰：凡胃逆呕吐，于健胃消痰药中，少加之，甚效。

黄宫绣曰：丁香能泄肺温胃暖肾，非若缩砂密功专温肺和中，木香功专温脾行滞，沉香功专入肾补火，而于他脏止兼而及之也。故此逐步开关，直入丹田，而使寒去阳复，胃开气缩，不致上达而为病矣。

禁忌：一切因火热证者大忌。

辛夷 气味辛温，无毒。主治五脏身体寒热，头风脑痛，面䵟。《本经》

张隐庵曰：辛夷味辛，禀阳明土金之气化。阳明者土也，五脏之所归也，故主治五脏不和，而为身体之寒热，阳明者金也，金能制风，故主治风淫头脑之痛，阳明之气有余，则面生光，故治面𪒟。𪒟，黑色也。

徐洄溪曰：辛夷与众木同植，必高于众木而后已，其性专于向上，故能升达清气。又得春气之最先，故能疏达肝气。又芳香清烈，能驱逐邪风，头目之痛，药不能尽达，此为之引也。

辛夷，治鼻渊必用之药。

出汉中。

禁忌：凡气虚人，虽感风寒鼻塞亦忌，头脑痛属血虚火炽者忌。

高良姜　气味辛，大温，无毒。主暴冷，胃中冷逆，霍乱腹痛。《别录》

缪希雍曰：高良姜辛温大热，惟治客寒犯胃，胃冷呕逆，及伤生冷饮食，致成霍乱吐泻之要药。

高良姜子，一名红豆蔻。

李时珍曰：红豆蔻，东垣脾胃药中常用之，亦取其辛热芳香，能醒脾温肺，散寒燥湿消食之功。

出高良。

禁忌：脾肺有火者不宜用。

山柰　气味芳香，功能暖胃辟恶。《本草求真》

汪双池曰：山柰辛温，根叶皆似姜，气甚芬芳，补肝温中，除寒辟恶，故治心腹寒痛，亦治霍乱，祛湿杀虫。

出广东。

海狗肾　一名腽肭脐，咸大热，固精气，壮阳道。《本草必用》

黄宫绣曰：海狗肾，即腽肭脐，系西番兽物，足似狗而鱼尾，今东海亦有。味甘而咸，其肾即兽之脐，投于熟睡犬边，犬即惊跳，腊月浸置水内不冻，其性之热，殆可见矣。故治宿血痃癖尪羸者，取其咸能入血软坚，温能通行消散也。

取咸温入肾，补虚固精，壮阳道也。

禁忌：阴虚火动者大忌。

狗肉 咸温，填精壮阳，暖腰膝而实下焦，补胃温脾，厚肠胃而益气力。《本草必用》

张石顽曰：狗属土而有火，故歹人履其地，虽卧必省，天时亢热，则卧阴地，下元虚人，食之最宜。

汪双池曰：昔人未尝言补肺，然食之则气顿强，且酸能敛气，是补肺矣。肺主气，肾纳气，皆秋冬敛藏之令，所以安息阳气而固存之。其能固敛阳气，亦犹能守夜以固门户也。肺得所敛，则肾得所纳，是以兼能补肾。故充实卫气，扫寒湿，活血脉，强腰膝。自道家摈为地厌，其功用不复详矣。

禁忌：性专助阳，阳盛则发热，动火生痰。

雀卵 酸温，强阴茎而壮热，益精髓而多男。《本草必用》

顾松园曰：雀属阳，而气温性淫，故强壮阳事。《内经》用治血枯证，以其益精血耳。

雀肉，甘温，功用相同。

顾松园曰：同蛇床子熬膏，和药丸服，补下甚效，唐明皇用之有验。

禁忌：阴虚火盛者忌之。

原蚕蛾 气味咸温，有小毒。主益精气，强阴，亦止泄精。《别录》

刘潜江曰：《周礼》注云，原，再也，谓再养者。《广志》谓之夏蚕，正取第二番所养，其时当火令也，用蛾取原蚕者，乃是此义。

缪希雍曰：原蚕蛾，乃是晚蚕第一番出者，其蛾性最淫，味咸，气温热，故能强阴益精，又能止泄精尿血，暖水脏。盖取其性能助阳，咸温入肾之功也。

禁忌：阴虚有火者忌之。

胡芦巴　苦温纯阳。治肾脏虚冷，阳气不能归元，瘕疝冷气，寒湿脚气。《本草备要》

张石顽曰：胡芦巴，乃海外胡萝菔子，声音相近之讹耳。右肾命门药也，元阳不足，冷气潜伏，不得归元者宜之。

黄宫绣曰：功与附子、硫黄恍惚相似，然其功终逊于附子、硫黄，故补火仍须兼以附子、硫黄、茴香、吴萸等药同投，方能有效。

出岭南番舶者良。

禁忌：有肾火者忌之。

补骨脂—名破故纸　辛苦大温。治五劳七伤，腰膝冷痛，肾冷精流，肾虚泄泻。《本草备要》

顾松园曰：暖补水脏，壮火益土之要药。

许叔微曰：孙真人言补肾不若补脾，予曰补脾不若补肾。肾气虚弱，则阳气衰劣，不能熏蒸脾胃，譬如鼎釜中之物无火力，虽终日不熟，何能消化。济生二神丸，治脾胃虚寒泄泻，用破故纸补肾，肉豆蔻补脾，二药甚为切当。

白飞霞云：破故纸属火，收敛神明，能使心包之火，与命门之火相通，故元阳坚固，骨髓充实，涩以治脱也。胡桃属木，润燥养血，血属阴，恶燥，故油以润之。佐破故纸，有木火相生之妙，故语云，破故纸无胡桃，犹水母之无虾也。

出南番者色赤，岭南者色绿。

禁忌：大温而燥，凡阴虚内热之人，及大便闭结者戒用。

胡桃 甘涩热。益肾固精，益血润燥。最治损伤，善治铜毒。《本草必用》

赵其光曰：故纸补命门之气，以上通于肺，胡桃裕肺阴生血，以下归命门，使上下相召，精气互根，而互益，故不但补阳而且补髓。

吴筠庵曰：命门在两肾之间，下通二肾，上通心肺，贯属于脑，为生命之厚，相火之主，精气之府。胡桃仁颇类其状，而外之皮色皆黑，故入北方，通命门，命门既通，则三焦利，故上通于肺，而止虚寒喘嗽；下通于肾，而止腰膝虚冷，其利溥哉。

始出羌胡，今山东、陕洛皆有之。

禁忌：肺有痰热，阴虚吐衄等症，勿用。

益智仁 辛热。温中进食，摄涎沫，缩小便。《本草备要》

缪希雍曰：益智仁，其味辛，其气温，辛故散结，温故通行。其气芳香，故主入脾。其禀火土与金，故燥而收敛。以其敛摄，故治遗精虚漏，及小便余沥，此皆肾气不固之证也。肾主五液，涎乃脾之所统，脾肾气虚，二脏失职，故主气逆上浮，涎沫上溢。此味于开结滞之中，即能敛摄脾肾之气，故著其功若此。

出岭南，形如枣核，用仁。

禁忌：功专补火，非脾肾虚寒者大忌。

第三类 温 散

干姜 气味辛温，无毒。主胸满咳逆上气，温中止血，出汗，逐风湿痹，肠澼下血痢，生者尤良。《本经》

张隐庵曰：干姜气味辛温，其色黄白，乃手足太阴之温品也。胸满者，肺居胸上，肺寒则满也。咳逆上气者，手足太阴之气，不相通贯，致肺气上逆也。温中者，言干姜主治胸满咳逆上气，以其能温中也。脾络虚寒，则血外溢，干姜性温，故止血也。出汗者，辛以润之，开腠理，致津液，通气也。逐风湿痹者，辛能发散也。肠澼下痢，乃脾脏虚寒。《伤寒论》云，脾气孤弱，五液注下，下焦不阖，状如豚肝。干姜能温脾土，故治肠澼下痢。生者尤良，谓生用则性味不减，治病尤良。

张洁古曰：干姜其用有四。通心助阳，一也；去脏腑沉寒痼冷，二也；发诸经之寒气，三也；治感寒腹痛，四也。肾中无阳，脉气欲绝，黑附子为引，水煎服之，名姜附汤，亦治中焦。故理中汤用之，寒淫所胜，以辛散之也。

顾松园曰：生用则辛，逐寒邪而发表。炮用则苦，除胃冷而守中。

徐洄溪曰：凡味厚之药主守，气厚之药主散，干姜气味俱厚，故散而能守。夫散不全散，守不全守，则旋转于经络脏腑之间，驱寒除湿，和血通气，所必然矣。母姜晒干者为干姜，今江西襄阳皆造。炮姜为黑姜。

禁忌：大辛大热，辛能僭上，辛能散气走血。久服损阴伤目，病非寒冷，切勿妄投。

生姜　气味辛，微温，无毒。主久服去臭气，通神明。《本经》

唐容川曰：生姜其气升散，而又能降气上呕者，因其味较胜，且系土中之根，是秉地火之味而归于根，故能降气止呕，虽能升散，而与麻、桂之纯升者不同。故小柴胡、小半夏汤，皆用之以止呕。

黄元御曰：大枣气质淳浓，最补肝脾，而壅满不运，得生姜以调之，则精液游溢，补而不滞。桂枝汤用之于甘、枣、桂、芍之中，既以和中，又以发表。凡经络凝涩，沉迟结代，宜于补益营卫之品，加生姜以播宣之，则流利无阻。炙甘草、新加汤、当归四逆，皆用之以温行经络之瘀涩也。

禁忌：人云，夜不宜食，夜则气本收敛，反开发之，则违天道矣。

橘皮　气味苦辛温，无毒。主胸中瘕热逆气，利水谷，去臭下气，通神。《本经》

张隐庵曰：橘实形圆色黄，臭香肉甘，脾之果也。其皮气味苦辛，性主温散，筋膜似络脉，皮形似肌肉，细眼如毛孔，乃从脾胃大络，而外出于肌肉毛孔之药也。胸中瘕热逆气者，谓胃上郛廓之间，浊气留聚，则假气成形，而为瘕热逆气之病。橘皮能达胃络之气，出于肌腠，故胸中之瘕热逆气可治也。利水谷者，水谷入胃，藉脾气之散精，橘皮能达脾络之气，上通于胃，故水谷可利也。去臭者，去中焦腐秽之臭气，而肃清脾胃也。下气通神者，下肺主之气，通心主之神。橘皮气味辛苦，辛入肺而苦入心也。

出广东化州者良。橘皮，即橘红也。橘肉生痰聚气。一物也，而相背如此。

禁忌：中气虚者，勿同耗气药用。胃热呕者，勿同辛温药用。阴虚痰嗽，勿同星、夏等药用。

草豆蔻 一名草果，辛温，散冷滞之气，止心腹之疼。《本草必用》

寇宗奭曰：草豆蔻，气味极辛，微香性温，而调散冷气甚速，虚弱不能饮食者宜此。

李时珍曰：草果治病，取其辛热浮散，能入太阴、阳明，除寒燥湿，开郁化食之力而已。南地卑下，山岚烟瘴，饮啖酸咸，脾胃常多寒湿郁滞之病，故食料必用，与之相宜。又云：与知母同用，治瘴疟寒热，取其一阴一阳，无偏胜之害。盖草果治太阴独胜之寒也，知母治阳明独胜之火也。

闽产名草蔻，滇广所产名草果，虽是一物，微有不同。

禁忌：性温热，气芳烈，因火热作痛者忌用。

白豆蔻 气味辛大温，无毒。主积冷气，止吐逆反胃，消谷下气。《开宝》

陆养愚曰：白豆蔻仁，能益上焦而通三焦，开郁结之气，除寒退风，消食积，止呕逆，散胸胁之滞。

黄宫绣曰：白豆蔻，本与缩砂密气味既同，功亦莫别。然此另有一种清爽妙气，上入肺经气分，而为肺家散气要药。且其辛温香窜，流行三焦，温暖脾胃，而使寒湿膨胀，虚疟吐逆，反胃腹痛，并翳膜目眦红筋等症悉除。

番舶者良。

禁忌：肺胃有火者忌之。

肉豆蔻—名肉果 辛温。暖脾胃而消宿食，固大肠而止泄泻。《本草必用》

李士材曰：土性喜暖爱香，故肉果与脾胃最为相宜。其能下气者，脾得补而健运，非若厚朴、枳实之偏于峻削也。

出岭南，似草蔻，外有皱纹，内有斑纹。

禁忌：病人有火、泻痢初起，皆不宜服。

砂仁 辛温。和中行气，消食醒酒，止痛安胎，除上焦浮热，化铜铁骨哽。《本草通元》

韩懋曰：缩砂属土，主醒脾调胃，引诸药归宿丹田。香而能窜，和合五脏冲和之气，如天地以土为冲和之气。故补肾药用，同地九蒸，取其达下之旨也。

高士宗曰：砂仁原名缩砂密，安胎药也，有归宿丹田，退藏于密之义。香附，乃莎草根中之子，子结于根，亦有宿密之义，故亦主安胎，功与缩砂略同。

顾松园曰：开脾胃之要药，和中气之正品，若肾虚气不归元，非此向导不济。

出岭南阳春者良。

禁忌：因热而胎气不和，水衰而见咽喉、口齿燥结者均忌。

半夏 气味辛平，有毒。主伤寒寒热，心下坚，胸胀咳逆，头眩，咽喉肿痛，肠鸣，下利，止汗。《本经》

陈修园曰：半夏气平，禀天秋金之燥气，而入手太阴。味辛有毒，得地西方酷烈之味，而入手足阳明。辛则能开诸结，平则能降诸逆也。伤寒寒热心下坚者，邪结于半表半里之间，其主之者，以其辛而能开也。胸胀咳逆，咽喉肿痛，头眩上气者，邪逆于巅顶胸膈之上，其主之者，以其平而能降也。肠鸣者，大肠受湿，则肠中切痛而鸣濯濯也，其主之者，以其辛平而能燥湿也。又云止汗者，另著有辛中带涩之功也。仲景于小柴胡汤用之，以治寒热；泻心汤用之，以治胸满肠鸣；少阴喉痛亦用之；《金匮》头眩亦用之。且呕者必加此味，大得其开结降逆之旨，用药悉遵《本经》，所以为医中之圣欤。

《灵枢》曰：阳气盛则阳跷陷，不得入于阴，阴虚故目不瞑。调其虚实，以通其道而去其邪，饮以半夏汤一剂，阴阳已通，其卧立至。按：半夏能通阴阳之道路也。

黄宫绣曰：半夏体滑性燥，能走能散，能燥能润，和胃健脾，补肝润肾，数语已道尽矣。

汪昂曰：俗以半夏专为除痰，而半夏之功用，不复见知于世矣。

唐容川曰：半夏虽生当夏之半，而其根成于秋时，得燥金辛烈之气味，故主降利水饮，为阳明之药。此又不可循半夏之名，而失其实也。

出青州者佳，吴中亦有之。

禁忌：阴虚火盛，热结痰壅，则非所宜。

荜拔 辛热，温中下气。治泻痢肠鸣，吐酸恶心阴疝。《本草新义》

黄宫绣曰：荜拔气味辛热，凡一切风寒内积，逆于胸膈，而见恶心呕吐；见于下部，而见肠鸣冷痢，水泻；发于头面，而见齿牙头痛、鼻渊；停于肚腹，而见中满痞塞疼痛，俱可用此投治。

张石顽曰：荜拔辛热浮散，为头痛、鼻渊要药，取其入阳明经，散浮热也。

出岭南。

禁忌：泄人真气，不可多服。

使君子 甘温，无毒。主治小儿五疳，小便白浊，杀虫，疗泻痢。《开宝》

时珍曰：此味为小儿要药，能益脾胃而敛虚热，故泄痢诸病悉治之。凡杀虫药多，惟此及榧子，甘而杀虫。凡大人、小儿有虫病，但每月上旬，侵晨空腹，食使君子仁数枚，或以壳煎汤咽下，次日虫皆死而出也。或云，七生七煨食亦良，忌饮热茶，犯之即泻。

黄宫绣曰：凡人患五疳、便浊、泻痢、腹虫，皆脾胃虚弱，因而乳停食滞，湿热瘀塞而成。服此气味甘温以助脾胃，则积滞消，湿热散，水道利，而前症尽除矣。入脾胃二经，为消积杀虫之品，岭南诸郡皆有之。

木香 气味辛温，无毒。主治邪气，辟毒疫温鬼，强志，主淋露出。《本经》

治心腹一切气，膀胱冷痛，呕逆反胃，霍乱，泄泻痢疾，健脾消食，安胎。《大明》

时珍曰：木香乃三焦气分之药，能升降诸气。诸气膹郁，皆属于肺，故上焦气滞用之。中气不运，皆属于脾，故中焦气滞宜之。大肠气滞则后重，膀胱气不化则癃淋，肝气郁则为痛，故下焦气滞者宜之。

黄宫绣曰：木香味苦而辛，下气宽中，为三焦气分要药。然三焦又以中为要，至书云：能升能降，能散能补，非云升类柴胡，降同沉香，不过因其气郁不升，得此气克上达耳。况此苦多辛少，言降有余，言升不足，言散则可，言补不及，一不审顾，非其事矣。

唐宗海曰：木香之理气，以其香气归脾。而味兼微辛，又得木气之温，力能疏土。且木香茎五枝、五叶、五节，五皆合脾土之数，故能理脾也。

广州舶上来者，形如枯骨，味苦黏牙者良。入理气药，磨汁生用。若实大肠，面煨熟用。入三焦，为行气之品。

禁忌：纯阳香燥，阴虚切忌。辛香走泄，脱证禁之。

香附 辛甘微苦，利三焦，开六郁，消痰食，散风寒，行血气止诸痛，月候不调，崩漏胎产，多怒多忧者，需为要药。《土材》

时珍曰：生用上行胸膈，外达皮肤。熟用下走肝肾，外彻腰足。炒黑止血，童便浸炒，入血分而补虚。盐水浸炒行经络，醋浸炒消积聚，姜汁炒化痰饮，乃气病之总司，妇科之主帅也。大抵妇人多郁，气行则郁解，故服之尤效。非宜于妇人，不宜于男子也。

万全曰：凡人病则气滞而馁，故香附于气分为君药，臣以参、芪，佐以甘草，治虚怯甚速也。

刘潜江曰：气郁多用香附，或气弱而郁者，必同补剂而用，固也。然有火伤元气以致郁者，又须降火之剂而此佐之（如黄鹤丹之同黄连而用）。

张石顽曰：香附是血中之气药也。盖血不自行，随气而行，所逆而郁，则血亦凝滞，气顺则血亦随之而和畅矣。

黄宫绣曰：香附专属开郁散气，与木香行气，貌同实异。木香气味苦劣，故通气甚捷，此则苦而不甚，故解郁居多。且性和于木香，故可加减出入，以为行气通剂。

入肝经，兼入肺、三焦二经，为调气开郁之品。出高州者良，到处有之，忌铁器。

禁忌：性燥而香，味辛而苦，独用久用，甚能动火耗血。

艾叶 辛苦而温，通行十二经，温中气，祛寒湿，定吐衄，止下利，安胎气，除腹痛，理崩带，辟鬼邪，灼灸百病，大有奇功。《士材》

张石顽曰：艾性纯阳，故可以取太阳真火，可以回垂绝元阳，服之则走肝脾肾三阴，而逐一切寒湿，转肃杀之气为融和。生用则性温，炒熟则大热，用以灸火，则透诸经而治百病，苏颂言其有毒误矣。

冯楚瞻曰：禀天地之阳气以生，味苦微温，其气芳烈，纯阳之草也。生兼辛散，熟则大热。火灸则气内注，通筋入骨。煮服则上升，故止崩漏安胎，调经治带，女科之要药。

黄元御曰：《金匮》侧柏叶汤，用艾叶治吐血不止。胶艾汤，用之治胞阻漏血者，以其温经而止血也。

取蕲州艾，陈者良，揉捣如绵，谓之熟艾，灸火用。煎服生用。

禁忌： 阴虚血燥者，大非所宜。

大茴香 辛温。暖丹田，补命门，开胃下食，调中止呕，疗小肠冷气，癫疝阴肿，腹痛霍乱，干湿脚气。《从新》

张石顽曰：茴香性热味厚，性入肝经，散一切寒结，故黑锡丹用之。盖茴香与肉桂、吴茱萸，皆厥阴之药。萸则走肠胃，桂则走肝脏，茴则走经络也。得盐引入肾经，发出邪气，故治疝气有效。

赵其光曰：茴香本旧根而苗于冬，能回阳于剥落之时，故能补肾中阳气，而膀胱遂藉之以施化。且其味辛中有甘，而服微苦，辛而甘，则能达肾阳以归中土，故为调脾胃之妙品。甘而苦，故又能下归以宣小肠火腑之用。

时珍曰：自番舶来八瓣者，名八角茴香，大如麦粒，轻而有细棱者，为大茴。

出宁夏，他处出而小者，为小茴。俱炒黄用。

禁忌：茴香辛香宜胃，温暖宜肾，主治不越二经，若胃肾多火者，均忌。

小茴香　主理气开胃，亦治寒疝。《纲目》

黄宫绣曰：小茴形如粟米，辛香气温，与宁夏大茴功同。入肝，燥肾温胃，但其性力稍缓，不似大茴性热耳。

赵其光曰：小茴最调胃，故《拾遗》治小儿气胀，霍乱呕逆，腹冷不食。

时珍曰：小茴香性平，理气开胃。大茴香性热，多食伤目发疮。小茴亦治疝散疼，每与大茴同煎取效，又小茴能补冲脉。

甘松　甘温，无毒。主恶气卒心腹痛满，风疳齿匶，脚气膝肿，煎汤淋洗。《逢原》

张石顽曰：甘松芳香升窜，能开脾郁，少加脾胃药中，甚醒脾气。

黄宫绣曰：此虽有类山柰，但山柰气多辛窜。此则甘多于辛，故能入脾开郁也。

出漳州，叶如茅根紧密者佳，此属草部，与松木、松香不同。

藿香　辛温。开胃进食，温中快气，止心腹痛，为吐逆要剂。《士材》

冯楚瞻曰：藿香拣去枝、梗入剂，专调脾肺二经。理霍乱，止呕吐，开胃口，进饮食，治口臭，消风水。以馨香之正气，能辟诸邪。以性味之辛温，通疗诸呕。若受寒受秽腹痛，实为要药。又曰：《楞严经》谓之兜娄婆香，禀清和芳烈之气，为脾肺达气要药。

沈金鳌曰：藿香入肺经，故古方治鼻渊以之为君，以其能引清阳之气，上通巅顶也。

广产者良，但叶甚少，土人每以排草叶伪充，最难辨别，此为脾胃吐逆要药。

禁忌：阴虚火旺，胃热作呕者，戒之。

薰香　即零陵香，甘平无毒。《逢原》

张石顽曰：薰香辛散上达，故心痛恶气，齿痛鼻塞，皆用之。单用治鼻中息肉臭痈，香以养鼻也。多服作喘，为能耗散真气也。

但此味服之者少，而香铺用以作料甚多，是亦众香中之不可缺也矣。广产者良。

排草香　辛温，无毒。《逢原》

张石顽曰：芳香之气，皆可辟臭，去邪恶气。天行时气，并宜烧之。水煮，洗水肿浮气。与生姜、芥子煎汤，浴风疟效。

此味亦止可入外用，若使作汤以服，则经络遍布，虽曰祛邪扶正，而正气或虚，则又因香而断败矣。

菖蒲　气味辛温，无毒。主风寒湿，咳逆上气，开心孔，补五脏，通九窍，明耳目，出音声，主耳聋痈疮，温肠胃，止小便利。《本经》

张石顽曰：菖蒲乃手少阴、厥阴之药，心气不足者宜之。以其性温，善鼓心包之火，与远志之助相火不殊，观《本经》之止小便利，其助阳之力可知。

陈修园曰：菖蒲性用，略同远志，但彼苦而此辛，且生于水石之中，得太阳寒水之气。其味辛，合于肺金而主表。其气温，合于心包络之经，通于君火而主神。

王秉衡曰：石菖蒲舒心气，畅心神，怡心情，益心志，妙药也。而世俗有散心之说，不知创自何人，审是则文王嗜此，何以多男而寿考耶。故清解药用之，赖以祛痰秽之浊而卫宫城；滋养药用之，藉以宣心思之结而通神明。

徐洄溪曰：菖蒲能于水石中横行四达，辛烈芳香，则其气之盛可知。故入于人身，亦能不为湿滞痰涎所阻。

杨士瀛曰：下痢噤口，虽是脾虚，亦由热气闭隔心胸所致。俗用木香失之温，用山药失之闭。惟参苓白术散加菖蒲，粳米饮调下。或用参、苓、石莲肉，少入菖蒲服，胸次一开，自然思食。沈金鳌按：以菖蒲治噤口痢，屡用屡效，真良法也。

生石涧中，一寸九节者佳。泥菖蒲形黑、气秽、味腥，不堪用。

延胡索 辛温，无毒。主破血活血利气。《握灵》

冯楚瞻曰：延胡索破血下气，调月水气滞血凝，产后血冲血晕，心腹卒疼，小腹胀痛，通经下胎，舒筋疗疝，乃活血化气第一品药也。

张石顽曰：延胡索色黄入脾胃，能活血止痛，治小便溺血。得五灵脂，同入肝经，散血破滞。《炮炙论》曰：心痛欲死，急觅延胡。以其能散胃脘气血滞痛也，盖当归、芍药调腹中血虚痛，延胡、五灵治胸腹血滞痛。又延胡善行血中气滞，气中血滞，与当归、桂心治一身上下诸痛，及经癸不调，产后血病。往往独行多功，杂他药中便缓。

出安东，虫蛀者尤良。酒炒行血，醋炒止血，生用破血，炒用调血。何西池云：止血调血恐未必。

禁忌：延胡走而不守，惟有瘀滞者宜之。若经事先期，虚而崩漏，产后血虚而晕，咸非所宜。

白檀香 气味辛温。《逢原》

张石顽曰：白檀香善调膈上诸气，散冷气，引胃气上升，进饮食，兼通阳明之经。郁抑不舒，呕逆吐食宜之。

黄宫绣曰：功专入脾与肺，不似沉香力专主降，而能引气下行也。

刘潜江曰：白檀之用，在洁古云：引胃气上升，进饮食。而时珍所谓治噎膈吐食，不几能升者又能降乎。东垣所说白檀调气，在胸膈之上，处咽嗌之间。而日华子更言煎服止心腹痛，霍乱，肾气痛，是则其调气不止在上焦而已也。总之元气根于肾，畅于脾胃，统于肺，由下而升，即得从上而降耳。

今岭南诸地皆有之，皮洁而色白者为白檀，皮腐而色紫者为紫檀，其木并坚重清香，而白檀尤良。

禁忌：动火耗气，阴虚火盛者切忌。

紫檀　咸平，无毒。《逢原》

张石顽曰：白檀辛温，气分药也，故通理冲气而调脾肺，利胸膈上。紫檀咸平，血分药也，力能和营气而消肿毒，疗金疮，各有攸宜。

苏合香　甘温，无毒。《逢原》

张石顽曰：苏合者聚诸香之气而成，能透诸窍脏，辟一切不正之气。凡痰积气厥，必先以此开导，治痰以理气为本也。凡山岚瘴湿之气，袭于经络，拘急弛缓不均者，非此不能除。

出天竺、昆仑诸国，以少许擦手心，香透手背者真。忌经火。

禁忌：性燥气窜，阴虚多火人禁用。

安息香　辛苦微甘，平，无毒。《逢原》

黄宫绣曰：凡香物皆燥，惟此香而不燥；香物皆烈，惟此香而不烈，洵佳品也。故凡传尸痨瘵，霍乱呕逆，虫毒恶侵，梦魇鬼交等症，无不用此调治。俾其邪辟正复，所以苏合香丸、紫雪丹、七香丸，亦皆用此，以其独得香气之正也。

出西戎及南海波斯国，树中脂也，如胶如饴，烧之集鼠者为真。修制最忌经火。

禁忌：凡气虚少食，阴虚多火者禁用。

乌药 辛温，主膀胱冷气功冲，疗胸腹积停为痛。《再新》

黄宫绣曰：乌药辛温香窜，上入脾肺，下达肾经。如中风中气，膀胱冷结，小便频数，反胃吐食，泄泻霍乱，女人血气凝滞，小儿吐蛔，凡一切病之属于气逆，而见胸腹不快者，若宜用此。功与木香、香附同为一类，但木香苦温，入脾爽滞，每于食积则宜；香附辛苦，入肝胆二经开郁散结，每于忧郁则妙。此则逆邪横胸，无处不达，故用以为胸腹逆邪要药耳。

李士材曰：辛温香窜，为散气神药，故百病咸宜，虽猫犬之疴，无不治疗。

刘潜江曰：香附血中行气，乌药气中和血。丹溪每于补阴剂内，入乌药叶，岂非灼见此，味于达阳之中，而有和阴之妙乎。达阳而能和阴，则不等于耗剂矣。

唐容川曰：乌药色紫，入血分，又气温入肝，肝主血室，故乌药入血室以散寒。本草言治膀胱间冷气，即指血室中之冷气也。

出天台者白如虚，海南者黑如坚，状取连珠者佳。

禁忌：专泄之品，施之藜藿相宜。若膏粱之辈，血虚内热者服之，鲜不蒙其害也。

樟脑 辛热，有毒。《逢原》

黄宫绣曰：樟脑性禀龙火，辛热香窜，能于水中发火，其焰益炽，能通关利窍，除湿杀虫，且能重衣箧，辟蛀虫。出韶郡诸山，以樟木蒸汁煎炼，结成樟脑，升打得法，能乱水片。

松脂 气味苦甘温，无毒。主痈疽恶疮，头疡白秃，疥瘙风气，安五脏除热。《本经》

张石顽曰：松脂得风木坚劲之气，其津液流行皮干之中，积岁结成，芳香燥烈。《本经》所主诸病，皆取风燥，以祛湿热之患耳，合生肌药中用之者，取其涩以敛之也。

徐洄溪曰：松之精气在皮，故其脂皆生于皮，其质黏腻，似湿而性极燥。故凡湿热之在皮肤者，皆能治之。盖松之皮日易月新，脂从皮出，全无伤损，痈疽疮邪之疾，感其气者即成脓脱痂而愈，义取其象之肖也。

禁忌：蒸炼得法，始堪服食。至云久服轻身延年，虽出经解，未可尽信。

麦芽 味甘性温。主化宿食，破冷气，止心腹胀满。《苏颂》

麦芽味甘气温，功专入胃，消食。又味微咸软坚，温主通行，其生发之气，能助胃气上行，以资健运，故麦芽功用，与谷芽相似，而消食之力更紧，补益则不如谷也。麦芽能消导，全在多炒，使其性枯，因麦性本泥滞，多炒乃尽麦芽之长耳。

张隐庵曰：麦春长夏成，得木火之气，故为肝之谷。透发其芽，能达木气以制化脾土，故能消米谷之实。经云：食气入胃，散精于肝，淫精于筋，人之食饮不化，而成反胃噎膈者，多因肝气郁怒所致。予治此症，于调理脾胃药中，倍加麦芽，多有应手。盖医者但知消谷，而不知疏肝。玉师曰：可类推于谷芽、黍芽、大豆黄卷。

禁忌：能消米面诸果食积。脾胃无积滞者，忌用。

大蒜 辛温，有小毒。主下气，消谷化肉，健脾胃，除邪祟，解温疫，蛇虫蛊毒，中暑。《握灵》

王翃曰：大蒜入手太阴阳明，其气薰烈，能通五脏，达诸窍，去寒湿，辟邪恶，此其功也。味久不变。可以资生，可以致远，夏月食之解暑。北方食肉面，尤不可无。

大蒜味辛则气可通，性温则寒可辟，而诸毒、诸恶、诸湿、诸热、诸积、诸暑，莫不由此俱除矣。拣取独头切片，捣贴足心治衄，则引热下行之功也。中暑不醒，捣和地浆温服，则清解暑邪之力也。贴脐能消水通行二便，则透达下焦之效也。切片艾灸，而恶疮可消，则发泄毒气之能也，而岂可以寻常食品而忽之哉。

《本草新义》：少食化痰开胃，多用则胸腹胀闷，甚至呕吐。外用可作吊炎药，凡肚痛胃痛，均可外敷。

薤白 辛苦温滑，无毒。治泄痢下重，胸痹，散血，安胎。《握灵》

黄宫绣曰：薤，味辛则散，能使在上寒滞立消。味苦则降，能使在下寒滞立下。气温则散，能使在中寒立除。体滑则通，能使久痼寒滞立解，实通气滑窍助阳佳品也。功用有类于韭，但韭则入血行气，及补肾阳，此则专通寒滞，及兼滑窍之为异耳。

《长沙药解》：《金匮》栝蒌薤白白酒汤、栝蒌薤白半夏汤、枳实薤白桂枝汤，并用薤白，治胸痹心痛以其破壅而降逆也。《伤寒》四逆散治少阴病。四逆泄利，下重者加薤白三升，以其行滞而升陷也。

寇宗奭曰：薤叶光滑，露亦难贮，故云薤露。古方用治脚气喘急，亦取滑泄之意。

王祯曰：薤生则气辛，熟则甘美。薤散结，蒜消癥。

禁忌：薤不可同牛肉作羹，食之成瘕。

胡荽—名芫荽　气味辛温，微毒。《本草述》

希雍曰：胡荽禀金气多，火气少，故味辛香，气温，微毒，入足太阴阳明经。其辛香走窜，兼以气温，故内通心脾，外达肠胃，能除一切不正之气。

时珍曰：痘疮出不爽快者，能发之，诸疮皆属心火，营血内摄于脾，心脾之气，得芳香则运行，得臭恶则壅滞故尔。按杨士瀛《直指方》云：痘疹不快，宜用胡荽酒喷之，以辟恶气。小儿虚弱，及天时阴寒，用此最妙。

禁忌：多食久食，损人精神，令人多忘，能发腋臭。

白芥子　气味辛温，无毒。主利气豁痰，除寒暖中，治喘嗽反胃，痹木脚气，筋骨腰节诸痛。《时珍》

时珍曰：白芥子辛能入肺，温能发散，故有利气豁痰，温中开胃，散痛消肿辟恶之功。

丹溪曰：痰在胁下及皮里膜外，非白芥子莫能达，古方控涎丹用白芥子，正此义也。

希雍曰：芥固禀火金之气，而白芥则又得金气，故温中除冷虽同，而其子之利气豁痰，则更胜于芥子也。

《本草新义》：煎服治嗳气甚效，外用行气行血。取粉末和胡麻子面，温水调成芥子泥，为引血吊炎之用。治脑气筋痛，肚腹痛，婴儿抽风等。

禁忌：大辛大热，中病即已，久服耗损真气，令人眩晕损目。

雄黄　气味苦平寒，有毒。主治寒热鼠瘘，恶疮疽痔死肌，杀精物恶鬼邪气，百虫毒。《本经》

希雍曰：《本经》味苦平气寒有毒，《别录》加甘大温，甄权言辛大毒。察其功用，应是辛苦温之药，而甘寒则非也。

冯楚瞻曰：雄黄禀火金之性，得正阳之气以生，故味辛苦，气大温，有毒。入足阳明、厥阴二经，其主杀精鬼邪气，及中恶腹痛者，盖以阳明虚则邪恶易侵，阴气胜则精鬼易凭，得阳气之正者，能破幽暗，所以杀一切鬼邪也。寒热鼠瘘，恶疮疽痔死肌，疥虫䘌疮诸症，皆温邪留滞肌肉，浸淫而生虫，此药苦辛，能燥湿杀虫，故为疮家要药也。入厥阴功多，亦能化血为水焉。

《长沙药解》：《金匮》雄黄散，用雄黄治狐惑蚀于肛者，以其杀虫而医疮也。升麻鳖甲汤，用之治阳毒、阴毒，以其消毒而散瘀也。

生武都敦煌，山阳者为雄黄，山阴者为雌黄。

禁忌：雄黄性热有毒，外用易见长，内服难免害。

石灰　气味辛温，有毒。主疽疡疥瘙，热气恶疮，癞疾死肌，坠眉杀痔虫，去黑子息肉。《本经》

张石顽曰：石灰禀壮火之余烈，故能辟除阴邪湿毒。观《本经》所主疽疡疥瘙，热气恶疮，癞疾死肌等，皆外治之用。去黑子者，火气未散，性能灼物，故能去黑子息肉及坠眉也。《本经》虽言有毒，而内服之方，从无及此，其毒可知。

按：石灰虽从无内服，然近日新法发明，知其可以内服。如胃酸病，胃多酸积，胃津不化也，证见饮食不思，呕吐酸水，胃中作痛，用石灰三两，清水六斤，煎滚澄清，取清者用，每服一两，滚水冲。此法与旧法，造酒味酸，投以石灰少许即解，其理相同，盖石灰有敛质，能解酸也。

伏龙肝　即灶中黄土，辛温，主妇人崩中，吐血，止咳逆血，醋涂痈肿毒气。《别录》

黄宫绣曰：土为万物之母，人以脾胃应之，故万物非土不生，人身非脾胃不养，是以土能补人脾胃。伏龙肝经火久熬，则土味之甘已转为辛，土气之和已转为温矣。书言咳逆反胃可治者，以其补土燥湿也。吐衄崩带可治者，以其失血过多，中气必损，得此微温，调和血脉也。痈肿可消者，以其辛散软坚也，要之皆为调中止血燥湿之剂耳。

《长沙药解》：《金匮》黄土汤，用灶中黄土治先便后血者，以其补中燥湿而止血也。

刘潜江曰：或谓补中土多用燥湿之剂，第如白术等味，与兹种何别，而用之除湿者，其迥殊若是乎。曰：如血证之治，多不用术者，恐其燥阴而反剧耳，此味固用阳以化阴，非燥阴之剂也，先哲审处，夫岂苟然而已。

第四类　平　散

木贼　味甘微苦气温，无毒。主治目疾，退翳膜，止泪，疗肠风血痢，及女子崩中赤白。《嘉祐》

时珍曰：木贼气温味甘，与麻黄同形同性，故亦能发汗解肌，升散火郁风湿，治眼目诸血疾也。

冯楚瞻曰：谷精去星障，木贼去翳障，其功在菊花之上。盖菊花和血药，止能调养眼目，而其除星去翳，则不及也。

丹溪曰：木贼去节烘过，发汗至易，本草不曾言及。

李士材曰：治木器者用之，搓擦则光净，故有木贼之名，取以制肝木有灵也。

木贼治目，而又能治血，何也。血因湿病，则火郁而风生。肠风血痢者，风本湿郁，血泄下流，则风入肠胃也。崩中赤白者，土湿而血不化，肝亦失其藏血之职也。木贼中空直上，凌冬多节，能于血中透阳，达湿祛风，故能治血。日本汉医家学说亦云：木贼于下痢，直肠出血，子宫出血等，有止泻止血之效，则其能治血也明矣。

禁忌：《经疏》云，目疾由于怒气，及暑热伤血，暴赤肿痛者，均忌。

苍耳子　气味苦甘温，无毒。主头风脑痛，风湿周痹，四肢拘挛，恶肉死肌，皮肤瘙痒，脚膝寒痛。《逢原》

凡人风湿内淫，气血阻滞，则上而头脑，下而足膝，内而骨髓，外而皮肤，靡不受病，苍耳子皆能治之。

张石顽曰：此味善通顶门连脑，能走督脉。

冯楚瞻曰：六神曲以之配苍龙，风木象也。盖苦以燥湿，甘以和血，温以通行，故为驱风疗湿之圣药。

沈金鳌曰：苍耳子治鼻渊、鼻息，断不可缺，能使清阳之气上行巅顶也。

唐容川曰：苍耳有芒角，得风气所生之物，乃应东方勾芒之象。其质又轻，故入肝经散头目之风，而味苦又兼泄热。

豨莶草　味苦寒，有小毒。主热蟹，烦满不能食。《本经》

肝肾风气，四肢麻痹，骨间疼痛，腿膝无力。《苏颂》

疗中风。成讷

仲醇曰：春生之药，本合风化，风能胜湿，苦寒除热，故《本经》以之主热蟹，烦满不能食也。

黄宫绣曰：豨莶草，味苦而辛，性寒不温，故须蒸晒至九，加以满蜜同制，则浊阴之气可除，而清香之气始见。是以主治亦止宜于肝肾风湿，而见四肢麻木，筋骨疼痛，腰膝无力等症。以其苦能燥湿，寒能除热，辛能散风故也。

张石顽曰：豨莶为祛风除湿，而兼活血之要药，或云甚益元气，不稽之言也。生者捣服，能吐风痰，其能伤胃可知。

禁忌：痹痛由脾肾两虚，阴血不足者，忌服。以此为风药，凡风药皆能燥血也。

夏枯草　气味苦辛寒，无毒。主治寒热，瘰疬，鼠瘘，颈疮，破癥瘕瘿结气，脚肿湿痹，轻身。《本经》

药物学讲义·第四类　平　散

张石顽曰：《本经》专治寒热瘰疬，以辛能散结，苦能除热，而瘰结瘿气散矣，言轻身者，脚肿湿痹愈，而无重着之患也。

赵其光曰：冬至后发生，夏至后枯，是具寒水之阴气，遇阳而生，迨饱历阳气，即阳尽而趋阴以化，阳得阴化则血生。故凡阳盛于上，不得阴化，致气结而血亦结者宜之。

夏枯草，《本经》以为苦寒，而娄全善谓，目珠夜痛，及点苦寒药更甚者。夜与寒皆阴也，此物冬至生，夏至枯，气禀纯阳，补肝血，故治此如神，以阳治阴也。岂非以此物为温热乎，不知其方乃以香附、甘草为佐，夏枯草虽微寒，而有香附之辛温佐之，亦不同沉寒之品矣，又何疑夏枯草之微寒耶。

按：此草不独能治目痛，更能消乳痈。盖凡热郁肝经等症，治无不效，要藉其解散之力耳。又丹溪曰：此草大有补养厥阴血脉之功，殆能散而又能补者欤。

青木香　辛苦微寒，无毒。《逢原》

黄宫绣曰：青木香，即马兜铃根，又名土木香是也。味辛而苦，微寒无毒，可升可降，可吐可利。凡人感受恶毒，而致胸膈不快，则可用此上吐，以其气辛而上达也。感受风湿，而见阴气上逆，则可用此下降，以其苦能泄热也。

张石顽曰：治风温，葳蕤汤用之，并治痈肿痰结气凝诸痛。治热肿蛇毒，水磨傅之。治蛊毒，酒水和煎服之，毒从小便出。

冯楚瞻曰：青木香，亦为散气药，故疝家必需。

野菊花　味辛而苦。《求真》

野菊花，苦不堪食，名苦薏。薏者莲心也，以味相似得名，非真菊也。叶正相似，惟以甘苦别之，可捣坠痈肿疔毒。

丹溪曰：山野间味苦茎青者勿用，大伤胃气，谨戒之，即指此野菊也。

水萍<small>即浮萍</small>　气辛寒，无毒。主治暴热身痒，下水气，胜酒，长须发，止消渴。《本经》

张石顽曰：浮萍发汗胜于麻黄，下水捷于通草，其性轻浮，入肺经，达皮肤，故能发扬邪汗。《本经》主暴热身痒者，专疏肌表风热也。下水气者，兼通阳明肉理也。胜酒者，阳明通达，而能去酒毒也。长须发者，毛窍利而血脉荣也。止消渴者，经气和而津液复也。

徐洄溪曰：水萍生于水中，而能出水上，且其叶入水不濡，是其性能敌水者也。故凡水湿之病，皆能治之，其根不着土，而上浮水面，故又能益皮毛之疾。

吴东旸曰：初感新凉，外闭不甚者，用薄荷等轻清之品，已能开泄。若凉风外束，皮毛紧闭，未尝不欲其汗解。但不可用麻、桂、羌、防等发汗之品，以其与燥火相犯，有伤营血，营血愈郁，外闭愈甚，逼极而有发为癍疹之害。故泄汗利用浮萍，浮萍其性轻浮，能开皮毛，不伤津液，不耗营血，遇火郁而宜开泄者，春夏秋三时之病，皆可进之。

禁忌：元气本虚人服之，病转增剧，表虚自汗者尤忌。

甘菊花　味苦甘平，无毒。主风头眩痛，目欲脱泪出，皮肤死肌，恶风湿痹。《本经》

甘菊花，发生于春，长养于夏，秀英于秋，饱霜于冬，历四时之气，得天地之清，禀金精而兼水化。苦可泄热，甘能益血，又能解毒，故为散结祛风之要药。其主风头眩痛者，菊香而清肃，故清目眩而散头风。治目欲脱泪出者，肝主目，为阴经之尽，乐趋于阳，风火上淫，目痛欲脱而泪出，火降则热除风息。治皮肤死肌，恶风湿痹者，风湿痹于皮肉，不知痛痒，金气走皮肤，甘香属上，治肌肉。菊花晚开晚落，花中之最寿者也，故其益人如此。

李时珍曰：味兼甘苦，性禀和平，昔人谓其能除风热，益肝补阴，不知其得金水之精英，能益肺肾二脏也。盖补水所以制火，益金气以平木，火降则热除，木平则风息。黄者入阴分，白者入阳分。

徐洄溪曰：凡芳香之物，皆能治头目肌表之疾，但香则无不辛燥者，惟菊得天地秋金清肃之气，而不甚燥烈，故于头目风火之疾尤宜焉。

仲醇曰：生捣最治疔疮，疔者肝经风火之毒也，血线疔尤为要药。

冯楚瞻曰：气性轻扬，故主用多在上部，同枸杞，便能助肾矣。

款冬花 气味辛温，无毒。主治咳逆上气，善喘，喉痹，诸惊寒热邪气。《本经》

仲醇曰：款冬花，辛能散而能润，甘能缓而能和，温则通行不滞，善能降下，咳逆上气，善喘喉痹，诸惊痫寒热邪气，一皆气升火炎之病也。气降则火自降，气降则阳交于阴，水火既济，既济则火不上炎，气不逆升，肺不受邪，得清肃之常道，而诸症自退矣。

按：款冬花，古今方用之为治嗽要药，无分寒热虚实，皆可施用，而张隐庵曰：寒嗽相宜，水嗽不宜也。卢子由曰：因形寒饮冷，秋伤于湿者宜之，如火热刑金，或肺气焦满，恐益销烁矣。是其辛温纯阳，宜于寒嗽，而所谓能除热嗽者，则又何说。或谓款冬味辛入气分，色紫归血分，虽其性温，却不燥血。又或谓热因寒入，痰因热成，除寒而热可清，除热而寒自解。然究不如缪仲醇之说，气降则火自降，阳交于阴，水火既济，火不上炎之为得。若何西池曰：款冬花辛温能散肺寒，外寒则肺中郁结得舒，而痰嗽自止，若金受火邪，肺燥至嗽，虽配清润之品乃可，真通人之论也。

唐容川曰：款冬花于冰雪之中，而花又在根下，乃坎中含阳之象，故能引肺中阳气下行，而为利痰止咳之药。

《长沙药解》：《金匮》射干麻黄汤，用款冬花治咳逆而上气，喉中如水鸡声，以其开痹而止喘也。

款冬花烧烟，以管吸之，治嗽良。

马兜铃 苦寒，无毒。主肺热咳嗽，痰结喘促，血痔瘘疮。《开宝》

诸药之性，轻浮者，皆能入肺散气，灯心、马勃之属皆然，马兜铃亦其一也。诸家言其性寒，不知其苦中带辛，寒中带散，是以肺热痰喘，声音不清者宜之，是能清肃肺气，通利肺窍也。又治肠风痔瘘者，以肺与大肠为表里，大肠之热，本于肺脏所移，肺清而大肠之热亦清耳。

时珍曰：体轻而虚，熟则四开，为肺之象，故能入肺。钱乙补肺阿胶散用之，非取其补肺，乃取其清热降气也，邪去则肺安矣。其中阿胶、糯米，正补肺药也，崔氏方用以吐蛊，不能补肺可知。

陈修园曰：肺热咳嗽，为绝少之症，今人惑于钱乙补肺阿胶一方，取以治虚嗽，百服百死。按：单以马兜铃治虚嗽固不可，若配以阿胶、糯米，有何不可，此则一偏之言也。

秦晋江浙皆有之，入肺经，为清热下气之品。

禁忌：肺气虚寒者忌之，多服令人吐泻。

白及 气味苦辛平微寒，无毒。主痈肿恶疮，败疽伤阴死肌，

胃中邪气，贼风鬼击，痹缓不收。《本经》

张石顽曰：白及性涩而收，得秋金之气，故能入肺止血，生肌治疮。《本经》主败疽伤阴死肌，皆热壅血伤。胃中邪气，亦邪热也。贼风痹缓，皆血分有热，湿热伤阴所致也。其治吐血、咯血，为其性敛也，用此为末，米饮服之，即止。试血法，吐水盆内，浮者肺血，沉者肝血，半浮半沉者心血，各随所见。以羊肺、肝、心煮熟，蘸白及末，每日食之。其治金疮及痈疽方多用之。

思邈曰：肺损者，复能生之。按《夷坚志》载，台州狱中巨囚，肺皆损伤，服白及末，死后见其肺间窍穴数十处，皆白及填补，色犹不变。而黄锦芳则谓肺叶损坏，虽云可以复生，然终涉于荒唐，未可尽信。要之缪仲醇谓，白及性涩，破散中有收敛，盖去腐逐瘀以生新之药也，则其补肺生肌之效，有必然者矣。

王秉衡曰：白及最黏，大能补肺，可为上损善后之药。而火热未清，不可早用，以其性涩，恐留邪也。惟味太苦，宜用甘味为佐，甘则能恋膈，又宜嚼化，使其徐徐润入喉下，则功效更敏。其法以白及生研细末，白蜜丸，龙眼大，临卧嚼口中，或用甘草为细末，梨汁为丸，亦可。若痰多咳嗽，久不愈者，加白前同研末，蜜丸嚼化，真仙方也。

禁忌： 凡痈疽已溃，不宜同苦寒药服。

槟榔 苦辛温，无毒。主下气消胀，逐水除痰，杀虫治痢，攻食破积，止疟疗疝，脚气瘴疠。《逢原》

张石顽曰：槟榔泄胸中至高之气，使之下行。性如铁石之沉重，能坠诸药至于下极，故治冲脉为病，逆气里急。其功专于下气消胀，逐水除痰，杀虫治痢，攻食破积，止疟疗疝，脚气瘴疠。闽广瘴毒之乡，人常食此，必以蒟叶裹嚼之，所云饱能使之饥，醉能使之醒者，以其能下气也。云饥能使之饱，醒能使之醉者，以蒟叶辛温，能开发中外之气，以散瘴疠之邪也。

张景岳曰：此物与烟性略同，但烟性峻勇，用以散表逐寒，则烟胜于此，槟榔稍缓，用以和中暖胃，则此胜于烟。二者皆壮气辟邪之要药，故滇广中人，一日不可少也。

唐容川曰：槟榔是木之子，其性能沉，然沉降之性，自上而下，且性不烈，故降性亦缓。

按：此说似与张石顽不同，然彼以铁石比其坚，非喻其速，则沉而降，降而缓，二说固未有参商也。

禁忌： 气虚下陷人忌用。

大腹皮 辛温，无毒。下一切气，止霍乱，通大小肠，健脾开胃。《大明》

水气浮肿，脚气壅滞，瘴疟痞满，胎气恶阻胀闷。《纲目》

子似槟榔，腹大形扁，此乃大腹子之皮也，腹皮下气，亦与槟榔同，不独子也，第大腹皮下气稍迟耳。盖槟榔味苦沉重，能泄有形之积滞，大腹皮其性轻浮，能散无形之滞气，故痞满膨胀，水气浮肿，脚气壅逆，胎气胀闷者宜之。大腹皮能入腹，走腹中郛廓之间，所谓下一切气是也。

刘潜江曰：子既得金味之厚，而其皮何独不然，故其疏壅气之性同，气虚弱者固不宜矣。然见治虚肿者，用大补气之味，而亦少入腹皮，又见有治痰火者，常以此味少少入健脾之剂，或皆取其能导壅顺气而不甚酷烈乎。

蕤仁 甘温，无毒。主心腹邪热结气，明目，目赤痛伤泪出，

目肿眦烂。《本经》

蕤仁甘温而润，能治诸经风热之邪，心腹邪热结气。以《本经》所言，不独治目疾也，今则专属眼科药矣。凡眼因风热乘肝，以致上下眼胞风肿弦烂，左右眦热障翳。蕤仁入肝，温能散风，而气不甚温，又能散热，甘能补血，俾火退泪止，而目疾瘳矣。故赤筋在翳膜外者，拨云膏用蕤仁去翳，妙不可言。或疑其性温，何能清热，求其说而不可得者，则谓蕤仁甘温微寒。夫寒温不两立，如何能通，尝考刘禹锡《傅信方》以黄连、蕤仁，治眼风痒，或生翳，或赤眦。则知风热之邪得蕤仁而能散，蕤仁之温得黄连而能清，一方数药之中，岂能执一味而括论也。

蕤仁得土以生，气薄味厚，功能散风除热，和肝疗目，出秦地及河东。

禁忌：仲醇曰：凡目病非关风热，因于肾肝两虚者，不宜用。

芜荑　气味辛平，无毒。主五内邪气，散皮肤骨节中淫淫温行毒，去三虫化食。《本经》

张隐庵曰：芜荑，山榆仁也。榆受甲乙之精，得先春发陈之气，禀木气也，其味辛，其臭腥，其本有刺，禀金气也，木能平土，故主治五内之邪气。五内者，中土也，金能制风，故散皮肤骨节中淫淫温行毒。淫淫温行者，风动之邪也，风胜则生虫，去三虫，金能制木也。火衰则食不化，化食，木能生火也。

刘潜江曰：世医但知散风杀虫耳，不知其从极阴之脏而宣阳，故气之凝者能散，血之结者亦宣也。杨仁斋谓治诸虫独取此味，而兼之理气血者，诚为有见。

缪仲醇曰：芜荑，《本经》辛平，甄权加苦，李珣加温，详其功用，应是苦辛温平之药。非辛温，不能散五脏、皮肤、骨节中邪毒气。非苦平，则不能去三虫化食。然察其所主，虽能除风淫邪气之为害，而其功则长于走肠胃，杀诸虫，消食积也。故小儿疳泻冷痢，为必资之药。

五加皮 气味辛温，无毒。主心腹疝气腹痛，益气疗躄，小儿三岁不能行，疽疮阴蚀。《本经》

仲醇曰：五加皮，其味辛，其气温，入足少阴、足厥阴经。观《本经》所主诸证，皆因风寒湿邪伤于二经之故，而湿气尤为最也。经云：伤于湿者下先受之。又云：地之湿气，感则害人皮肉筋脉。肝肾居下而主筋骨，故风寒湿之邪，多自二经先受。此药辛能散风，温能除寒，苦能燥湿，二脏得其气，而诸证悉瘳矣。

黄宫绣曰：五加皮，今人仅知此能理脚气，而不知辛则气顺而化痰，苦则坚骨而益精，温则祛风而胜湿。凡肌肤之瘀血，筋骨之风邪，靡不因此而治。盖湿去则骨壮，风去则筋强，而脚安有不理乎。但此虽属理脚，仍不免疏泄，参以滋补之药，则用之历久而不变矣。

昔人云：宁得一把五加，不用金玉满车。时珍曰：五加治风湿痿痹，壮筋骨，其功良深。所述虽若过情，盖奖辞多溢，亦常理耳。

汪机曰：风家饮酒，能生痰火，惟五加一味浸酒日饮，数有益。

张石顽曰：《大明》治骨节拘挛，苏恭主四肢挛急，种种皆须酿酒，则力势易行，非汤药中所宜。

处处有之，生汉中冤句者良，五叶交加，故名。

禁忌：下部寒湿邪而有火，及肝肾虚而有火，均忌。

石楠叶 气味辛苦平，有毒。主养肾气，内伤阴衰，利筋骨皮

毛。《本经》

疗脚弱。《别录》

时珍曰：古方为治风痹肾弱要药，今人绝不知用，识者亦少，盖由甄氏《药性论》有令人阴痿之说也。殊不知服此药者，能令肾强，嗜欲之人，藉此放恣，以致痿弱，归咎于药，良可慨也。

黄宫绣曰：石楠叶，味辛而苦，辛则有发散之能，苦则具有坚肾之力，然此只属辛苦，而性不热，则止可以言祛风。而补阴之说，亦止因苦坚肾，而肾不泄，因辛散风，而阴不受其蹂躏也。若竟以为补阴滋水，则理已有碍，而尚可云补火乎。按：张石顽云：石楠，严冬不凋，凌霜正赤，性温益肾可知，则与前说其性不热者相反。然考之缪仲醇曰：石楠得火金之气，然观其用，当是金胜火微。少阴属水，得金气之厚者能生水，故主养肾气。刘潜江曰：石楠，在《本经》所云益肾气者，是益肾中之阴气，故下即以内伤阴衰应之。又曰：在中风证多用之，亦以疗热痹，然则黄氏之说亦有合也。至苏恭曰：石楠叶为疗风邪丸散之药。吴遵程曰：浸酒饮，治头风，为末吹鼻，愈小儿通睛，祛风通利，是其所长，补肾之说，未可信也。又与黄氏止可祛风而坚肾之意相符矣。

出关中者佳，为宣风坚肾品。

青皮 气味苦辛温，无毒。治左胁肝经积气，小腹疝气消乳肿，破积结，消疟母。《本草述》

刘潜江曰：青橘皮，乃橘之未黄而青色者，头破裂，状如莲瓣，其气芳烈。今人多以小柑、小柚、小橙伪为，不可不慎辨之。

黄宫绣曰：青皮本于橘生，其皮则一，何为因青而异。盖犹人当少壮则性燥而少柔，人当老年则性渐减而不燥，青皮未经寒暑，燥气不消。其色青，青属木，木主肝，故独于肝经则入。其味苦，故能入肝而下气。然辛气内存，故仍兼宣泄。

时珍曰：青橘皮古无用者，至宋时医家始用之，其色青气烈，味苦而辛，治之以醋。所谓肝欲散，急食辛以散之，以酸泄，以苦降之也。陈皮浮而升，入脾肺气分。青皮沉而降，入肝胆气分。一体二用，物理自然也。又好古曰：陈皮治高，青皮治低，与枳壳治胸膈，枳实治心腹，同意。

丹溪曰：青皮仍肝胆二经气分药，故人多怒有滞气，胁下有郁积，或小腹疝疼，用之以疏通二经，行其气也。若二经虚者，当先补而后用之。又云：疏肝气加青皮，炒黑则入血分也。

禁忌：青皮伐肝，下气最速，破滞亦长，中气虚人禁用，以其能损真气也。

神曲 味辛甘温，无毒。主散气调中，温胃，化痰，逐水消滞。《求真》

时珍曰：昔人用曲，多是用造酒之曲，后医仍造神曲，专以供药，力更胜之。盖取诸神聚会之日造之，故得神名。按：造神曲法，于六月六日，用白面、杏仁、赤小豆、青蒿、苍耳、野蓼六味，作饼蒸而成，六味以象白虎、勾陈、螣蛇、青龙、玄武、朱雀六神。冯楚瞻曰：用六神者，以脾主中州，一有所伤，则六淫之气，皆可袭之而成病，六神之义，意深远矣。顾第弗深考，要其制造之法，是由蒸熏变黄而成，则与脾胃之蒸化水谷，实无异理。昔人谓功与麦芽同者，殆取麦化为芽而能化谷，犹药化为曲而能化滞，岂谓是欤。《本草述》引《药性赋》云，神曲养脾进食，使胃气有余。嘉谟曰：入药须炒黄，助人之真气，走阳明胃经。二说韪矣。

黄元御曰：《金匮》薯蓣丸，用神曲治虚劳百病，以其调中而消滞也。

红曲　甘温，无毒。主消食活血，健脾和胃，治赤白痢，下水谷。《锦囊》

冯楚瞻曰：红曲，以白粳米蒸熏为之。人之水谷入于胃，受中焦湿热熏蒸，精气变化而赤为血。红曲以白米饭受湿热郁蒸，而变为红，皆造化自然之微妙也。故红曲治脾胃营血之功，有同气相求之理。消食健脾胃，与神曲相同，而活血和伤，惟红曲为能，故治血痢，尤为要药。

炉甘石　甘温，无毒。治目赤肿翳膜昏花，流泪烂弦，为目疾要药。《求原》

吴遵程曰：炉甘石，产金银坑中，金银之苗也，状如羊脑，松似石脂，能点赤铜为黄。

张石顽曰：炉甘石得金银之气而成，专入阳明经而燥湿热，目病为要药。时珍常用甘石煅飞，海螵蛸、硼砂等分，为细末，点诸目病皆妙。

黄宫绣曰：五味惟甘为补，惟温为畅，是能通和血脉。故脾毒得此则消，而血自能止，肌亦自能生也。辛温能散风热，性涩能粘翳膜，故凡目翳得此，即能拨云也。

炉甘石乃金之苗，金能平木，故能消肝热。目为肝窍，故治目疾也。

僵蚕　气味咸辛平，无毒。主小儿惊痫夜啼，去三虫，灭黑鼾，令人面色好，男子阴疡病。《本经》

张石顽曰：僵蚕，功专祛风化痰，得乎桑之力也。《本经》治惊痫，取其散风痰之力也。去三虫，灭黑䵟，男子阴疡，取其涤除浸淫之湿，三虫亦湿热之蚕也。凡咽喉肿痛，及喉痹用此，下咽立愈。其治风痰结核，头风，皮肤风疹，皆取散结化痰之义。

时珍曰：僵蚕，蚕之病风者，治风化痰，散经行络，所谓因气相感，而以意用之者也，为厥阴肝经之药。

丹溪曰：僵蚕，僵而不腐，治喉痹者，取其清化之气，从治相火，散浊逆结滞之痰也。

张隐庵曰：蝉蜕、僵蚕，皆禀金水之精。故《本经》主治，大体相同。但蝉饮而不食，溺而不粪，蚕食而不饮，粪而不溺，何以相同。经云：饮入于胃，上归于肺，谷入于胃，乃传之肺。是饮食虽殊，皆由肺气之通调，则溺粪虽异，皆禀肺气以传化矣。

杨玉衡曰：蚕食桑叶而不饮，有大便无小便。余因其不饮，而用治渴饮之病，因其有大便，而用治大便不通之病，火泻无度亦治之。盖以天地清化之气，涤疵疠旱潦之气，于温病尤宜。可见温病乃大地之杂气为病，知此者希矣。

晚蚕沙 辛甘温，无毒。治肢节不随，皮肤顽痹，腰脚冷痛，烂弦风眼。《从新》

晚蚕沙，晚蚕所出之矢也。吴遵程曰：蚕食而不饮，属火性燥，燥能祛风胜湿。张石顽曰：蚕沙疗风湿之专药，有人病风痹，用此焙熟，绢包熨之。治烂弦风眼，以麻油浸蚕沙二三宿，研细涂患处，过宿即愈。然惟晚者为良，早蚕不堪入药，以饲时火烘，故有毒也。

吴鞠通曰：晚蚕沙化浊中清气，大凡肉体，未有死而不腐者，蚕则僵而不腐，得清气之纯粹者也。故其粪不臭，不变色，得蚕之纯清，虽走浊道，而清气独全。既能下走小腹之浊部，又能化浊湿而使之归清，以已之正，正人之不正也。用晚者，本年再生之蚕，取其生化最速也。

蚕沙置酒坛上泥好，色清味美，昔史国公用此浸酒，以治风痹，相得益彰矣。

赵光曰：蚕沙为风湿之专药，蚕吐丝为经，故走经络。凡风湿瘫痪固宜，即血虚不能养经络者，亦宜加入滋补药中。

第五类　散　寒

麻黄　气味甘温，无毒。主治中风伤寒头痛，温疟，发表出汗，去邪热气，止咳逆上气，除寒热，破癥瘕积聚。《本经》

麻黄中空而浮，入足太阳膀胱，兼入手太阴肺，凡风寒之在表者，不论中风伤寒，无所不治，以能驱其邪使皆从汗出也。而风寒郁肺，症见咳逆上气，痰哮气喘，并显其能。其在十剂日，轻可去实。葛根、麻黄之属，以其轻扬能散肺邪也。若夫除寒热而散营卫之外邪，破积聚而散脏腑之内结，皆资其辛温发散之力耳。张石顽曰：《本经》治中风，是主缓风瘫痪而言。云温疟，系湿疟，乃传写之误。

徐洄溪曰：麻黄轻扬上达，无气无味，乃气味之最清者，故能透出皮肤毛孔之外，又能深入积痰凝血之中。凡药力所不到之处，此能无微不至，较之气雄力厚者，其力更大。盖出入于空虚之地，则有形之气血，不得而御之也。

张景岳曰：今人多有畏之为毒药而不敢用，又有谓夏月不宜用麻黄者，皆不达可哂也。凡用散者，惟斯为最，然柴胡、麻黄，俱为散邪要药，但阳邪宜柴胡，阴邪宜麻黄，不可不察也。

《长沙药解》伤寒麻黄汤，治太阳伤寒，头痛恶寒，无汗而喘者，麻黄泄其卫闭也。《金匮》大小青龙汤，治溢饮，以饮水流行归于四肢，不能化汗而外泄，麻黄发汗，泄其四末之集水也。《伤寒》麻黄附子细辛汤，治少阴病反发热脉沉者。以少阴脉沉而身反发热，而里寒已作，而表寒未退，麻黄发其表寒也。日本汉医家学说，麻黄为自来有名之发汗药，煎剂温服，服后就褥盖被稍温，即觉全身温暖。耳边及颜面等处尤甚，继即汗出，惟略碍眼。其成分中，含有瞳孔散大性，又有利尿作用，其效亦甚著。

李时珍曰：麻黄发之，气驶不能御，而根节止汗，效如影响，物理之妙，不可测度如此。

生中牟者胜，陈久者良。凡用去根节，水煮十余沸，掠去沫，不令人闷。

禁忌：腠理不密之人，禁用。汗多亡阳，能损人寿，戒之戒之。

细辛　气味辛温。主咳逆上气，头痛脑动，百节拘挛，风湿痹痛死肌。《本经》

口疮喉痹，鼻渊齿䘌，耳聋鼻痛。《求真》

细辛味辛而厚，气温而烈，主咳逆上气者，散肺经之风也。头痛脑动者，散头风也。百节拘挛，风湿痹痛死肌者，散筋骨肌肉之风也。徐洄溪曰：此以气为治也，凡药香者皆能疏散风邪，细辛气盛而味烈，其疏散之力更大。且风必挟寒以来，而又本热而标寒。细辛性温，又能驱逐寒气，故其疏散上下之风邪，能无微不入，无处不到也。

卢之颐曰：细指形言，辛指味言，是细辛有取乎辛也明矣。成无己曰：水停心下不行，则肾气燥，宜辛以润之。细辛之辛，以行水气而润燥。善夫黄宫绣之言曰：燥非是火盛水衰，阴被阳涸而成。实因阴盛阳衰，火屈于水而致也。遇此辛以除寒，温以燥湿，则阴得解而不凝矣。世但知就燥论燥，而固执不通，独不思经云：肾苦燥，急食辛以润之乎。

易老曰：治头痛，太阳则羌活，少阴则细辛，阳明则白芷，厥阴则川芎、吴茱萸，少阳则柴胡，用之不可差。细辛入少阴，与独活相类。

《长沙药解》：《金匮》厚朴麻黄汤、射干麻黄汤，皆用之，以治咳而下寒也。防己黄芪汤，治风湿脉浮身重，气冲者加桂枝三分，下有陈寒者加细辛三分，风木冲逆则用桂枝，寒水冲逆则用细辛，此治冲逆之良法也。

张隐庵曰：宋元祐陈承，谓细辛单用末，不可过一钱，多则气闭而死，近医多以此语忌用。凡药所以治病也，有是病，服是药，岂辛香之品，而反能闭气乎。

产华阴者真。

禁忌：辛散太过，凡涉虚者忌之。

紫苏 气味辛温，发汗解肌，和血下气，宽中消痰，祛风定喘，止痛安胎，解鱼蟹毒。《备要》

黄宫绣曰：紫苏背面俱紫，辛温香窜。凡风寒偶伤，气闭不利，心膨气胀，并暑湿泄泻，热闭血衄崩淋，喉腥口臭，俱可用此调治。取其辛能入气，紫能入血，香能透外，温可暖中。使其一身舒畅，故命其名曰苏。

张隐庵曰：苏色紫赤，枝茎空通，其气朝出暮入，有如经脉之气，昼行于阳，夜行于阴，是以苏叶能发表，汗者血液之汗也。易思兰常用苏茎通十二经之关窍，治咽膈饱闷，通大小便，止下利赤白。予亦常用治吐血下血，多奏奇功，夫茜草、芎、归之类，皆能引血归经，然不若紫苏昼出夜入之行速耳。

《长沙药解》：《金匮》半夏厚朴汤，用苏叶治妇人咽中如有炙脔，以其降浊而散滞也。

唐容川曰：紫苏色紫入血分，味辛气香，能散血分之风寒。苏梗中空有白膜，则散腹中之气。苏子坚实，则下行而降肺气以行痰。同一辛味，而有梗、子、叶之不同，总视其轻重升降之性，以别其治也。

禁忌：性主疏泄，气虚阴虚者并禁。

桔梗　气味辛苦甘平。除风热而清头目，通鼻塞，治肺痈而止咽疼，理痰嗽，止胸胁刺痛，定痢疾腹疼。《医镜》

朱丹溪曰：干咳嗽，乃痰火之邪，郁在肺中，宜桔梗开之。痢疾腹痛，乃肺金之气，郁在大肠，亦宜桔梗开之。后用痢药，此药能开提气血，故气药宜用。

《长沙药解》：伤寒桔梗汤，用桔梗治少阴咽痛者，开冲塞而利咽喉也。通脉四逆汤，治少阴病，下利脉微咽痛者，去芍药，加桔梗一两，亦此法也。《金匮》以之治肺痈，咳而胸满，振寒脉数，咽干不渴，时出浊唾腥臭，久而吐脓如米粥者，破壅塞而行腐败也。《金匮》排脓汤，用之消结而化脓也。排脓散，用之行其凝瘀也。

王秉衡曰：桔梗开肺气之结，宣心气之郁，上焦药也。肺气开则腑气通，故亦治腹痛下利，昔人谓其升中有降者是矣。然毕竟升药，病属上焦实证，而下焦无病者，固可用也，若下焦阴虚而浮火易动者，即当慎之。其病虽见于上焦，而来源于下焦者，尤为禁剂。昔人舟楫之说，最易误人，夫气味轻清之药，皆治上焦，载以舟楫，已觉多事。质重味厚之药，皆治下焦，载以上行，更属无谓。故不但下焦病不可用，即上焦病，亦惟邪痹于肺，气郁于心，结在阳分者，始可用之。如咽喉痰嗽等证，惟风寒外闭者为宜。不但阴虚内伤者为禁药，即火毒上升之宜清降者，亦不可用也。

葱白　气味辛温，无毒。散邪发表，出污除风，达阳气，散阴

寒，止头痛腹痛，理脚气，利水消湿，聪耳明目，止痢疗疮。《再新》

唐容川曰：葱白之根，亦生土内，然叶空茎直，气胜于味，引土下黄泉之气，以上达苗叶，故功专升散，能通肺窍。仲景白通汤，用以通阳气于上，则取其能通太阳水中之阳，而交于巅顶也。

李时珍曰：生用辛散，熟用甘温，外实中空，肺之药也，肺病宜食之。肺主气，外应皮毛，其合阳明，故所治之症，多属太阴阳明，皆取其通气发散之功。通气故能解毒，理诸病。气者，血之帅也，气治则血治矣，故金疮等用之，皆有殊效。

《长沙药解》:《伤寒》白通汤，用葱白治少阴病下利者，升清气之陷也。通脉四逆汤，治少阴病，下利脉微，面色赤者，加葱九茎。以阳郁不能外达，故面赤加葱白，以宣阳气之郁也。《金匮》旋覆花汤，治妇人脉体芤减，用之以通经气之郁涩也。

成无己曰：肾恶燥，急食辛以润之，葱白辛温，以通阳气也。阴证四逆唇青，用葱一束，去根及青叶，留白约二寸，烘热，安脐上以熨斗熨之，葱烂则易，热气透入，再服四逆汤即瘥。此辛温通阳之功，外治不减于内服也。

禁忌： 过食损须发，及有虚气上冲，汗出不止之弊。同蜜食能杀人，以蜜性最胀，葱性最发，同葱则胀益发而不可解矣。同枣食亦令人病，其义可以例推。

第六类　驱　风

羌活　气味辛苦温，无毒。治风湿相搏，头痛，中风不语，头眩目赤。《本草再新》

王翃曰：羌活本手足太阳表里行经之药，又入足少阴、厥阴，小无不入，大无不通。故能散肌表八风之邪，利周身百节之痛，排巨阳肉腐之疽，除新旧风湿之证。又治督脉为病，脊强而厥，盖巨阳从头走足，厥阴与督脉亦会于巅顶故也。

李中梓曰：羌活气清属阳，善行气分，舒而不敛，升而能沉，雄而善散，可发表邪。故入手太阳小肠、足太阳膀胱，以理游风。

张洁古曰：羌活治肢节疼痛，手足太阳本经风药也。羌活为太阳风药，而足太阳与少阴肾为表里，羌活亦入之。但专力于达巨阳之气分，而少阴血分犹首推独活耳。以治历节风痛处，必兼羌、独二味，并用松节也。

刘潜江曰：先哲所云，羌活搜肝风，泻肝气者，观钱氏泻青丸亦用之，为其壬乙同归，则可见矣。

苏恭曰：疗风宜用独活，兼水宜用羌活。风能胜湿，故羌活能治水湿，与川芎同用，治太阳厥阴头痛，发汗散表，透关利节，非时感冒之仙药也。

金德生曰：升举中焦，则柴胡、升麻。升举下焦，用藁本、羌活。

出西羌者曰羌活。或曰：羌活即是独活，非二种也。然《本经》以独活居前，而后亦另出羌活，则因其用之有别，难以混同论矣。

禁忌：血虚头痛及肢节痛，忌用。

独活 味辛甘苦，微温。治伏风头痛，两足湿痹，不能行动。《医镜》

张石顽曰：独活不摇风而治风，浮萍不沉水而治水，因其所胜而为制也。较羌活其气稍细，升中有降，能通达周身，而散风胜湿。与细辛同用，治厥阴头痛目眩。又足少阴经伏风头痛，两足湿痹，不能动止者，非此不治。甄权以独活治皮肤枯痒，手足挛痛，风毒齿痛，皆风湿相搏之病也。

李中梓曰：独活气浊属阴，善行血分，敛而能舒，沉而能升，缓而善搜，可助表虚，故入太阴肺、少阴肾以理伏风。

程钟龄曰：羌活行上力大，独活行下力专。王翃曰：轻虚者为羌活，治太阳。紧实者为独活，治少阴。王好古曰：羌活气雄，可理游风。独活气细，可理伏风。合三说而细审之，则知二活虽同属治风，而用各有别耳。

唐容川曰：羌活、独活，根极深长，得黄泉之水气，而上升生苗。象人身太阳经，秉水中之阳，以发于经脉也。味辛气烈，故入太阳经，散头顶之风寒。独活尤有黑色，故兼入少阴，以达太阳，能散背脊之风寒。

独活出蜀中，香而紫黑者真。

禁忌：气血虚者禁用。

防风 气味甘温，无毒。主大风头眩痛，恶风风邪，目盲目无所见，风行周身，骨节疼痛烦满。《本经》

张景岳曰：防风味甘辛气温，升也，阳也，用此者，用其气平散。风虽膀胱脾胃经药，然随诸经之药，各经皆至，气味俱轻，故散风邪，治一身之痛，疗风眼，止冷泪。风能胜湿，故亦祛湿，除遍体湿疮。若随实表补气诸药，亦能收汗，升举阳气，止肠风下血崩漏。

王好古曰：病头痛，肢节痛，一身尽痛，非羌活不能除，乃却乱反正之主，君药也。李东垣曰：防风治一身尽痛，随所引而至，乃卒伍卑贱之职也。

张隐庵按：《神农》以上品为君，羌活、防风，皆列上品，俱散风治病，何以贵贱迥别若是。后人发明药性，多有如此谬妄之论，虽曰无关治法，学者遵而信之，陋习何由得洗乎。

李士材曰：能防御外风，故名防风。

徐洄溪曰：防风治周身之风，乃风药统领也。

黄宫绣曰：防风实为风药润剂，比之二活，则质稍轻，气亦稍平。凡属风药，皆可通用。日本汉医家学说，防风有解热镇痛之作用，治游走痛，关节之彼方与此方易其位置。故夫顾名思义，而防风专能治风也明矣。张元素曰：防风治身半以上风邪用身，身半以下风邪用梢，此用防风者之宜分乎上下也。

冯楚瞻曰：必兼荆芥者，以防风入气分，荆芥入血分也，此用防风者之宜知乎辅相之法也。东垣曰：防风本制黄芪，黄芪得防风而功最大，取其相畏而相使也。此用防风者宜得乎驾驭之术也，明乎此，然后始可用防风耳。

《长沙药解》：《金匮》桂枝芍药知母汤，用防风治历节疼痛者，以其燥湿而舒筋也。薯蓣丸，用之治风气百病者，以其燥湿而达木郁也。竹叶汤，用之治产后中风，发热面赤者，以其疏木而发营郁也。

出青州黄润者佳，登州、莱阳次之。

禁忌：虚劳骨节疼痛，血虚火炎头痛，阳虚自汗，阴虚盗汗，诸症忌用。

荆芥 辛温，祛风邪，除寒热，头痛目眩可安，便血崩中皆治。《医镜》

张石顽曰：荆芥入手太阴、足厥阴气分，其功长于祛经络中之风热。又能清头目，去瘀血，破结气，消疮毒，故风病、血病、疮病、产后为要药。治风兼治血者，以其入风木之脏，即是藏血之地，故并主之。汪讱庵曰：产后去血过多，腹内空虚，则自生风，故常有崩晕之患。不待外风袭之也，荆芥最能散血中之风。荆芥三钱微焙为末，豆淋酒，或童便服，大效。按：荆芥能治风而又能治血，与薄荷之能驱风热而又治血痢，木贼之能升风湿而又治崩中者，将毋同。至于服荆芥，类用酒或童便，一则纾阴以达阳，故用酒；一则裕阴以和阳，故用童便。虽同为化风，而其用实有别耳。

李时珍曰：其治风也，贾丞相称为再生丹，许学士谓有神圣功，戴院使许为产后要药，萧存敬呼为一捻金，陈无择隐为举卿古拜散，夫岂无故而得此隆誉哉。按《唐韵》，荆字举卿切，芥字古拜切。盖二字之反切，隐语以秘其方也。

吴遵程曰：今人但遇风证，概用荆、防，不知惟风在皮里膜外者宜之，若风入骨肉者，须防风，不得混用。

禁忌：表虚阴虚者禁用。

川芎 辛温，主头痛面风，止泪出涕多，祛瘀生新，长肉排

脓。《医镜》

张景曰：川芎其性善散，反藜芦，畏硝石、滑石、黄连者，以其沉寒而制其升散之性也。芎、归俱属血药，而芎之散动，尤甚于归，故能散风寒，破瘀蓄，通血脉，解结气。同细辛煎服，治金疮作痛。同陈艾煎服，验胎孕有无。以其气升，故兼理崩漏眩晕。以其甘少，故散则有余，补则不足。

寇宗奭曰：头面风不可缺，然须以他药佐之。东垣曰：头痛必用川芎，如不愈，各加引经，太阳羌活，阳明白芷，少阳柴胡，太阴苍术，厥阴吴萸，少阴细辛。

张元素曰：上行头目，下行血海，能散肝经风，治少阳、厥阴头痛，及血虚头痛圣药。

丹溪曰：川芎味辛，但能升散而不能下守。血贵宁静而不贵燥动，四物汤用之以畅血中之气，使血自生，非谓其能养血也。即痈疽诸疮诸痛药中多用之者，以其入心而能散火邪耳。又曰：郁在中焦，须川芎开提其气以升之，气升则郁自降，故川芎总解诸郁，直达三焦，为通阴阳气血之使。

黄宫绣曰：古方逍遥散用此，以为开郁散气之具。小儿惊痫用此，以为宣风向导之能。肠风血痢用此，以为疏气清利之法。然亦不敢多用，所用不过二三分而止，恐其有泄真气耳。

唐容川曰：薄荷、辛夷，同一辛味，气皆清扬，而形各异。薄荷、细草，丛生不止一茎，故能四散，又能升散巅顶，以其气之轻扬也。辛夷生在树梢，而花朵尖锐向上，味辛气扬，故专上达，能散脑与鼻孔之风寒。麻黄虽一茎直上，而其草丛生，与薄荷丛生之义同，故能上升，又能外散。薄荷得天气之轻扬，而其味辛，是兼得地之味，故兼能入血分。若麻黄则茎空直达而上，且无人味，纯得天轻扬之气，故专主气分，从阴出阳，透达周身上下之皮毛。按：薄荷与辛夷、麻黄，皆升浮之品，而其用各异者，是气分药而又视形味以细别之矣。

薄荷 或云辛温，或云辛凉。然卢复曰：气温性凉，具转夏成秋，为高爽清明之象。王好古曰：辛能散，能清，盖体温而用凉也，此固明明以为凉药，而犹有气温体温之说存者，则沿旧说而未敢尽改耳。缪希雍曰：薄荷感杪春初夏之气，而得乎火金之味。金胜火劣，故辛多于苦而无毒。洁古辛凉，浮而升，阳也，入手太阴、少阴经。辛合肺，肺主皮毛，苦合心，而从火化，主血脉主热，皆阳脏也，风热上壅，斯为要药。然则希雍之说，亦以洁古辛凉之说为断矣。

苏产气芳者良，猫伤，用汁涂之最妙。陆农师曰：薄荷，猫之酒也。

藁本 苦辛微温，主太阳巅顶痛，大寒犯脑，痛连齿颊，皮肤风湿。《本草通元》

张元素曰：藁本乃太阳风药，其气雄壮，寒郁于本经，头痛必用之药，巅顶痛非此不除。与木香同用，治雾露之清邪，中于上焦。与白芷同作面脂，既能治风，又能治湿，亦各从其类也。

日本汉医家学说，藁本于流行性脑脊髓膜炎，能缓解剧甚之头痛，与颈部强直，有特效。通常俱应用于妇人之头痛。

张石顽曰：今人只知藁本为治巅顶头脑之圣药，而《本经》治妇人疝瘕，腹中急，阴中寒等证，皆太阳经寒湿为病，亦属客邪内犯之候，故用藁本祛风除湿，则中外之疾皆痊，岂特除风头痛而已哉。

赵其光曰：羌活亦治寒湿，但苦胜辛，其用在下，是于阴中达阳。此则辛胜苦，其用在上，是于阳中化阴。凡阳虚受风，风益郁阳，非此无以举阳而化阴滞。

黄宫绣曰：其性颇有类于川芎，皆能以治头痛。然一主于肝胆，虽行头目，而不及于巅顶；一主太阳及督，虽其上下皆通，而不兼及肝胆之为异也。按：藁本根微紫，似川芎而轻虚，故其升散之性有相类欤。

禁忌：温热头痛，及血虚火炎头痛者，切忌。

天麻 辛平微温。治风痰，定眩晕，疗四肢湿痹麻木，医小儿风痫惊风。《本草必用》

高士宗曰：天麻有风不动，无风独摇，故能制风。天麻在土，周环十二子，似皇极之居中。味甘气温，主补中土，便从中土以通十二经，今人只认为祛风之要药，良可惜也。

罗天益曰：眼黑头旋，风虚内作，非天麻不能治。天麻为定风草，故为治风之神药。久服则遍身发红丹，是驱风之念也。

赵其光曰：罗天益谓天麻治内虚之风。虚风有二，一是肝阳虚，郁而为风；一是脾虚，肝乘而为风。盖肝本挟元气上升，由阴达阳，不升则郁而病，太升亦乘脾而病。天麻一茎直生，有自内达外之功，能畅肝气以上升，子熟则透空入茎，落地复生，有归根复命之理，又能降肝气而不致太升。且辛能润血，平益肺调水以行湿。故无论肝阳虚阴虚，皆得佐之以调其升降，为补益上药，《本经》列为上品，是宣通升降而风自静，非燥散也。今人止用之治风，故时珍惜之。又曰：独活亦有风不动，无风自摇，但不能透空复生，升而不降，故无补益。天麻惟还苗归根，根之功即同于苗叶。

禁忌：血液衰少，非真中风者忌用。

天南星《本经》名虎掌　苦辛温，有毒。主心痛寒热结气，积聚伏梁，筋痿拘缓，利水道。《本经》

张石顽曰：天南星之名，始自《开宝》，即《本经》之虎掌也。以叶取象，则名虎掌，根类取名，故曰南星，虽具二名，实系一物。为开涤风痰之专药。《本经》治心痛寒热结气，即《开宝》之下气利胸膈也。《本经》之治积聚伏梁，即《开宝》之存坚积也。《本经》之治筋痿拘缓，即《开宝》之治中风除麻痹也。《本经》之利水道，即《开宝》之散血坠胎也。盖缘一物二名，后世各执一例，是不能无两歧之说。即仲醇之明，尚以《开宝》之文，衍之为疏，而《本经》主治，置若罔闻，何怪诸家采集药性，一皆舍本逐末乎。

李中梓曰：味辛而散，故能治风散血，气温而燥，故能胜湿除涎，性紧而毒，故能攻坚拔毒。凡诸风口噤，需为要药。

按：半夏辛而能守，南星辛而不能守，其性烈于半夏也。半夏治湿痰，南星治风痰，其用别于半夏也。故其根虽似半夏，有毒亦似半夏，但似同实异耳。南星得牛胆则不燥，得防风则不麻，此辅相裁成之妙也。

禁忌：阴虚痰燥，不宜服之。

威灵仙　味苦微温。泄湿驱风，行痰逐饮。治手顽足痹，腰痛膝软，老血夙癥，积水停痰。《玉楸药解》

丹溪曰：威灵仙属木，治痛风之要药也，在上下者皆宜服之。

其性好走，亦可横行，故崔元亮言其去众风，通十二经脉。朝服暮效，凡采得闻流水声者，知其性好走也，须不闻水声者乃佳。

苏恭曰：腰肾脚膝，积聚肠内诸冷病，积年不瘥者，服之无不立效。刘潜江按：苏恭所言腰肾脚膝云云，的是实义。盖其宣木火之气，以达金水之用，故善就下而治水脏诸病。张石顽曰：威灵仙性善下走，辛能散邪，故主诸风。温能泄水，故主诸湿。而痘疹毒壅于上，不能下达，腰下胫膝起灌迟者，用为下引立效。其性利下，病人壮实者，诚有殊效。

威灵仙传曰：一人手足不遂数十年，遇新罗僧云，得一药可治。入山采威灵仙，服之而愈。按：此风药之善者也，威者言其猛烈，灵者言其效念。

日本汉医家学说，有镇痛之效，治偏头痛，颜面神经麻痹，偻麻质斯痛风等，又为利尿药。

禁忌：多服走真气耗血。

白蒺藜 苦辛温，无毒。主恶血，破癥结积聚，喉痹乳难，长肌肉，明目。《本经》

张石顽曰：白蒺藜性升而散，入肝肾经，为治风明目要药。目病为风木之邪，风盛则目病，风去则目明矣。《本经》专破恶血积聚，治喉痹乳难。以苦能泄，温能宣，辛能润也，此言刺蒺藜之功用耳。久服长肌肉，明目轻身，以其入肾益精气也，此则专主沙苑蒺藜而言。又云：酒浸焙焦，去刺研用。按：凉剂则宜连刺生捣用，补剂则宜去刺酒拌蒸。

刘潜江曰：刺蒺藜，用者类以为风剂。即如卢复所云，刺蒺藜，其子成熟于秋，而外刺坚劲，得金之坚固气，为肝之用药明矣。又曰：刺蒺藜，其色白，故古方用之亦曰白蒺藜。而本草既指白蒺藜俱曰即同州蒺藜，遂致混淆。如水气胀满，痰饮热结，以理准之，定是刺蒺藜。

按：蒺藜诸本草皆言性温，而张景岳曰：味苦微辛微甘微凉，凉血养血，亦善补阴。马志云：其性宣通，久服不冷，而无壅热，当以性温为是。

沈金鳌曰：向来本草书，蒺藜二种，性味功用皆浑言，然其所主实迥然各别。张石顽曰：白蒺藜苦辛温，沙苑蒺藜甘温。顾松园曰：沙苑者强阴固精，功专补肾。有刺者明目治风，兼入肝矣。

决明子　咸平。治青盲翳障，除赤肿泪流。《医镜》

卢复曰：决明味咸走血，气寒对治热，故治青盲肤膜泪出之因热伤血分者。

黄宫绣曰：凡人目泪不收，眼痛不止，多属风热内淫，以致血不上行。此苦能泄热，咸能软坚，甘能补血，力薄气浮，又能升散风邪，故为治目收泪止痛要药。

李时珍曰：此马蹄决明，又有草决明，即青葙子也。刘潜江曰：决明子子在角中，子形如马蹄，青葙子子在穗中，子粒同苋实，乃冒名决明。虽曰其治目同功，然青葙子味，《本经》止云苦微寒，而决明子曰咸平。在《别录》又曰苦甘微寒，是固有别也。况《嘉谟》谓其除肝热，尤和肝气，其主治优于青葙。又先哲谓其和肝气，不损元气者，二说岂尽无据欤。

张石顽曰：《相感志》言园中种决明，蛇不敢入。丹溪言决明解蛇毒本此。以水调末涂肿毒，贴太阳穴治头痛，贴胸心止鼻衄，作枕治头风，此又外治之明效也。

禁忌：不宜久服，伐肝搜风太过，反招风也。

冰片<small>即龙脑香</small> 辛温，治目赤肤翳，耳聋鼻息，喉痹舌出，骨痛齿痛，痘陷产难，三虫五痔。<small>《本草从新》</small>

张景岳曰：味微甘大辛，其凉如冰，而气雄力锐，善散气散血，散火散滞，通窍辟恶。

黄宫绣曰：冰片辛香气窜，无往不达，能治一切风湿不留内，在引火热之气自外而出。是以惊痫痰迷，风果入骨，病应是治。火郁不散，九窍不通，病应是行。目赤肤翳，审属风寒，病应外解。他如疗疮疡痈肿，热郁不散，亦当用此发达。

王节斋曰：龙脑大辛善走，故能散热，通利结气，世人误以为寒，不知其辛散之性，似乎凉尔，诸香皆属阳，岂有香之至者而性反寒乎。刘潜江曰：龙脑香乃千年老树之精气，且禀南方火土之生化，酝酿既久，进溢而出。又曰：龙脑香，在《别录》云微寒，而李珣以为温，至洁古则更谓热。以此种为群香之冠，故其味辛而苦者，气当不啻温而且热也。又曰：此味概谓辛散，是矣。第非从里而达表之为散，乃无内无外，凡壅者结闭者，随其所患之处而能散也。

李东垣曰：龙脑入骨，凡风病在骨髓者宜之。若风在血脉肌肉，辄用脑麝，反引风入骨，如油入面，莫之能出。

出波斯国，今人多以樟脑乱之，状若梅花片者佳。

海桐皮 气味苦平，无毒。主治腰脚不遂，血脉顽痹，腿膝疼痛，赤白泻痢。<small>李珣</small>

李时珍曰：海桐皮能行经络，达病所，又入血分，及祛风杀虫。

希雍曰：海桐皮禀木中之阴气以生，《本经》味苦气平，无毒，然详其用，味应带辛。气薄味厚，阴中阳也，入足太阴、阳明经。

苏颂曰：古方多用浸酒，治风蹶腰膝痛不可忍。又曰：皮白坚韧，可作绳索，入水不烂。按刘禹锡《传信方》，海桐皮、薏苡各二两，牛膝、川芎、羌活、地骨皮、五加皮各一两，生地十两，酒二斗，浸饮，即治风蹶腰膝痛之良方也。

刘潜江曰：海桐皮，时珍谓其入血分而透经络也，其花色如火，非其入血分之明微乎。其性喜拆裂，非能行经络，以善其血之达于周身者乎。第如李珣所云，其所主治，类属之下焦，如腰脚腿膝，岂其动而欲出。如多刺及喜拆裂之性，反在极阴极沉之气，以奏功乎。至阅方书，滞下证绝未见用者，何欤。得勿投之滞下证，犹不甚切当欤。

生于南海及雷州，近海州郡亦有之。叶如梧桐，枝干有刺，纹理细紧而性喜拆裂，开花繁盛，色如火，为夏秋荣观。

皂荚—名皂角　辛咸温，有小毒。豁痰开胸膈，搜风治癫疾，吹喉痹，熏便秘，杀虫治癣，敷毒消疮。《本草必用》

张石顽曰：皂角祛风拔毒，通关利窍，有破坚积，逐风痰，辟邪气，杀虫毒之功。吹之导之，则通上下之窍。煎之服之，则治风痰喘满。涂之擦之，则散肿消毒，去面上风气。熏之蒸之，则通大便秘结。烧烟熏之，则治痰疮湿毒。大小二皂，所治稍有不同。用治风痰，牙皂最盛；若治湿痰，大皂力优。古方取用甚多，然入汤药最少。

卢复曰：皂荚喜铁，得铁即有所生，铁器遇之而坏，有吸铁精华之能。然皂为北方色，铁为五金水，味辛且咸，子母相生，默相感召如此。

《长沙药解》:《金匮》皂荚丸,用皂荚治咳逆上气,时时唾浊,但坐不得眠者。以其开关而洗痰涎,通气道而降冲逆也。

吴鞠通曰:皂荚辛咸,性燥入肺,与大肠金能退暑,燥能除湿,辛能通上下关窍。子更直达下焦,通大便之虚闭。

一种小如猪牙,一种长而枯燥,一种肥厚多脂。形如猪牙者,名为牙皂。然长荚者疏风气,如猪牙者治齿取积,俱要肥腻不蛀,去皮子,炙用。

子,治大肠燥结,瘰疬恶疮。

皂角刺,辛温,搜风杀虫,功同皂荚,其锋锐直达病所,溃散痈疽。

肥皂荚,辛温微毒,除风湿,去垢腻,澡身盐面多用之,疗无名肿毒有奇功。

虎骨 辛温,壮筋骨。而治脚膝痿弱,步履不能,搜毒而疗手足挛急,历节走痛,能止惊悸,善辟邪魅。《本草必用》

寇宗奭曰:风从虎者,风木也,虎金也,木受金制,安得弗从。故可治病挛急,走注风毒,痫厥惊诸病。

李时珍曰:虎骨可通用,凡辟邪,疗惊痫头风,温疟疮疽,当用头骨;治手足诸风,当用胫骨;治腰背诸风,当用脊骨,亦从其类也。

吴球曰:虎之一身,筋节气力,皆出前足,故以胫骨为胜。张石顽曰:前左胫尤良,以卧必用左胫为枕也。顾松园曰:强悍皆在于胫,虽死而胫犹屹立不仆,取以类相从,借其气有余以补不足也。

虎睛定魄,酒浸,炙干用,一时不可得,以珍珠煅末代之,总取定魄之用也。

虎肚治反胃。

虎爪主辟邪。

虎肉酸平，益气力，止多唾，疗恶心。

穿山甲　辛微寒，有毒。搜风逐痰，破血开气，下乳汁多灵，截疟疾至效，消肿毒须用，治病痹宜求。《本草必用》

吴遵程曰：鲮鲤，一名穿山甲，咸寒有毒，善窜，喜穿山。专能行散，通经络，达病所，某处病即用某处之甲。入足厥阴阳明，治风湿冷痹，通经下乳，消肿溃痈，止痛排脓，和伤发痘，风疟疮科，须为要药。以其穴山入水，故能出入阴阳，贯穿经络，达于营分，以存结邪，故用为使。以其食蚁，又治蚁瘘。

汪昂曰：有妇人项下忽肿一块，渐延至颈，偶刺破，出水一碗，疮久不合。有道人曰：此蚁漏也，缘饭中偶食蚁得之。用穿山甲，烧灰存性，为末敷之，立愈。《多能鄙事》云：油笼渗漏，剥甲裹肉屡投入，自至漏处补住。《永州记》云：不可于堤岸上杀之，恐血入土，则堤岸渗漏。观此二说，其性之走窜可知矣。

禁忌：性猛，用宜斟酌，痈疽已溃，疮痘挟虚，大忌。

麝香　味辛温。主辟恶气，杀鬼精物，温疟，蛊毒，痫痓，去三虫。《本经》

徐洄溪曰：此以气为治，麝喜食香草，其香气之精，结于脐内，为诸香之冠。香者气之正，正气盛则自能除邪辟秽也。

吴遵程曰：走窜飞扬，内透骨髓，外彻皮毛。东垣云：搜骨髓之风，若在肌肉者误用之，反引风入骨。丹溪云：五脏之风，忌用麝香以泄卫气，故证属虚者概勿施用，必不得已，亦宜少用。劳怯人及孕妇不宜佩带。

《济生方》：治食瓜果成积作胀者用之，治饮酒成消渴者用之，果得麝则坏，酒得麝则败，此得用麝之理者也。

黄宫绣曰：痔漏恶疮，暨鼠咬虫伤成疮，用麝封固即愈。痘疮闻之则厌，服之即发。季廷飞云：不可近鼻，有虫入脑，久带其香透关，令人成异疾。此外用之有宜不宜者也。

李东垣曰：麝香入脾治肉，牛黄入肝治筋，冰片入肾治骨。按：同是开窍通关之味，而其用异矣。

《西药略释》：麝如小鹿，多产于西藏及中国四川南蛮山谷。若麝香一物，盖由麝脐而取出者也，其色棕黑，其臭迥香，用手抚之，如有油腻。彼药肆所售者，未免多伪，用药者，宜细辨也。功用：壮脑补神，凡腹痛抽筋，作闷作呕，与及干咳，服此能治。妇人周身不安，气虚血弱，头昏目眩，心跳肚痛，胃不消化，月经不调等症，每服一分至二分，粥水调服，日服二三次。

白花蛇即蕲蛇　甘咸温，有毒。主中风湿痹，暴风瘙痒，大风疥癣，小儿风热惊痫。《握灵本草》

李时珍曰：风善行数变，蛇亦善行数蜕，而花蛇又食石楠，所以能透骨搜风，截惊定搐，为风痹惊搐、癫癣恶疮要药。取其内走脏腑，外彻皮肤，无处不到也。凡服蛇酒药，切忌见风。

缪希雍曰：白花蛇能引诸风药至病所，凡疠风疥癣，喎僻拘急，偏痹不仁，因风所生之证，无不藉其力以获瘥。

罗愿《尔雅翼》云：蛇死目皆闭，惟蕲州花蛇目开如生。《本草述》：取龙头虎口，黑质白花，尾有佛指甲，目光不陷者为真。头尾及骨，俱有大毒，须尽去之。时珍曰：头尾各去三寸，大蛇一条，只得净肉四两而已。久留易蛀，惟取肉密封藏之，十年亦不坏也。

乌梢蛇，功用同白花蛇，无毒，而力浅，性善不噬物，眼光至死不枯，以尾细能穿百钱者佳。

蛇蜕 咸平，无毒。主小儿惊痫喉痹，大人疮疡，催生安胎，止疟。《握灵本草》

王翃曰：蛇蜕入药有四义，一能辟恶，取其变化性灵也，故治邪魅蛊疟诸疾；二能祛风，取其属异性窜也，故治惊痫喉舌诸疾；三能杀虫，故治恶疮痔漏癣疥诸疾，用其毒也；四有蜕义，故治翳膜胎产皮肤诸疾，会意从类也。

寇宗奭曰：蛇蜕从口退出，眼睛亦退，今眼药及去翳膜用之，取此义也。

缪希雍曰：蛇蜕，蛇之余性犹存，不以气味为用者。故蛇之性上窜而主风，蜕之用，逐风而善脱，种种主治，皆取诸此。

用白色如银者，皂荚水洗，或酒或醋或蜜炙，或烧存性。

全蝎 味甘性平，有毒。主疗诸风隐疹，及中风半身不遂，目眼㖞斜，语涩，手足抽掣。《开宝》

吴遵程曰：甘辛有毒，色青属木，故治诸风掉眩，惊痫搐搦，口眼㖞斜，疟疾风疮，耳聋带疝，厥阴风木之病。东垣曰：凡疝气带下，皆属于风，蝎乃治风要药，俱宜加而用之。

汪机曰：破伤风，宜以全蝎、防风为主。

许慎曰：蝎，虿尾虫也，长尾为虿，短尾为蝎。按：江淮以北皆有之，青州者佳，全用谓之全蝎，去足焙。尾名蝎梢，其力尤紧，紧小者良，人被蜇者涂蜗牛即解。

禁忌：似中风，及小儿慢脾风，病属于虚者，法咸禁之。

蜈蚣 辛温，有毒。治脐风撮口，惊痫瘰疬，蛇癥疮甲，杀虫坠胎。《本草从新》

李时珍曰：行而疾者，惟风与蛇。蜈蚣能制蛇，故亦能截风。盖厥阴经药也，故所主诸证多属厥阴。按：杨士瀛《直指方》云：蜈蚣有毒，惟风气暴烈者可以当之，风气暴烈，非蜈蚣能截能擒，亦不易止，但贵药病相当耳。设或过剂，以蚯蚓、桑皮解之。

张隐庵曰：蜈蚣属火，名曰天龙，蚯蚓属水，名曰地龙，皆治鬼疰蛊毒蛇虫毒者。天地相交，则水火相济，故禀性虽有不同，而主治乃有不同。

蜈蚣性能制蛇，所谓腾蛇游雾，而殆于卿蛆，正指此也。而乃畏蜘蛛、蜒蚰，蜘蛛、蜒蚰之路，蜈蚣不敢经过，触着即死。被蜈蚣咬者，但捕蜘蛛置咬处，自吸其毒，物类相制相畏之理乃如此。

背绿腹黄，头足赤而大者为公，黄细者为母，用公不用母，故曰公。

禁忌：此虫性毒，故能攻毒，不宜轻用，若入药饵，须去头足，以火炙熟用之。

蝉蜕 甘咸寒，能发痧疹痘疮，可除目昏障翳，治大人失音，止小儿夜啼，疗头风眩晕，去皮肤风热。《本草必用》

吴遵程曰：蝉吸风饮露，其气清虚而味甘寒，故除风热。蝉蜕，其体轻浮，故发痘疹。其性善蜕，故退目翳，催生下胞。其蜕为壳，故治皮肤疮疡瘾疹。其声清亮，故治中风失音，又昼鸣夜息，故止小儿夜啼。

李时珍曰：治皮肤疮疡风热，当用蝉蜕。治脏腑经络，当用蝉身，各从其类也。

王海藏曰：蝉脱去翳膜，取其脱意也。蝉性脱而退翳，蛇性窜而驱风，因其性而为用也。又其气清虚，故主治一切风热之证。

徐洄溪曰：蚱蝉感凉风清露之气以生，身轻而声嘹亮，得金气之发扬者也。又脱落皮壳，亦属人身肺经之位，故其性能清火驱风，而散肺经之郁气。若其质轻虚，尤与小儿柔弱之体为宜也。又曰：古人用蝉，今人用蜕，气性亦相近。

蝉类甚多，惟大而色黑者入药，洗去泥土翅足，浆煮晒干。

第七类 散 湿

厚朴 辛温。治反胃呕逆，喘咳泻痢，冷痛霍乱，一切客寒犯胃，湿气侵脾之症。《本草从新》

李中梓曰：厚朴苦温，体重而降，脾胃药也。温中下气，是其本功。凡健脾宽胀，消痰止吐，消食止痛，厚肠利水，皆温中之力也。能泻胃实，故平胃散收之，寒胀必需，乃结者散之之义。东垣云：苦能下气，故泄实满；温能益气，故散湿满。

缪仲醇曰：厚朴所主治诸证，何莫非肠胃气逆壅滞，及痰饮留结，饮食生冷所致。得此下泄开通，温湿暖胃，则诸证不求其止而止矣。至益气厚肠胃，盖亦指邪气去正气自益之谓，积滞消，肠胃自厚之意耳，非消散之外，复有补益之功也。

张隐庵曰：厚朴色赤性烈，生用则解肌而达表，禀木火之气也。炙香则运土而助脾，木生火而火生土也。《金匮》方中厚朴大黄汤，用厚朴一尺，取象乎脾也。

赵其光曰：枳壳以苦寒泄滞，此以苦温散结，施于燥热之结，尚可从治，枳壳则不得施于寒湿。盖寒主降，降而复下之，为害甚矣。

丹溪曰：厚朴，平胃散用之，佐以苍术，正为泻胃中之湿，平胃土之太过，以致于中和而已。非谓温补脾胃也，习以成俗，皆谓之补，哀哉。

《长沙药解》：《伤寒》桂枝加厚朴杏子汤，用厚朴治太阳伤寒下后微喘者，降逆而止喘也。朴姜甘夏人参汤，用之治伤寒汗后腹胀满者，泄满而消胀也。《金匮》厚朴三物汤，用之治腹满而便闭者，行滞而止痛也。

厚朴，即榛树皮也，以肉厚色紫者良，姜汁炒用。

秦艽 辛苦微温。治风寒湿痹，通身挛急，潮热骨蒸，黄疸，利大小便。<small>《本草新义》</small>

李时珍曰：秦艽手足阳明经药也，兼入肝胆，故手足不遂，黄疸烦渴之病须之，取其去阳明之湿热也。阳明有湿，则身体疼痛烦热；有热，则日晡潮热骨蒸，所以《圣惠方》俱用秦艽也。

李中梓曰：秦艽，风药中润剂，散药中补剂，故养血有功，而中风互用之。冯楚瞻按：中风多用之者，取祛风活络，养血舒筋，盖治风先治血，血行风自灭耳。

卢复曰：人身直者为经，横者为络，络之下注者为孙。肌腠之邪，多从孙入，次薄于络，复溜于经，渐传脏腑。秦艽罗纹，错综如织，象形从治也。闻风曰：胸中热结宜前胡，经络热结宜秦艽。

产于秦中，今河陕皆有之，其根长尺余，粗细不等，土黄色而相交纠，故曰秦艽。雷敩云：左文列为秦，治湿病；右文列为艽，发脚气。张石顽曰：今庸师喜用秦艽，且不辨左文右文，凡遇痛证，动辄用之，失其旨矣。

禁忌：下部虚寒，小便不禁，大便滑者忌用。

蔓荆子 味苦辛平。治湿痹拘挛，头痛脑鸣，目痛齿痛，头面风虚之症。<small>《本草从新》</small>

李时珍曰：蔓荆气清味辛，体轻而浮，上行而散，故所主者皆头面风虚之证。

徐之才曰：齿虽属肾，为骨之余，而上龈属胃，下龈属大肠，阳明风热上攻，则动摇肿痛。蔓荆能散阳明风热，故齿坚。按：用蔓荆者，取其能散，非取其能凉，若阳明热甚，必另有凉药以佐之，蔓荆特引至病所而兼散之。盖风热交乘，非散不清也。

缪希雍曰：蔓荆实，禀阳气以生，兼得金化而成。《神农》味苦微寒无毒，《别录》加辛平温。察其功用，应是苦温辛散之性，而寒则甚少也。按：蔓荆子，或言微寒，或言微温，或言性平，莫衷一是，而究其所治，并无大寒大热之用，惟以升散为能，故不如谓其性平之为得也。

蔓荆，春因旧枝而生小叶，至夏而盛，有花作穗，九月结实。时珍曰：其枝小弱如蔓，故名蔓生。

禁忌：头痛目痛，不由风邪者忌之。黄元御曰：头目疼痛，乃胆胃逆升，浊气上壅所致，庸工以为头风，而用荆子发散之药，不通极矣。

第八类　散　热

升麻　辛甘微苦。治风陷下痢，久泄脱肛，蛊毒精鬼，一切风热，斑疹疮毒。《本草求真》

李东垣曰：发阳明风邪，升胃中清热，引甘温之药，以补卫入表，故元气不足者，用此于阴中升阳，又缓带脉之急。

唐容川曰：升麻味甘，能升脾胃之气，其所以能升之理，则因根中有孔道，引水上达于苗，故性主升。然无四散之性，以其为根，专主上升，不似柴胡系苗叶，故有散性也。按：升麻未尝不散，但不及柴胡耳。

张隐庵曰：柴胡、升麻，皆达太阳之气，从中土以上升。柴胡从中土而达太阳之标阳；升麻兼启太阳之寒水；细辛更启寒水之气于泉下，而内合少阴，三者大义相同，功用少别。又云：具升转周遍之功，故又名周麻。防风、秦艽、乌药、防己、木通、升麻，皆纹如车辐，而升麻更觉空通。

《长沙药解》：《金匮》升麻鳖甲汤，用升麻治阳毒为病，面赤斑斑如绵纹，咽喉痛，吐脓血者。升麻鳖甲去雄黄蜀椒汤，用之治阴毒为病，面目青，身痛如被杖，咽喉痛者，清利咽喉，解毒发汗，表里疏通，是以奏效也。《伤寒》麻黄升麻汤，用之治厥阴病，咽喉不利，吐脓血者，以其清咽喉而排脓血也。

《吴医汇讲》载：唐学吉按：朱南阳有如无犀角，以升麻代之之说，以其同于一透也。朱二允以此二味，升降悬殊为辩，余谓尚非确论。夫犀角乃清透之品，升麻乃升透之味，一重于清，一重于升，其性不同，其用自异，未尝闻有异而可以代者也。若夫风寒壅遏，疹点未透者，斯为升麻之任。而温邪为病，丹斑隐现者，又系犀角之司。又角生于首，故用为透剂，二允以为下降之品，亦不可不辩。

禁忌： 凡上盛下虚者勿用。

葛根 辛甘，性平。治清气下陷泄泻之圣药，疗伤寒中风阳明头痛，血痢温疟，肠风痘疹，又能起阴气，散郁火，解酒毒。《本草从新》

唐容川曰：葛根根深，能以地中水气上达于苗叶。其苗又极长，象人身太阳经，从膀胱水中，达阳气于经脉，以卫周身。但其气味较平，故发散之性轻，而不伤血，根深苗长，故兼能升津液也。

汪昂曰：风药多燥，葛根独能止渴者，以其能升胃气入肺而生津耳。

李时珍曰：本草十剂云，轻可去实，麻黄、葛根之属。盖麻黄乃太阳经药，兼入肺经，肺主皮毛。葛根乃阳明经药，兼入脾经，脾主肌肉。所以二味药皆轻扬发散，而所入迥然不同也。黄宫绣曰：麻黄入肺而不入脾，因其中空，象肺之故；葛根入脾而不入肺，因其体轻蔓延，周身通达，象肌之故。

《长沙药解》：《伤寒》葛根汤，用葛根治伤寒太阳阳明合病，项背强几几，无汗恶寒者，以其解阳明之郁也。用之治太阳与阳明合病，自下利者，疏里而达壅迫也。用之治太阳病欲作刚痉，无汗，而小便反少，气上冲胸，口噤不得语者，降逆而润燥也。《金匮》竹叶汤，用之治产后中风，发热面赤，喘而头痛者，清风而润燥，泄热而除烦也。

禁忌：阳明主肌肉者也，若使阳明证备，而用葛根大开肌肉，则津液尽从外泄，恐胃愈燥而阴立亡。即当用者，亦须中病则止，不可过用，以致有伤胃气也。

茈_{俗作柴}**胡**　味苦微辛，气平微寒。治寒热往来，胁痛耳聋，热入血室，痘疹五疳，羸热诸疟，痈疽疮疡。《本草求真》

唐容川曰：柴胡茎中虚松，有瓤通气，象人身三焦之膜纲。膜纲有纹理，与肌肤筋骨相凑，故名腠理。少阴木郁于腠理而不达者，则作寒热。柴胡能达之，以其中松虚，象腠理能达阳气，且味清苦，清三焦之火。然则柴胡治胆者，以其苦也。治三焦者，用其茎中虚松直上也。治太阳者，则是通三焦之路以达其气，乃借治，非正治也。

张隐庵曰：柴胡乃从太阴地土，阳明中土，而外达于太阳之药。故仲祖《卒病论》言伤寒中风不从表解，太阳之气于中土不能枢转外出，则用小柴胡汤，达太阳之气于肌表，是柴胡并非少阳主药。

《长沙药解》：《伤寒》小柴胡汤，用柴胡治少阳伤寒中风五六日，往来寒热，胸胁苦满，默默不欲饮食，心烦喜呕者，以其清泄半表之邪也。《金匮》鳖甲煎丸，用之治病疟一月不差，结为癥瘕者，所以散少阳经气之痞塞也。又云：柴胡入少阳之经，清相火之烦蒸，疏木气之结塞，奏效最捷，无论内外感伤，凡有少阳经病，俱宜用之。

唐学吉按：柴胡为少阳药者，因伤寒少阳证之用柴胡汤也。夫邪入少阳，将有表邪渐解，里邪渐著之势，方以柴、芩对峙，解表清里，的为少阳和解之法，而柴胡实未印定少阳药也。盖以柴胡之性，苦平微寒，味薄气升，与少阳半表之邪，适合其用耳。乃有病在太阳，服之太早，则引贼入门；若病入阴经，复服柴胡，则重虚其表之说。此恐后人误以半表半里之品，为认病未清者，模糊混用，故设此端以晓之也。不观之景岳新方中，诸柴胡饮、柴芩煎、柴胡白虎煎诸方，信手拈用，头头是道，是诚知柴胡之用，而先得我心之同然矣。余于风邪初感之轻证，及邪气淹留，表热不解之久病，用之并臻神效。奈何将此有用之良品，拘泥成说而畏之。

禁忌：温热病不可轻用柴胡。叶天士曰：柴胡劫肝阴，葛根竭胃汁，致变屡矣。乃徐洄溪批《临证指南》，谓此老与柴胡有仇，岂通论耶。

香薷 辛温，发散暑邪，通利小便，定霍乱，散水肿。《本草通元》

丹溪曰：香薷有彻上彻下之功，治水甚捷，肺得之则清化行而热自除。又云：大叶香薷治伤暑，利小便，浓煎汁成膏，为丸服之，以治水胀病效，本草言治霍乱不可缺也。按：《外台秘要》，香薷一斤，熬膏，加白术末七两，丸如桐子，米饮下，治通身水肿，颇著神功。

黄宫绣曰：香薷气味香窜，似属性温，然香气既除，凉气即生。所以菀蒸之湿热，得此则上下通达，而无郁滞之患；搏结之阳邪，得此则烦热顿解，而无固结之弊矣。

杨照藜曰：夏月之用香薷，犹冬日之用麻黄矣。

叶天士曰：幼科病暑热，夹杂别病有诸，而时下不外发散消导，加入香薷一味。考本草香薷辛温发散，能泄宿水，夏热气闭无汗，渴饮停水，香薷必佐杏仁，以杏仁苦降泄气。又曰：香薷辛温气升，热服易吐，佐苦降如杏仁、黄连、黄芩则不吐。

薛一瓢曰：避暑而感受寒湿之邪，用香薷之辛温，以散阴邪而发越阳气。倘无恶寒头痛之表证，即无取香薷之辛香走窜矣。香薷之用，总为寒湿外袭而设，不可用以治不挟寒湿之暑热也。

淡豆豉 甘苦微温，能解肌而发汗，头疼寒热同除，作宣剂而涌吐，烦躁满闷可安。《本草必用》

李时珍曰：淡豉调中下气最妙。黑豆性平，作豉则温，既经蒸罨，故能升能散。得葱则发汗，得盐则能吐，得酒则能治风，得薤则治痢，得蒜则止血，炒熟则又能止汗，亦麻黄根节之义也。

希雍曰：豉，诸豆皆可为之，惟黑者入药，有盐淡二种，惟江右淡者治病。经云：味苦寒无毒，然详其用，气应微温。盖黑豆性本寒，得蒸晒之气必温，非苦温不能发汗，开腠理，治伤寒头痛寒热，及时气恶毒也。苦以涌吐，故能治烦躁满闷，以热郁胸中，非宣剂无以除之。如伤寒短气，烦躁，胸中懊憹，饥不欲食，虚烦不得眠者，用栀子豉汤吐之是也。余所主治，皆化气调中之功为多。

陶弘景曰：春夏之气不和，以豉蒸炒，酒渍服之，至佳。苏颂曰：葛洪《肘后方》云：伤寒有数种，庸人卒不能分别者，今取一药兼疗之，凡初觉头痛身热脉洪，一二日便以葱豉汤治之。用葱白一虎口，豉一升绵裹，水三升，煮一升，顿服。叶天士曰：因外邪先受，引动在里伏热，必先辛凉以解表邪，继进苦寒以清里热。按：辛凉解邪一句，自注葱豉汤。可见淡豆豉，乃三时感冒，至简至稳之味也。

第九类 吐 散

常山 苦寒，有小毒。消痰致捷，截疟如神。《本草通元》

吴遵程曰：疟疾必有黄涎聚于胸中，故曰无痰不成疟。弦脉主痰饮，故曰疟脉自弦。常山去老痰积饮，故为诸疟要药。又曰：常山吐疟痰，瓜蒂吐热痰，乌附尖吐湿痰，莱菔子吐气痰，藜芦吐风痰。

高士宗曰：今人治疟不用常山，以常山为截疟药，截之早恐成臌胀。岂知常山乃治疟之要药，三阳轻浅之疟，不必用也。若太阴脾土虚寒，而为脾寒之疟，及间二日发，而为三阴之疟，必须温补之剂，佐以常山，方能从阴出阳，散寒止疟。

王翃曰：疟家多蓄痰涎，乃生寒热。水在上焦，常山能吐之；水在胁下，常山能下之。但须行血药品佐助，必收十全之功。

李士材曰：常山却痰疗疟，无他药可比，须在发散表邪之后，用之得宜，立见神功。世俗闻雷敩有老人久病之戒，遂视常山为峻剂，殊不知常山发吐，唯生用与多用为然。与甘草同行，则亦必吐。若酒浸炒透，但用钱许，余每用必建奇功，未有见其呕吐者也。不一表明，将使良药见疑，沉疴难起，抑何其愚耶。

蜀漆，乃常山茎叶，功用略同。叶天士有云：蜀漆飞入经络。盖言其捷也。《长沙药解》：《金匮》蜀漆汤，用蜀漆治牝疟多寒者，排决陈宿以达阳气也。《伤寒》救逆汤，用之治伤寒火劫，亡阳惊狂，起卧不安者，扫浊阴而清心宫也。

藜芦 辛寒至苦。司蛊毒与喉痹，能杀虫，理疥癣，入口即吐，善通顶，令人嚏，风痫证多用之。《本草从新》

黄宫绣曰：藜芦一服即吐，其义何居。盖缘苦虽属降，而亦善涌，藜芦辛少苦多，故能入口即吐。是以风痰膈结，而见咳逆上气者，当用是药，使其膈部之邪，悉从上出也。但此宜作散剂以投，切勿汤药以服。

真中风，痰涎壅盛，无汗表实，用三圣散。即防风、藜芦、瓜蒂吐之。甚则用五元散，乃藜芦、赤小豆、皂角、白矾、胆矾吐之。然则藜芦乃救急之药，不可不知而不可不备者也。

《长沙药解》：《金匮》藜芦甘草汤，用藜芦治病人手指臂肿动，身体𥆧𥆧者，吐其瘀浊以通经气也。

《西药略释》：藜芦擦外皮立见红热，其霜嗅之，令人嚏喷不休，内服则呕吐大作，间有服后作泻者，其平脉甚速。服少许，俟两点钟再服，可使脉弦数者转为迟缓。脑部肺肝各脏腑，积血多尚未发炎之先，服此药能免其成炎，亦可佐别法以散其积血。

禁忌：此药性力过烈，吐后惫弱难当，不宜轻服。

木鳖子 味苦微温。软坚化结，消肿破瘀，治恶疮乳痈痔瘘，瘿瘤瘰疬，粉刺鼾斑，癖块疝气。《玉楸药解》

黄宫绣曰：木鳖本有二种，一名土鳖，有壳；一名番木鳖，无壳。木鳖味苦居多，甘辛略带，诸书皆言性温，以其味辛耳，究之性属大寒。狗食即毙，人若误用，中寒口噤，多致不救。故其功用多从外治，如肿毒乳痈痔瘘，肿痛喉痹，用此醋漱于喉间，引痰吐出，以解热毒，不可咽下；或同朱砂、艾叶卷筒熏疥杀虫最效；或用麻油熬擦癣亦可，总不可入汤剂，以致寒毒内攻耳。番鳖，即马钱子，功与木鳖大同，而寒烈之性尤甚。

《西药略释》：番木鳖，主治风瘫、膀胱瘫、膀胱口瘫，或小便不利，或不能忍溺自遗，均效。惟脑部有炎者，须去清方可服，以子作散，每服宜用三厘，每日三服。要之此药高下不一，品质参差，故西医多舍是而用士的年，即番木鳖之精也。

甜瓜蒂　苦寒。主大水身面浮肿，下水杀虫毒，咳逆上气，及食诸果，病在胸腹中，皆吐下之。《本经》

张石顽曰：甜瓜蒂，俗名苦丁香。酸苦涌泄为阴，瓜蒂乃阳明除湿热之药，能引去胸膈痰涎，故能治面目浮肿，咳逆上气，皮肤水气，黄疸湿热诸证。即《本经》主治也。

卢子由曰：瓜象实在须蔓间也。蒂，瓜之缀蔓处也。性偏蔓延，末繁于本，故少延辄腐。《尔雅》曰：其绍瓞。《疏》云：继本曰绍，形小曰瓞。故近本之瓜常小，近末之瓜转大也。凡实之吮抽津液，惟瓜称最。而吮抽津液之枢惟蒂，是以瓜蒂具彻下炎上之用。乃蒂味苦而瓜本甘，以见中枢之所以别于上下内外，诚涌泄之宣剂通剂也。

《长沙药解》：《伤寒》瓜蒂汤，用瓜蒂治太阳中暍，身热痛重而脉微弱者，以其决皮中之冷，开窍而泄热也。瓜蒂散，用之治胸有寒瘀，病如桂枝症，头不痛，项不强，寸脉微浮，心中痞硬，气上冲，咽喉不得息者，涌其痰涎也。

张隐庵曰：苦为阴，甘为阳，此系蔓草，性惟上延，以极苦之蒂，生极甜之瓜，直从下而上，从阴而阳，故《伤寒》《金匮》方作为吐剂。

禁忌：膈上无热痰邪热者切禁。凡尺脉虚，胃气弱，病后产后，吐药皆宜戒慎，何独瓜蒂为然哉。

莱菔子 辛甘平，定喘消痰，消食除胀，利大小便，消痈肿毒。《本草通元》

李时珍曰：莱菔子之功，长于利气，生能升，熟能降。升则吐风痰，散风寒，发疮疹；降则定痰喘咳嗽，调下痢后重，止内痛，皆是利气之效。予曾用，果有殊绩。

丹溪曰：莱菔子治痰，有推墙倒壁之功。

黄宫绣曰：菔根性亦类，以故火伤垂绝，用生莱菔汁灌之即苏；打扑损伤青紫，捣烂罨之即散；煨熟擦摩冻瘃，二三日即和。偏头风，取近蒂青色半寸许，捣汁滴鼻孔，左痛滴右，右痛滴左，左右俱痛，两鼻皆滴。

王秉衡曰：芦菔能制面毒，故一名来服，言来麦之所服也，俗作莱菔葡萄，失其旨矣。种类甚多，厥功甚大，生用能解风火温燥湿热之邪。故烟毒煤毒，酒毒火毒，失音痰闭，中风咽喉诸病，无不立奏神效。熟用补脾肺，和肠胃，耐风寒，肥健人，可以代粮救荒，诚蔬圃中之一路福星也。本草既没其丰功，更诬以耗渗，岂不冤哉。然薄海蕃滋乡人广种以充粮食，终身啖之，而康强寿考，且有垂老而发不白者，此人所共观之事，何以修本草者独贸贸也。

胆矾 酸涩，辛寒。吐风热痰涎，治喉痹，崩淋，能杀虫，消阴蚀。中梓

李时珍曰：石胆出蒲州山穴中，鸭嘴色者为上，俗呼胆矾。又曰：石胆气寒，味酸而辛，入少阳胆经，其性收敛上行，能涌

风热痰涎，发散风木相火。又能杀虫，故治咽喉口齿疮毒有奇功也。

合信氏《内科新说》：胆矾功力，能呕，能补，能收敛，外用杀浮肉，内服一厘至二厘补而收敛。治发羊钓久痢，作呕药，每服七厘至一分。眼炎证，用胆矾四厘至八厘，配水八钱洗。

第十类　敛　涩

没石子　苦温入肾。涩精固气，强阴助阳，止遗淋，除泄痢，收阴汗，乌须发。《本草从新》

黄宫绣曰：没石子，味苦性温色黑，功专入肾固气。凡梦遗精滑，阴痿齿痛，腹冷泄泻，疮口不收，阴汗不止，一切虚火上浮，肾气不固者，取其苦以坚肾，温以暖胃健脾，黑以入肾，益气补精，俾气按纳丹田，不为走泄，则诸病自愈矣。至书所云安神定魄，亦是神气既收，不为外浮之意。他如烧黑灰以治阴汗，合他药以染须发，为末以擦牙齿，皆是赖其收涩之力以为保护耳，无他道也。

合信氏《内科新说》：此树中国、印度俱有，用是果入药，能收敛止血。咳血，泻血，大小肠血，痔疮，白带，俱宜之。法用没石子一两，捣烂，水一斤半煎至一斤，每服一两，日服二三次，或研细作散，每服一分半至三分，日服二次。喉软弱者用没石子水漱之，外用能止肛门痔疮痛，法用没石子一钱，研极细末，鸦片膏半钱，猪油八钱，搅和作膏，每用半钱，搽患处。脚疮有血，亦可用此油搽。

芡实—名鸡头实　气味甘平涩，无毒。主湿痹腰脊膝痛，补中除暴疾，益精气强志，令耳目聪明。《本经》

李中梓曰：芡实止泻固精，独于脾肾得力，则先后天之根本咸赖焉。

徐洄溪曰：鸡头实生于水中，而其实甘淡，得土之正味，乃脾肾之药也。脾恶湿而肾恶燥，鸡头实虽生于水中，而淡渗甘香，则不伤于湿。质黏味涩，而又滑泽肥润，则不伤于燥。凡脾肾之药，往往相反，而此则相成，故尤足贵也。

刘潜江曰：芡实生于水中，其茎于三月生叶贴水，至五六月作花紫色，开花向日，向日结苞，其实则苞中所裹之子，累累如珠者也。夫产于水者，类受阴气，然阴中亦有阳，否则不能生矣。如芡之吮抽发育，端借日中火者，岂非其毓质于阴，长气于阳，更有异于他味，故感日之阳，而相向以花以实乎。此《本经》所以有益精气强志之说也。

希雍曰：芡实生食味涩，动风冷气，小儿不宜多食，以其难消化也。王孟英曰：必蒸煮极熟，枚啮细咀，使津液流通，始为得法。

阿芙蓉 味酸涩微温。敛肠止泄，保肾秘精。《玉楸药解》

黄宫绣曰：阿芙蓉即为粟花之津液也，一名鸦片。气味与粟壳相似，而酸涩更甚。通治虚寒百病，泻痢脱肛，久痢虚滑，其功更胜于粟壳，但不可多服。按：多服则中毒而死，不可不慎也。

《儒门医学》：鸦片为罂粟花结实时刺出之汁，略有半干，如晒干磨之，则得黄橙色之粉。凡身内有大痛，则鸦片为最妙之止痛药。如病者不能安睡，则鸦片为最妙之安神药。如动筋时痛，鸦片亦能治之。凡发热之病，皮肤干热，脉数，舌有厚苔，不可服鸦片，因鸦片之性能补火。凡中风、脑炎等病，亦不可服鸦片，因鸦片能令血聚于脑也。小儿之病，切不可用之，因其性猛烈，小儿不能当也。

《内科新说》：鸦片以产土耳其者为上，次则印度，再次则中国，功用能止痛补脑，平脑，每服一厘或二三厘。

禁忌：鸦片只可疗病，若吸食以为娱乐之具，则终身难戒，苦不可言矣。

禹余粮　味甘寒，主咳逆，寒热，烦满，下赤白，血闭癥瘕大热。《本经》

徐洄溪曰：禹余粮，色黄，质腻，味甘，乃得土气之精以生者也，故补益脾胃，除热燥湿之功为多。又曰：禹余粮之所治，乃脾胃湿滞之寒热也，后人见本草有治寒热之语，遂以治凡风病之寒热，则非惟不效，而且有害。

《本草述》：李知先诗曰：下焦有病人难会，须用余粮赤石脂。此二语者，盖为禹粮得水气之专精，而赤脂亦入下焦，益精补髓。禹粮甘寒，而赤脂甘温，且兼酸辛，二者相助为理，的为下焦固阴之药也，禹粮能除下焦阴中之邪，赤脂能收下焦阴中之气，故得相合以为镇固耳。

黄元御曰：《伤寒》禹余粮丸，治汗家重发汗，恍惚心乱，小便已阴疼者。以发汗太多，阳亡神败，湿动木郁，水道不利，便后滞气梗涩，尿孔作痛。禹余粮甘寒收涩，秘精敛神，心火归根，坎阳续复，则肝木发达，滞开而痛止矣。赤石脂禹余粮汤，用之治大肠滑脱，利在下焦者，以其收湿而敛肠也。

五倍子　酸平，无毒。主敛肺化痰，止嗽解渴，盗汗失血，久痢黄病，眼赤湿烂，消肿毒喉痹，敛溃疮，收脱肛子肠。《握灵本草》

王翃曰：五倍子，味酸咸，能敛肺止血化痰，止渴收汗。其气寒，能散热毒疮肿；其性收，能除泄痢湿烂。按：五倍子，即川文蛤也。

丹溪曰：倍子属金与水，嚼之善收顽痰，解热毒。黄昏咳嗽，乃火浮肺中，不宜用凉药，宜五倍子味敛而降之。《医学纲目》云：虚而滑精不止，用五倍子一两，茯苓二两，丸服遂愈，此则倍子收敛之功，敛于龙骨、蛤粉也。汪讱庵按：凡用秘涩药，能通而后能秘，此方用茯苓倍于五倍，一泻一收，以能尽其妙也。

唐容川曰：五倍子子在叶间而味带咸，故润降。润去肺之痰火，实亦清胆，以其子在叶间也。又清三焦，以三焦根于肾系，五倍子咸，又能入肾故也。按：五倍子生于叶间，如胆附肝之象，故谓其清胆。

吴遵程曰：五倍子生盐肤木上，乃小虫食汁，遗种结球于叶间，壳轻脆而中虚，捣末用。

百药煎，系五倍子末，同药作饼而成者也，其性稍浮，味酸涩而带甘。五倍子性主收敛，加以甘桔同制，则收中有发，缓中有散，凡上焦痰嗽热渴诸病，用此含化最宜。又治下焦血脱，肿毒金疮，喉痹口疮等证。

罂粟壳_{即御米壳} 酸涩微寒。治久泻久痢脱肛，久嗽气乏，心腹筋骨诸痛。《本草求真》

李东垣曰：收涩固气，能入肾，故治骨痛大宜。

李时珍曰：泄泻下痢既久，则气散不固，而肠滑肛脱。咳嗽诸病既久，则气散不收，而肺胀痛剧。故俱宜此涩之固之，收之敛之，但要有辅佐耳。

朱丹溪曰：治嗽多用粟壳不必疑，但要先去病根，此乃收后药也。治痢亦同凡痢须先散邪行滞，岂可遽投粟壳、龙骨之药，以闭塞肠胃邪气。盖邪得补愈甚，所以变症作而淹延不已也。

李士材曰：粟壳酸涩收敛，其性紧急，非久嗽入泻者不敢轻投也。世俗闻而畏之，概不肯用，不知久得滑脱者，非此不除，因噎而废食，良医不为也。《内科新说》：罂粟壳，捣烂，一两六钱，滚水二斤，煮一刻，滤去渣，外用能润皮止痛去炎，凡跌仆外伤者，软布浸绞贴住，不拘眼目、肚腹、手足各处，俱可用。

御米，甘寒润燥，煮粥食，治反胃。

龙骨　甘平，性涩。固大肠，止遗泄下血，定惊止汗，除崩带。《本草通元》

黄宫绣曰：龙骨甘涩微寒，功能入肝敛魂，不令浮越之气，游散于外，故能镇惊辟邪，止汗定喘。涩可去脱，故能治脱肛、遗精、崩带、疮口不敛等证。

唐容川曰：龙乃水中阳物，世所用龙骨，系土中石品，非水族也，然既成为龙形，则实本天一水中之阳气而生。既成龙形，又不飞腾，假石以为质，潜龙于土中，是秉天水之阳，以归于地下，故能潜纳肾气，收敛心神，皆用其潜纳阳气之义耳。

《长沙药解》：《伤寒》桂枝甘草龙骨牡蛎汤，治太阳伤寒火逆下后，因烧针烦躁者。火逆之证，下之亡其里阳，又后烧针发汗，亡其表阳，神气离根，因之烦躁不安，龙骨敛神气而除烦躁也。柴胡加龙骨牡蛎汤，治少阳伤寒下后，胸满烦惊谵语，小便不利，一身尽重，不可转侧者。以下败里阳，胆气拔根，是以惊生，胆木逆冲，是以胸满，相火升炎，故心烦而语妄，水泛土湿，故身重而便癃，龙骨敛魂而镇逆也。

李时珍曰：龙骨，《本经》以为死龙，其说似是。《别录》曰：生晋地川谷，及大山岩水岸上穴中死龙处。按：生龙不可见，何死龙之骨之多，则其说不可信，故以土中石品之说为近理。书云：白地锦纹，舐之粘舌者佳。

龙齿，涩平入肝，安魂定魄，凡惊痫癫狂，因于肝魂不藏者宜之，但无止涩止精之用耳。

牡蛎 寒咸。止遗泄肠滑，小便多盗汗，赤白浊，崩带疝瘕，积块瘿疬。《本草通元》

顾松园曰：牡蛎咸寒，入肝肾二经，盗汗、梦遗、便浊均求，溺频带下崩淋并简，皆取其咸能走血，咸能入肾，寒能除热，涩能固脱也。又咸能软坚，故有化痰消瘰疬积块之功。

王好古曰：牡蛎入足少阴，为软坚之剂。以柴胡引之，能去胁下硬；以茶引之，能消项上结核；以大黄引之，能消股间肿；以地黄为使，能益精收涩止小便。张元素曰：壮水之主以镇阳光，则渴饮不思，故蛤蛎之类能止渴也。叶天士曰：牡蛎属阴入肾，收涩重镇，脏真自固。又曰：牡蛎祛湿消肿，咸固下，仲景治病人腰以下肿，所以有牡蛎泻泽汤。

潘兰坪曰：牡蛎取其潜降浮阳，必须生用，以其味咸能降，性寒能清也。经火煅，变其味，失其性矣。若取涩以固脱，则煅而少用之，然生用之功较宏也。

蛤粉 咸寒，无毒。主解热燥湿，化痰消积。《握灵本草》

黄宫绣曰：蛤蜊粉，即海内水蚌壳煅而为粉也。与江海淡水蚌壳不同，功与牡蛎相似，但此有敛涩化坚解热之力，能消痰止嗽治肿。

张石顽曰：大都咸寒之物，皆能清热止渴，蛤壳煅赤杵粉，能清肺热，滋肾燥，降痰清火，止咳定喘，消坚癖，散瘿瘤，无不宜之。炒阿胶、鳔胶用之，以其味咸，能化滞性也。

文蛤，即蛤蜊之壳稍厚，而背有紫斑纹者，性味与蛤壳相近，兼能除烦渴，利小便耳。

《长沙药解》:《金匮》文蛤散，用文蛤治渴欲饮水不止者。文蛤清金而泄水也。文蛤散，用之治吐后渴欲得水而食饮者。文蛤清金而泄湿也。

大抵海中诸蛤咸寒，功用略用，江湖蛤蚌，亦利温清热，但无咸水浸渍，不能软坚耳。

白芍 味苦酸微寒，无毒。敛肺而主胀逆喘咳，腠理不固，安脾而主中满腹痛，泻痢不和，制肝而主血热目疾，胁下作疼。《医宗必读》

徐洄溪曰：芍药花大而荣，得春气为盛，而居百花之殿，故能收拾肝气，使归根反本，不至以有余肆暴，犯肺伤脾，乃养肝之圣药也。

王秉衡曰：芍药之味，《本经》苦，《别录》加以酸字。酸苦涌泄为阴，是开泄之品耳。故滞下为病，乃欲下而窒滞不通者，以此为主药也。今人误为酸敛，用以治虚泻，殊欠考也，惟土受木乘而泻者，用之颇宜。

张隐庵曰：芍药气味苦平，苦走血，故为血分之药。苦下泄，《伤寒论》云：太阴为病，脉弱，其人续自便利，设当行大黄芍药者，宜减之，以其人胃弱易动也。今人咸云：芍药主酸敛，而不知有大黄之功能。

邹润安曰：芍药开阴结，大黄开阳结，故肠中燥结，则用承气；腹中满痛，多用芍药。若心中满痛，病在上焦之阳结，则当用陷胸，而芍药在所忌矣。

黄元御曰：芍药酸寒入肝，专清风燥而敛疏泄，故善治厥阴木郁风动之病。肝胆表里同气，下清风木，上清相火，并有捷效，然能泄肝胆风火，亦代脾胃之阳，其败上伐阳，未如地黄之甚。然泄而不补，亦非虚家培养之剂也。出杭州者佳。

金樱子 甘酸涩温。治滑精泄利便数。《本草从新》

张景岳曰：金樱子味涩性平，生者色青酸涩，熟者色黄甘涩，当用其将熟微酸而甘涩者为妙。其性固涩，涩可固阴治脱，甘可补中益气，此固阴养阴之佳品，而人之忽之亦久矣。

黄元御曰：金樱子酸涩酸固，治泄利遗精，肝气郁结者，不宜酸敛之品，服之则遗精愈甚，当与升达之药并用，以其甘温合而得阳之化，又酸辛合而能散能收也。又云：赤者以色如绛，滑如脂者良。

仲醇曰：大小肠下后虚脱，非涩剂无以固之，其他涩药轻浮，不能达下，惟赤石脂体重而涩，直入下焦阴分，故为久痢泄澼要药。又能去恶血，盖恶血化则胞胎无阻。东垣云：胞胎不下，涩剂可以下之是也。又云：赤石脂，固肠胃有收敛之能，下胞衣无推荡之峻。

《长沙药解》：《伤寒》桃花汤，用赤石脂治少阴病腹痛下利，小便不利，便脓血者。石脂敛肠而固脱也。

赤石脂禹余粮汤，用之治伤寒下利不止，利在下焦，服理中汤利益甚者。石脂涩滑而断泄利也。乌头赤石脂丸，用之治心痛彻背者，以其保宫城而护心君也。

禁忌：痢疾积滞未尽忌服。

木瓜 酸温。最疗转筋，善治脚气，疝病亦宜，呕逆可止。《本草必用》

李时珍曰：木瓜所主霍乱、吐利、脚气，皆脾胃病，非肝病也。肝虽属筋，而转筋则由湿热、寒热之邪，袭伤脾胃所致，故筋转必起于足腓，腓及宗筋，皆属阳明。木瓜治转筋，非益筋也，理脾而伐肝也，土病到金衰而木盛，故用酸温以收脾肺之耗散，而非藉其走筋以平肝邪，乃土中得木以旺金也，木平则土得令而金受荫矣。

王孟英曰：木瓜多食患淋，以酸收太过也。郑奠一曰：予治举舟人病溺不得出，医用通利药罔效。迎予视之，闻四面皆木瓜香，笑谓诸人曰：撤去此物，溺即出矣。尽倾其物，溺如旧。按：即多食患淋之证也。

毛达可《便易经验集》：予读叶天士《本草经解》，其木瓜条下，有专一味，能治杨梅结毒之语。予以蜜丸，每服一钱，开水送下，与人服之，却多应手，然终莫测其理，意者木瓜之味辛酸，善行通络，盖络通则结散，结散则毒自化矣，故尔速效也。此予臆度之说，未识当否。《随息居服食谱》，癜疮结毒，木瓜一味研末，水法丸，日以土茯苓汤下三钱。

出安徽宣城县者佳。

乌梅 酸涩而温。敛肺涩肠，生津化痰，安蛔清热，截疟止痢，消酒定嗽。《本草通元》

《长沙药解》：《伤寒》乌梅丸，治厥阴病，气上冲心，心中疼热，消渴，食即烦生而吐蛔者，以木郁风动，肺津伤耗，则病消渴，冲击心君，则生疼热。蛔移膈上则生烦呕，动冲蛔虫则病吐蛔，乌梅杀虫止呕而降冲气也。

张石顽曰：乌梅酸收，益津开胃，治休息痢，能敛肺涩肠。血痢不止，以乌梅烧灰存性，米汤服之渐止。中风僵仆，牙紧闭者，取乌梅擦牙龈即开。按：乌梅之酸，固有酸收酸软之两义也。

唐容川曰：乌梅极酸，能敛肝木，能化蛔虫，能去胬肉，皆是以木克土，以酸收之之义。观山楂之酸，能化肉积，则知乌梅之酸，能化蛔虫胬肉，其理一也。

禁忌：肝喜散恶收，久服酸味，亦伐生气，且于诸症初起尤忌。

第十一类　镇　虚

金箔　辛平。镇邪祟，安魂魄，制癫痫。《本草通元》

张石顽曰：金能制木，故可疗惊痫风热肝胆之病，然须为箔，庶无重坠伤中之患。紫雪方用赤金叶子煎水，取其制肝降痰逆也。若成块锭金，及首饰之类，非特无味，且有油腻，良非所宜。银簿功用与金不殊，但入气分不及血分，稍为不同。

唐容川曰：金箔能镇心神，心神浮动，赖肺气以收止之，故《内经》言肺为傅相之官，以辅相其心君也。黄金本肺金之气，以镇静其心神，以相傅之镇抚其君，无以异也。白银能定惊，小儿惊风，孕妇胎动，多用之，乃是以肺金平肝木，以重镇制浮动也。

金为作箔入药，可为镇心安神之用，如或止因心气虚，以致神魂不安，并无惊邪外入者，当以补心安神为急，更非金箔所能定也。又金银箔同惊平肝，过伤亦能伤肝。

铁落　辛平。主善怒发狂，癫痫惊邪客忤。《本草通元》

张石顽曰：铁落，即烧铁赤沸，砧上爆下之屑也。铁铫内煅赤，醋沃七次用。《素问》云：有病怒狂者，治以生铁落为饮，取其性沉，下气最疾。不可过服，过服令人凛凛恶寒，以其专削阳气也。

陈远公曰：铁落最能摧抑肝邪，而又不损肝气，肝与胆同类，均木之象也。木畏金刑，故用铁落以制肝，非取其金克木之意乎。金克肝木，未必不克胆木矣，然而肝木阴木也，胆木阳本也，铁落克阴木而不克阳木，故制肝而不制胆。所以既伐肝邪，即引诸药入胆中以生胆汁，不独取其化痰而铁静也。

铁绣，辛寒。铁绣水和药服，性沉重，最能坠热开结，又能平肝消肿，治恶疮疥癣，及蜈蚣咬。

铁砂，酸辛。作针家磨镲细末也。铁砂寒降，善治湿热，为消脾胃坚积黄肿之专药。丹溪温中丸用之。

《儒门医学》：凡铁剂，虽然浓淡不同，收敛与感动肠胃之性亦不同，但其功用则无异。血之红色，恃铁而得之，若血内之红色铁料太少，则有血虚之病，身弱而瘦。无病之时，每血重百分，内含血轮十二分，患血虚者，则少于此比例。血轮内有铁，能显红色，故凡服铁剂，其意令血中多生血轮，人身更能坚壮。凡有血虚之病，以铁为要药。然铁剂虽为补药，若面色不白，而血内之血轮未减，服铁剂无益。凡服铁剂者，虽耐心日久，多食养身之物，又令大便常通，否则不能得铁之益。按：此论铁之作用，要自确当，不可不参考也。

丁福保《家庭新医学讲本》：熟地内含铁质最多，为补血要药，故洁古与东垣，皆以为血衰者用之。

磁石 辛咸。益精，明目，聪耳，镇惊。《本草通元》

徐洄溪曰：磁石乃石中铁之精也，故与铁同气而能相吸。铁属肾，故磁石亦补肾。肾主骨，故磁石坚筋壮骨。肾属冬令，主收藏，故磁石能收敛正气，以拒邪气。唐容川曰：磁石久则化成铁，是铁之母也，其引针者，同气相求，子来就母也。以药性论之，石属金而铁属水，磁石秉金水之性而归于肾。故其主治，能从肾中吸肺金之气，以归于根。又曰：西人谓磁石、琥珀，内有电气，其能吸引者，皆是电气发力，能收引之也。琥珀能拾芥，而不能吸铁；磁石能吸铁，而不能拾芥，以所含之电气不同也。然单以气论，不如兼以质论，磁石之质类铁，故以类相从而吸铁；琥珀之质能黏，故以质为用而拾芥。辨药性者，所贵体用兼论也。

代赭石　苦甘寒。治崩带泻痢，胎动产难，噎膈痞硬，惊痫金疮。《本草求真》

黄宫绣曰：代赭石，凡因血分属热等证，治之即能有效，以其重有镇怯之能，甘有和血之力，寒有胜热之义。专入心肝二经血分，但小儿慢惊，及阳虚阴痿，下步虚寒者，忌之，以其沉降而乏生发之功耳。

《长沙药解》：《伤寒》旋覆花代赭石汤，用代赭石治伤寒汗吐下后，心下痞硬，噫气不除者，以其降胃而下浊气也。《金匮》滑石代赭汤，用之治百合病下之后者，以其降肺而清郁火也。

时珍曰：赭石，山中有之，以西北出者为良。

密陀僧　辛咸平，小毒。主绝疟除痢，止血散肿，消积杀虫，疗肿毒，敷冻疮，解狐臭，染须发。《本草求者》

时珍曰：密陀僧感铅银之气，其性重坠下沉，直走下焦，故能坠痰止吐消积，定惊痫，治疟痢，止消渴，疗疮肿。其功力与铅丹同，故膏药中用以代铅丹云。

密陀僧取用于银冶者，今亦难得，多取煎销银铺炉底用之。希雍曰：密陀僧惟治皯䵟，傅面外，今人无复用以服食者，大都可外敷不可内治。

《西药略释》：密陀僧制法，先以铅入锅煮镕，用铲再𤎖[①]，令与

① 𤎖：音 chǎo，同“炒”。

天空养气相合，变作黄粉，即黄丹。随将该粉拨出，复用烈火煮透，俟冷凝结，即成为密陀僧。不入服剂，制膏，若和入别药作收口膏，凡疮科皮肤等症，不能收口者，以此膏贴之。

第十二类　滋　水

干地黄　甘苦寒。凉血补阴，祛瘀生新，养筋骨，益气力，理胎产，主劳伤，通二便，消宿食，治手足心热，止诸窍出血。《本草必用》

张石顽曰：干地黄心紫通心，中黄入脾，皮黑归肾，味厚气薄，内专凉血滋阴，外润皮肤索泽，病人虚而有热者宜加用之。戴元礼曰：相火炽强，来乘阴位，日渐煎熬，阴虚火旺之证，宜生地黄以滋阴退阳。

《理虚元鉴》：桑、桔、贝母之类，清金之品也；归、地、丹皮之类，养营之品也。而养营剂中，又以生地为第一，以生地治杂证之痰，则能障痰之道，能滞化痰之气，且反能助痰之成。若加之虚劳剂中，则肺部喜其润，心部喜其清，肾部喜其滋，肝部喜其和，脾部喜其甘缓，而不冷不滑，故凡劳嗽吐血，骨蒸内热之剂，必无遗生地之理。惟劳嗽初起，客邪未清，痰嗽方盛，却忌生地泥滞。至于内热蒸灼，金受火刑，非生地之清润，以滋养化源，则生机将绝矣。若因畏其滞而始终不用，乃是不明要义也。

黄元御曰：地黄滋润寒凉，最滑大便，火旺土燥者宜之。伤寒阳明病，腑燥便结，多服地黄浓汁，滋肾滑肠，胜用承气，鲜者尤捷。故百合地黄汤，以之泄脏腑瘀浊，其力几同大黄。瘟疫疹病之家，营郁内热，大用生地壮其里阴，继以表药发之，使血热外达，皮肤斑生，亦为要物。

产怀庆者，丁头鼠尾，皮粗质坚，每株重七八钱者力优。但性寒而润，胃虚少食，脾虚泻多，均在禁例。

冬葵子　甘寒。达诸窍，疏大肠，利小便，催难产，通乳闭。《本草通元》

张石顽曰：向日葵质坚耐寒，入冬不凋，故名冬葵。性滑利窍，能治脏腑寒热羸瘦，破五淋，利小便，妇人乳房胀痛。同砂仁等分为末，热酒服三钱，其肿即消。孕妇难产不下，专取一味炒香为末，芎归汤下三钱则易生，取晨暮转动灵活，亦取其寒滑利窍之用也。

《长沙药解》：《金匮》葵子茯苓散，治妊娠有水气，身重，小便不利，洒淅恶寒，起即头眩。以阳衰土湿，肝木下郁，不能行水，故身重而小便不利。木郁阳陷，是以恶寒。停水瘀阻，阳气浮荡，不能下根，故起则头眩。葵子寒滑通利，善于开窍而行水，然后奔注而下。

牛膝　苦酸平，无毒。主寒湿痿痹，四肢拘挛，膝痛不可屈伸，伤热火烂，坠胎。《本经》

张石顽曰：牛膝，气薄味厚，性沉降泄，乃足厥阴之药。《本经》专主寒湿痿痹，四肢拘挛等病，不及补养下元之功，岂圣法有所未尽欤。丹溪言：牛膝能引诸药下行筋骨，痛风在下宜加用之，其性虽不行走筋，然滑利之品，精气不固者，终非所宜。

顾松园曰：牛膝，肝肾二经之药，大抵酒蒸则能补精血，生用则能去恶血，善引诸药下行，上焦药中勿入。

徐洄溪曰：凡物之根皆横生，而牛膝独直下，其长细而韧，酷似人筋，所以能舒筋通脉，下血降气，为诸下达药之先导也。筋属肝，肝藏血，凡能舒筋之药，俱能治血，故又为通利血脉之品。

张子和曰：牛膝为淋证要药，血淋尤宜之。李士材按：五淋诸证，极难见效，惟牛膝一两，入乳香少许煎服，连进数剂即安。性主下行，且能滑窍也。

牛膝出西川及怀庆府，长大肥润者良。

枸杞子　甘平。补肾而填精，强阴止渴，益肝以养营，坚筋明目。《本草必用》

王秉衡曰：枸杞子味纯甘，色大赤，其质润，其性平。《圣济》以一味治短气。余谓其专补心血，非他药所能及也。与元参、甘草同用，名坎离丹，可以交通心肾。

叶天士曰：枸杞子温润，同沙苑之松灵，入肝络。

《冷庐医话》：陆以湉曰：枸杞子，诸家本草，有谓其甘平者，有谓其苦寒者，有谓其微寒者，有谓其甘微温者，均未尝抉发其理。惟张石顽《本经逢原》谓味甘色赤，性温无疑。缘《本经》根、子合论无分，以致后人或言子性微寒，根性大寒，盖有惑于一本无寒热两殊之理。夫天之生物不齐，往往丰于此而涩于彼，如山茱萸之肉涩精，核滑精；当归之头止血，尾破血；橘实之皮涤痰，膜聚痰，不一而足。即炎帝之尝药，亦不过详气味形色，安有味甘色赤，形质滋腴之物。性寒之理，其辨别独精，胜于诸家。余壮岁每用枸杞子必齿痛，中年后，服之甚安。又尝验之肝痛有火者，服枸杞子往往增剧，谓非性温之征耶。

张景岳曰：枸杞子，味甘微辛气温，可升可降，味重而纯，故能补阴；阴中有阳，故能补气。此物微助阳而无动性，故用之以助熟地最妙。其功则明耳目，壮神魂，添精固髓，健骨强筋，善补劳伤，尤止消渴，真阴虚而脐腹疼痛不止者，多用神效。

楮实 甘寒而利，消水肿，疗骨哽，明目软坚。《本草从新》

卢和《食物本草》：楮实味甘寒，无毒。主阴痿，水肿，益气，充肌肤，明目。其实初夏生如弹丸，至六七月渐深红色，成熟可制食之。一云：投数枚煮肉易烂。

李时珍曰：《别录》《大明》皆云大补益，而《修真秘书》又云久服令人骨痿。《济生秘览》治骨哽，用楮实煎汤，岂非软骨之征乎。吴遵程按：陶隐居、苏颂、抱朴子，皆甚言其功，而方书用之为补者，除杨氏还少丹而外不多见，其他如《外台秘要》用以敷治身面石疽，《机要》用以治水气蛊胀，《集简》用以治喉风喉痹，《直指》用以治肝热生翳，无非凉泻软坚之义，则古本诸说，未可信也。

榆根白皮—名零榆 甘平滑，无毒。治大小便不通，利水道，除邪气。《本经》

张石顽曰：榆有二种，一种二月生荚，其荚飘零，故谓零榆。一种八月生荚，皮有滑汁，谓之郎榆。性皆滑利，而入手足太阳、手阳明经。《本经》治大小便不通，取其有逐湿利窍之功，故五淋肿满，及胎产宜之。《本草十剂》云，滑以去着，冬葵子、榆白皮之属，盖亦取其通利渗湿，消留着有形之物耳。郎榆甘寒，其下热淋，利水道之功则一，但服之令人睡，较零榆之除邪气，稍有不同。二者性皆疏利，若胃寒而虚者服之，恐泄真气，良非所宜。

胡麻 甘平。补中益气，养肺润肠坚骨，明耳目，逐风湿，填脑髓。《本草通元》

黄宫绣曰：胡麻本属润品，故能填精益髓，又属甘味，故能补血暖脾耐饥。凡因血枯，而见二便艰涩，须发不乌，风湿内乘，发为疮疹，并小儿痘症，变黑归肾，见有燥象者，宜以此甘缓滑利之味以投。又云：皮肉俱黑者良。《儒门医学》：胡麻子，内含油与胶颇多，用极大压力，能压出子内之油，将所得之饼磨粉，即为胡麻粉。其油能润皮，又可合于石灰水，作火伤药。粉内含胶，可作饮膏药。凡受伤或生炎处，面积大者，可敷此软膏药。面积小者，可用馒头为软膏药。作胡麻粉软膏药法，每四五两，加沸水半升，依此比例为之，其功用能包护有病之处，令不遇空气，又因其质暖软，能护养患处。生炎者敷此膏，可放脓出，令患处易愈。

李时珍曰：按《本经》，胡麻一名巨胜，沈存中《笔谈》云，胡麻即今油麻，汉使张骞始自大宛得油麻种来，故名胡麻。

麻油，微寒。下胞衣，利大肠，抹疮肿，生秃顶，解一切毒，杀一切虫。

火麻仁　甘平。润燥通二便，宣风和关节，产难即下，呕逆能除。《本草必用》

成无己曰：脾欲缓，急食甘以缓之，麻仁之甘，以缓脾润燥。希雍曰：麻子仁秉土气以生，《本经》味甘平无毒，然其性最滑利，甘能补中，又能益血，兼以滑性。

产后秘塞，许学士云：产后汗多则大便秘，难于用药，惟麻子粥最稳。不惟产后可服，凡老人诸虚风秘，皆得力也，用大麻子仁、紫苏子仁各二合，洗净研细，再以水研，滤取汁一盏，分二次，煮粥啜之。

《长沙药解》：《伤寒》麻仁丸，治阳明病，脾约便难者，以麻仁燥而滑肠也。炙甘草汤，治脉结代，心动悸者，以麻仁养血而润燥也。

火麻仁，即今作布之麻所产之子也，与胡麻之麻，绝不相同，性生走熟守，入药微炒研用。

黑铅 甘寒。坠痰解毒，安神明目，杀虫乌须。《本草从新》

李时珍曰：铅秉北方癸水之气，阴极之精。其体重实，其性濡滑，其色黑，内通于肾，故局方黑锡丹、宣明补真丹，皆用之。得汞交感，即能治一切阴阳混淆，上盛下虚，气升不降，发为呕吐眩运，噎膈反胃，危笃诸疾，所谓镇坠之剂，有反正之功。但性带阴沉，不可多服，恐伤人心胃耳。

铅丹，黑铅加硝黄、盐、矾炼成，咸寒沉重，内用镇心安魂，坠痰消积，杀虫，治惊痫疰痢。外用解热拔毒止痛，祛瘀长肉。

《长沙药解》：《伤寒》柴胡加龙骨牡蛎汤，用铅丹治少阳伤寒，胸满烦惊，以其降逆之敛魂也。

铅粉，以铅安醋瓶，或悬酒缸，封化成粉，重变轻，黑变白，又粉每斤，入豆粉二两，蛤粉四两，主治略同黄丹。

黄元御曰：《伤寒》猪肤汤，用铅粉治少阴病，下利咽痛，以其止利而医疮也。甘草粉蜜汤，用之治蛔虫吐涎心痛，以其燥湿而杀虫也。

龟板 咸平。强筋骨，益心智，止咳嗽，治久疟，祛瘀血，生新血。《本草通元》

黄宫绣曰：龟板甘咸微寒，禀北方之气而生，乃阴中至阴之物，入足少阴肾经兼性有神，故能入心以通肾。凡心虚血弱，而见劳热骨蒸，腰脚酸疼，老疟痞块，癥瘕泻痢，五漏难产，小儿囟门不合等症，服此皆能见效。

丹溪曰：龟首常藏向腹，能通任脉，故取其中甲以补心、补肾、补血。鹿鼻常向尾，能通督脉，故取其角以补精、补气、补命门。是则龟甲之用，皆以养阴也；鹿角之用，皆以养阳也。

希雍曰：介虫三百六十，而龟为之长，禀金水之气，故味咸而甘。气平，气味俱阴，入足少阴经，方家多入补心药，用以得水火既济之义，而借其气以相通，实非补心之正药也。

刘潜江曰：龟板为治痛风要药，丹溪于阴火痛风必用之。盖因其多属血虚，实取其能益阴气。按：丹溪更取龟板以治痿，观于虎潜丸而益见，真龟板善滋肝肾之阴，故于筋骨之病，无不宜之欤。

龟胶，以龟板煎就，本草载板不如胶之说，以板炙酥煅用，气味尚淡，而胶之味较浓，故用板不如用胶耳。合鹿胶，名龟鹿二仙膏，为一阴一阳，鹿胶峻补肾阴中之阳，龟胶峻补肾阴中之阴也。

龟尿，走窍透骨，染须发，治哑声。

用龟板须去盖用底，去黑皮，酥炙。

第十三类　温　肾

熟地黄　甘微温。滋肾水，封填骨髓，利血脉，补益真阴，久病余胫股酸痛，新产后脐腹急疼。《本草必用》

熟地黄，甘而微温，味厚气薄，专补肾脏真水，兼补五脏真阴。至于制用地黄，宜用好酒、砂仁末同入，九蒸九晒，使其转苦为甘，变紫为黑，方能直入肾脏耳。

张景岳曰：凡诸真阴亏损者，有为发热，为头疼，为焦渴，为喉痹，为嗽痰，为喘气，或脾肾寒，逆为呕吐，或虚火载血于口鼻，或水泛于皮肤，或阴虚而泄利，或阳浮而犯躁，或阴脱而仆地，阴虚而神散者，非熟地之守不足以聚之。阴虚而火升者，非熟地之重不足以降之。阴而躁动者，非熟地之静不足以镇之。阴虚而刚急者，非熟地之甘不足以缓之。阴虚而水邪泛滥者，舍熟地何以自制。阴虚而真气散失者，非熟地何以归源。阴虚而精血俱损，脂膏残薄者，舍熟地何以厚肠胃。且犹有最玄最妙者，则熟地兼散剂，方能发汗，何也？以汗化于血，而无阴不作汗也。熟地兼温剂，始能回阳，何也？以阳生于下，而无复不成干也。然而阳性速，故人参少用，亦可成功；阴性缓，熟地非多，难以奏效。而今人有畏其滞腻者，则崔氏何以用肾气丸而治痰浮。有畏其滑泽者，则仲景何以用八味丸而医肾泄。有谓阳能生阴，阴不能生阳，则阴阳之理，原自互根，彼此相须，缺一不可，无阳则阴无以生，无阴则阳无以化。故《内经》曰：精化为气，得非阴亦生阳乎。熟谓阳之能生，而阴之不能长也。

黄宫绣曰：景岳尚论熟地，最为明确，独中所论脾胃寒逆为呕，可用熟地以治，是亦千虑之一失耳。

唐容川曰：河南居天下之中，土厚水深，故地黄得中央湿土之气而生，内含润泽，土之湿也。人徒见地黄蒸成色黑，为能滋肾之阴，而不知其本色黄，实滋脾阴。因经云，脾为阴中之至阴，地黄以湿归脾，脾阴足则肝肾自受其灌溉。

王孟英曰：脉细痰咸，阴虚水泛，非熟地不为功。

禁忌：《王氏医存》误用熟地，则滑肠湿脾，脾湿则不能食，而生冷痰，四肢肿，肠滑则中气陷，神疲喘满，诸虚证作矣。又曰：黄坤载痛恨熟地，徐灵胎、陈修园谓熟地不宜于汤剂，而宜于丸方，然丸中用熟地，亦不宜于阴盛人也。

何首乌 苦涩微温。主瘰疬痈肿，益血气，长筋骨，益精髓。《握灵本草》

缪希雍曰：何首乌禀春深生气，入通于肝，外合于风，入足厥阴，兼入足少阴经。故为益血祛风之上药，肝主血，肾主精，益二经则精血盛。发者血之余也，故乌髭鬓。其主瘰疬者，肝胆气郁结则内热，荣气壅逆，发为是病，行胆气，益肝血，则瘰疬自消矣。又如所谓长筋骨，益精气者，皆补肝肾益精血之所致也。

冯楚瞻曰：首乌补阴而不滞不寒，强阳而不燥不热，禀中和之性，得天地之纯气者也。熟地、首乌，虽俱补阴，然地黄禀仲冬之气以生，蒸晒至黑，则专入肾而滋天一之真水矣。其兼补者，因滋肾而旁及者也。首乌禀春气以生，而为风木之化，入通于肝，为阴中之阳药，故专入肝经，以为益血祛风之用。其兼补肾者，亦因补肝而旁及者也。一为峻补先天真阴之药，故其功可立救孤阳亢烈之危。一系调补后天荣血之需，以为常服长养精神而却病调元之饵。先天后天之阴不同，奏功之缓急轻重，亦有大异也。况名夜合，复名能嗣，则补血之中，复有补阳之力。岂若地黄专功滋水，气薄味厚，而为浊中浊者，坚强骨髓之用乎。

《重庆堂随笔》：何首乌内调气血，外散疮痈，功近当归，亦是血中气药。第当归香窜，主血分风寒之病。首乌不香，主血分风热之病，为异耳。故同为妇科疮科要药。并治虚疟，并滑大肠，无甚滋补之力。昔人谓可代熟地，实未然也。按：此说言其不甚滋补，要非与前说相反，正足以互相发明也。

出顺州南河县及广东德庆者为上。

琐阳 甘温。补阴益精，润燥养筋，治痿弱，滑大便。《本草从新》

朱丹溪曰：琐阳大补阴气，益精血，利大便，虚人大便燥结者，啖之可代苁蓉，煮粥弥佳。李中梓曰：琐阳咸温，宜入少阴，《本经》不载，丹溪续补，以其固精，故名琐阳。

黄宫绣曰：琐阳，其性虽温，其体仍润，未可云命门火衰必用之药也。故书有载大便不燥结者勿用，益知性属阴类。即云可补阳，亦不过其阴补而阳自兴之意，岂真性等附、桂燥热之药哉。

禁忌：泄泻，及阳举而是精不固者，勿用。

续断 苦辛温。治肝益肾，利筋骨，止遗精，破瘀血，生新血，腰腿酸痛，经闭产难。《本草再新》

黄宫绣曰：续断，能入肾经以补骨，入肝经以补筋。凡跌扑折伤痛肿，暨筋骨曲节血气滞之处，服此能消散。止痛生肌，且能止血治漏，固精安胎，久服能气力倍增，筋断复续，故曰续断，实疏通气血筋骨第一药也。按：辛能散风，风除而筋活，续断力实消散，则疏通二字，足为定评。是以行下部血分寒滞，而固精，安胎，令血气不滞，而气力倍增也。

黄氏又云：续断，举世用以安胎，而不知续断味苦，专入血分，活血消肿，故乳痈癥结，肠风痔瘘，金疮跌仆，一切血瘀之症，皆可用也。虽稍有涩性，行不至泄，然误施于气弱气陷之妇女，则顺流而下，奔迫莫制，而有排山倒海之势，岂区区涩味所能止其万一者乎。夫胎坠本忌血行气陷，其服此味亦有奏效者，以人身气血，贵乎温通。胎坠之因不一，亦有因肾气不温，经血凝滞，而胞胎失荫者。得此一味，则气煦血濡，不滞不漏而胎自安矣。止为下虚上实者设，故胎坠而尺强寸弱者；动作少气者；表虚恶风，汗时出者；心下悬饥，得食则止者；一身之气，尽欲下坠者，皆在禁例。王孟英《归砚录》引此段而按之曰：此药余不甚用，而世人皆视为补益之品，得黄氏此论，自信管见之未昏。

川产者良，状如鸡脚，皮黄皱，节节断者真，酒浸用。

覆盆子 甘酸温。固精明目，起阳痿，缩小便，续绝伤。《本草从新》

覆盆子，甘酸微温，性禀中和。李士材曰：强肾无燥热之偏，固精无凝涩之害，金玉之品也，又能美颜色，乌须发。《别录》称其令发不白，时珍称其与桑椹同功者，此也。然既有补益之功，复多收敛之义。寇宗奭曰：覆盆益肾脏，缩小便，服之当覆其溺器，故名覆盆。

秦地山中有之，药肆每多伪充，欲验真伪，以酒浸之，色红者是真，否即是假。

獭肝 味甘微温。治虚劳咳嗽上气，痔瘘下血，鬼魅侵侮之症。《玉楸药解》

张石顽曰：獭者，水兽，水性灵明，故其性亦多智诡，鱼之生气，都聚于肝，是以獭肝转主传尸劳瘵，杀虫之性，与獭之捕鱼不殊。苏颂曰：诸畜之肝，皆有定数，惟獭一月一叶，十二叶间有退叶。仲景治冷劳，有獭肝丸。葛洪言，尸疰死后，复传他人，乃至灭门，觉有此候。惟以獭肝一具，阴干为末，水服方寸匕，日三，以瘥为度。如无獭肝，獭爪亦可应用，小儿鬼疰及诸鱼骨鲠，皆烧灰酒服。獭肝之用，当不出乎此也。

王晋三《古方选注》云：獭肝散，奇方也，葛稚川治尸疰；仲景治冷劳，皆取用之。按：獭肝性温，能驱阴邪而镇肝魂，不使魂游于上，而生变动之证。盖疰者，邪注于脏也，变见之证，无非阴象。而獭肝一月生一叶，又有一退叶，是其性亦能消长出入，以杀隐见变幻之虫，真神品也。

紫河车即人胞 甘咸温。诸虚损证，服之大效，渐瘦悴者，食之甚良。《本草必用》

张石顽曰：紫河车，禀受精血结孕之余液，得母之气血居多，故能峻补营血，用以治骨蒸羸瘦，喘嗽虚劳之疾，是补之以味也。

叶天士曰：河车血肉温养，同石英收镇冲脉，兼以包固大气之散越。

熊叔陵《中风论》：中风日久，则卫气必衰，欲在表之卫气盛，必须益其肾间动气。如树木培其根本，则枝叶畅茂也，然诸药总不如紫河车之妙。其性得血气之余，既非草木可比，且又不寒不热，

140

而为卫气生发之源。盖人身结胎时，其形如两甲，即两肾也，此冲气受生之始，河车即从此两甲而生，以包护于五官四体之外，即卫气外行躯壳，卫外为固之始。以血肉之属，为血肉之补，同气相求，乃无上妙品也。

《折肱漫录》：有人谓河车性热有火，此说最误人。河车乃是补血补阴之物，何尝性热，但以其力重，故似助火耳。配药缓服之，何能助火。

第十四类　渗　湿

通草　淡平。利水通淋，明目退热，下乳催生。《本草通元》

通草古名通脱木，其茎空心，心中白瓤，轻白可爱，女子以饰物，白瓤中藏脱木，故名通脱。

东垣曰：通草泻肺，利小便，甘平以缓阴血也，与灯草同功。又曰：甘平，降也，阳中阴也。希雍曰：阳中之阴必下降，故主利阴窍。

汪双池曰：灯草体小而行专，专入肺、心、大小肠。通草体大而行泛，可统理三焦水道，及周身窍穴，无所不达。又曰：麻黄、木贼，中虚而通，升阳气以上行，自下极而上达于头目肌表。灯草、通草，中实而通，降阴气以下行，自上焦而下达于二阴体足。

李时珍曰：通草，色白而气寒，味淡而体轻，故入太阴肺经，引热下降而利小便。入阳明胃经，通气上达则下乳汁，其气寒，降也，其味淡，升也。

《长沙药解》：《伤寒》当归四逆汤，用通草治厥阴病，手足厥冷，脉细欲绝者，以其通经络而开结涩也。

禁忌：孕妇勿服。

土茯苓　甘淡平，无毒。清湿热，利关节，止拘挛，除骨痛，主杨梅疮，解汞粉毒。《本草从新》

李时珍曰：杨梅疮古无病者，近起岭表，风土卑炎，岚瘴熏蒸，扶淫秽湿热之邪，发为此疮。互相传染，遍及海宇，类有数种，治痛则同也。证属厥阴阳明二经，如兼少阴太阴，则发于咽喉。兼太阳少阳，则发于头耳。盖相火寄于厥阴，肌肉属于阳明故也。用轻粉、银珠劫剂，七日即愈。但毒气窜入经络筋骨，莫之能出，变为筋骨挛痛，发为痈毒，遂成废瘤。土茯苓能健脾祛风湿，脾健而风湿去，故毒得以愈。

汪机曰：土茯苓，长于祛湿，不能祛热。

汪昂曰：土茯苓，淡能渗，甘能和，患脓疥而血气旺者，煎汤代茶甚妙。

茯苓 甘淡而平。补中开胃，利水化痰，安神定悸，生津止泻，止呕逆，除虚热。《本草通元》

唐容川曰：茯苓乃松之精汁，流注于根则生，是则天之阳，以下返其宅者也，下有茯苓，其松巅上有茯苓苗，名成喜芝。茯苓在土中，气自能上应于苗，得松之精，则有木性，能疏土也。凝土之质，味淡色白，功主渗利，能行水也，其气不相连接，自上应于苗，故能化气上行而益气。

《长沙药解》：《伤寒》五苓散，用茯苓治太阳伤寒，汗后，脉浮，小便不利，微热，消渴者，以其泄湿而生津液也。又云：古之圣人，燥土而制水；后之庸工，滋水而伐上。上智之与下愚，何其相远也。土燥之病，伤寒惟阳明有之，而湿居其半。内伤杂病，湿病更多矣。茯苓泄水燥土，冲和淡荡，百病皆宜，至为良药。道家称其有延年之功，信非过也。

《理虚元鉴》：有谓茯苓善渗，凡下元不足者忌之，非也。夫茯苓为古松精华蕴结而成，入地最久，得气最厚，其质重，其气清，其味淡。重能培土，清能益金，淡能利水，惟其得土气之厚，故能调三部之虚。虚热虚火，脾虚痰湿凡涉虚者皆宜之。以其中和粹美，非他迅利克伐者比也。又能为诸阴药之佐而去其滞，为诸阳药之使而宣其道，补不滞涩，泄不峻利，精纯之品，无以过之。乃治虚劳者，久已与泽泻同弃，殊为良药惜矣。

《世补斋医书》：茯苓一味，为治痰主药。痰之本，水也，茯苓可以行水。痰之动，湿也，茯苓又可行湿。

《冷庐医话》：松之余气为茯苓，枫之余气为猪苓，竹之余气为雷丸，亦名竹苓。猪苓在《本经》中品，雷丸在下品，茯苓在上品，方药用之独多，以其得松之精英，久服可安魂养神，不饥延年也。又有橘苓生于橘树，如薯，可治乳痈，见赵恕《本草纲目拾遗》。

茯苓产云南，色白而坚实者佳。苓有赤白之分，赤入小肠，白入膀胱。白微有补，赤则只泻湿热。一气一血，自不容混。

茯苓皮，专治水肿肤胀，以皮行皮之义。

茯神 甘平。安心神，亦能行水。《本草新义》

黄宫绣曰：茯神，功与茯苓无异。但神抱心以生，苓则不抱心。故苓则入脾与胃，而神则入心耳。书曰：服此开心益智，安魂定魄，无非入心导其痰湿，故能使心与肾交通之谓耳。

王翊曰：茯苓、茯神，主治皆同，后人治心病必用茯神。故风眩心虚，非茯神不能除，然茯苓未尝不治心也。

李士材曰：茯神抱根而生，有依附之义，故魂魄不安，不能附体者，乃其专司也。

茯神，心木，又名黄松节，味苦性温，能治诸筋挛缩，偏风㖞斜，心悸健忘。沈金鳌曰：肝风内煽，发厥，不省人事者，余每重用茯神木治之，无不神效。盖此症虽属肝，而内煽则必上薄于心，心君为之不宁，故致发厥。茯神本治心，而中抱之木以属肝，以木制木，木平则风定，风定则心宁，而厥自止也。

鲤鱼 甘平。下水气，利小便，治咳逆上气，脚气黄疸，妊娠水肿。《本草备要》

黄宫绣曰：鲤鱼气味甘平，每于急流之水，跳跃而下，是有治水之功，且甘能入脾，故能下气利水。

缪希雍曰：凡治浮肿之药，或专于利水，或专于补脾，其性各自为用。惟鲤鱼色黑象水，能从其类，以导横流之势。味甘土化，能补其不足，以遂敦阜之性。补泻兼施，故主下大水及湿痹，面目浮肿，有神效也。

《随息居服食谱》：多食热中，热则生风，变生诸病。盖诸鱼在水，无一息之停，发风动疾，不独鲤也。以鲤脊上有两筋，故能神变而飞越江湖，为诸鱼之长，其两筋及黑血皆有毒。

第十五类　泻　湿

泽泻　甘咸，微寒。利水道，通小便，补虚损，理脚气。《本草通元》

《侣山堂类辩》：泽泻，水草也。凡水草、石草皆属肾，其性主升。盖天气下降，地水之气上升，自然之理也。凡物本乎上者性升，本乎下者性降。泽泻形圆，无下行之性矣。春时丛生，苗于水中，独茎直上，秋时白花作丛，肾之肺品也。《易》曰：山泽通气，能行在下之水，随泽气而上升，复使在上之水，随气通调而下泻，故名曰泽泻。元如曰：如何首乌形圆茎蔓，其性惟升；牛膝形细而长，其性惟下。故主治在下，诸品可类推之。

《长沙药解》：《金匮》泽泻汤，治心下有支饮，其人苦冒眩者，用泽泻泄其水也。

李士材曰：《本经》云久服明目，而扁鹊云多服病眼，何相反耶。盖水道利则邪火不干空窍，故云明目。水道过于利，则肾气虚，故云病眼。又《别录》称其止遗泄，而寇氏谓泄精者不敢用，抑何相刺谬也。盖相火妄动而遗泄者，得泽泻清之，而精自藏。气虚下陷而精滑者，得泽泻降之而精愈滑矣。夫一药也，一证也，而或禁或取，变化殊途，故曰医不执方，合宜而用，斯言至矣。

《理虚元鉴》：肺金为气化之源，伏火蒸灼，则水道必淤，淤则金气不行而金益病。且水停不流，则中土濡湿，而奉上无力。故余治劳嗽吐血之症，未有不以导水为先务者，古人每称泽泻有神禹治水之功，夫亦尝究其命名之义矣。盖泽者泽其不足之水，泻者泻其有余之火。惟其泽也，故能使生地、白芍、阿胶、人参种种补益之品，得其前导，则补而不滞。惟其泻也，故但走浊道而不走清道，非若猪苓、木通、腹皮等味之削阴破气，直走无余。要知泽泻一用，肺、脾、肾三部咸宜，所谓功同神禹者此也。

木通 辛甘淡平。利水治淋，除湿杀虫，宣九窍，利关节，通血脉，下乳汁，关格可开，疮疖兼医。《本草必用》

张隐庵曰：防己、木通，皆属空通蔓草，防己取用在下之根，则其性自下而上，从内而外。木通取用在上之茎，则其性自上而下，从外而内。此根升梢降，一定不易之理。后人用之，主利小便，须知小便之利，必上而后下，外而后内也。

丹溪曰：君火宜木通，相火宜泽泻，利水虽同，所用各别。又曰：凡利小便者，多不利大便，以小水愈通，大便愈燥也，木通能入大肠，兼通大便。又曰：淋沥不通者，下焦火也，心与小肠相表里，心移热于小肠，故淋闷；木通能通心火，故淋闷治。

王孟英曰：凡心经蕴热，用犀角、黄连等药，必兼木通，其效乃捷，以能引心经之热，从小肠出也。

唐容川曰：木通茎亦通透，然系藤蔓，形与一茎直上者不同。且味苦泄，故主下降而通利小便。

李士材曰：本草云，通可祛滞。木通、防己之属，夫防己苦寒，泻血分湿热；木通甘淡，泻气分湿热。

禁忌：性极通利，精滑气弱，内无湿热者忌用，能催生坠胎，孕妇勿服。

车前子 甘寒。利小便，除湿痹，益精气，疗目赤，催产

难。《本草通元》

汪讱庵曰：车前子，清肺肝风热，渗膀胱湿热。黄宫绣引伸其说曰：车前子，甘咸性寒，据书皆载能治膀胱湿热。然余谓膀胱之清，由于肝肺之肃。凡人泻利暴作，小水不通，并湿痹五淋，暑热泻痢，难产目赤，虽有膀胱水涸，不能化阳，然亦有为肝肺感受风热，以致水不克生。故须用此以清肝肺，兼咸下降，以清水道。是以五子衍宗丸，同此以为四子之佐。《金匮》肾气丸，用此以为诸药之助。且此肝肺既清，风热悉去，则肺不受热，而化源有自，肝不被风，而疏泄如常。

徐洄溪曰：凡多子之药，皆属肾，故古方用入补肾药中。盖人之子宫，属肾也，车前多子，亦肾经之药。然以其质滑而气薄，不能全补，则为肾腑、膀胱之药，膀胱乃肾气输泄之道路也。

汪双池曰：功用似泽泻，但彼生水中，专去肾之邪水。此生陆地，则兼去脾之积热。彼用根，此用子，兼润心肾。又甘则能补，故古人谓其强阴益精。然要之行水祛热，是其所长，能治湿痹五淋，及暑热泻痢，通利小便。若补肾令人有子，则虚语也。诗序芣苢篇，妇人乐有子之文，殆相附会耳。以子治产难，催生下胎，则信有之。亦咸能软坚，滑能利关节之功耳。

顾松园曰：男女阴中，各有二窍。一窍通精，乃命门真阳之火；一窍通水，乃膀胱湿热之水。二窍不并开，水窍开则湿热外泄，相火得宁；精窍常闭而无漏泄，久久精足。精足则阴强，故补肾固精种子药中，每加车前子以利小便着，是此义耳，非其性之真能强阴益精也。

禁忌：阳气下陷，肾气虚脱者勿用。

灯草 淡平。清心必用，利水偏宜。《本草必用》

黄宫绣曰：灯草，味淡而寒，体小气微，诸书皆称能降心火，以其心治心也。心火清则肺金肃，心与小肠相表里，则热尽从小便而出矣。且热去而血亦宁，故能止血通淋，清上焦伏热，五淋之圣药也。

汪双池曰：灯草无味，淡即其味，色白轻浮，入肺以渗湿行水。又心以入心，心君火也，君火有主，则神明敷布而不热；君火无主，则火气拂郁而不明。其受膏燃火，犹心之用血而生明也，故能宁心，心宁则妄热不作矣。又形类肠。小肠，心之表也，淡渗湿，寒去热，金生水，故入肠利小便。又云：擦癣则虫俱著草上，亦以其祛湿热，且能出毒也。又云：烧灰黑能止血，且火性已过，是能灭火也。小儿夜啼，亦心火妄而不安于夜，故服此止。凡惊痫不安，用药皆当以为引。

刘潜江曰：降心火通气，为灯草专长。心火降，则肺气下行，而气通，故曰泻肺。心主血，火降气通，则血和而水源畅矣。其治喉痹最捷者，降心火，下肺气，和血散气之义也。

萹蓄 苦寒。利小便，驱湿热，杀诸虫。《本草通元》

黄宫绣曰：萹蓄功专利水，清热，除湿杀虫，以其味苦则热泄，味苦则虫伏，但此止属标治，不能益人，勿常用也。

刘潜江曰：萹蓄之用，如《本经》及他本草，类言杀虫而已。在时珍则云，治霍乱、黄疸，利小便。至于方书所用，若积聚小便不通及淋证，而他证亦不概见也。

萆薢 苦平。主腰脊痛强，风寒湿痹，阴痿失溺，白浊茎痛，膀胱宿水。《握灵本草》

汪昂曰：阳明湿热，流入下焦，萆薢能除浊分清，古方有萆薢分清饮。史国信云：若欲便清，先分肝火。《万金护命方》云：凡人小便频数，便时痛不可忍者，此疾因入肠秘热不通，积有热毒，腐物瘀血，乘虚流入小肠，故便时作痛也。此便数而痛，与淋证涩而痛不同。宜用萆薢一两，盐水炒为末，每服二三钱，使水道转入大肠，则便数及痛自止也。

顾松园曰：土茯苓与萆薢，形虽不同，功同相仿，亦善祛风除湿，祛浊分清，均治恶疮化毒。《东山经》言食之已风，此头风方中，所以用之神效欤。俗称寒冷，服之无子，不知本草谓其甘淡性平，有健脾胃，止泄泻，补下焦，治阴痿之功也。

川产者良，主用皆祛风除湿，无湿者勿用。

海金沙 甘淡寒。利水道而治诸淋，除湿热而消肿满。_{《本草必用》}

张石顽曰：海金沙生于叶上，小肠、膀胱血分药也。热伏二经血分者宜之，故小便热淋茎痛为要药。

唐容川曰：海金沙，子结叶间，如胆附肝之象，三焦与胆通，惟胆中相火结，三焦之水乃结，此药以结解结。

汪双池曰：海金沙，草上结沙，亦所含之精英也。气轻上浮，宜入心肺；沙体下坠，则入二肠。甘淡则能渗湿祛热，色黄亦则入血分，故主治五淋茎痛湿肿，下热除则上热亦息。

禁忌：小便不利，由于肾水不足者，勿服。

防己 辛苦寒。去下焦湿热，治脚气肿痛。_{《本草必用》}

张石顽曰：防己辛寒纯阴，善走下行，长于除湿，能泻血中湿热，通经络中滞塞，诚通行十二经之药也。

张隐庵曰：防己破之，纹如车辐，茎蔓空通，主通气行水，《金匮》方，治水。

有防己黄芪汤、防己茯苓汤，治痰饮。有木防己汤，盖气运于上，而水能就下也。

黄元御曰：汉防己泄经络之湿淫，木防己泄脏腑之水邪。凡痰饮内停，湿邪外郁，皮肤黑黄，膀胱热涩，手足挛急，关节肿痛之症，悉宜防己。

顾松园曰：防己大苦大寒，其性猛悍，善用之，亦可敌凶突险。此瞑眩之药也，服之令人身心烦闷，饮食减少。惟下焦湿热壅遏，及脚气病，非此不效，须与米仁、石斛、茯苓、木瓜、萆薢之属，同用则可。

唐容川曰：防己味如龙胆草，而中空能通膜网，故能清三焦相火，以利其水。出汉中，根大而虚通，心有花纹，色黄，名汉防己。黑点黄腥者，名木防己，不佳。藏器曰：治风用木防己，治水用汉防己。

禁忌：气味苦寒，药力猛迅，若下焦非有实热实湿，及二便通利者，忌服。

茵陈蒿　苦平微寒，无毒。主风湿寒热邪气，热结黄疸。《本经》

张石顽曰：茵陈有二种。一种叶细如青蒿者，名绵茵陈，专于利水，为湿热黄疸要药。一种生子如铃者，名山茵陈，又名角蒿，其味苦辛小毒，专于杀虫，治口齿疮绝胜。《本经》主风湿寒热，热结黄疸，湿伏阳明所生之病，皆指绵茵陈而言，茵陈专走气分而利湿热，若畜血发黄，非此能治也。

吴鞠通曰：茵陈得水之精，开郁莫如发陈，生发最速，高出众草，主治热黄疸。

邹润安曰：新感之邪，为素有之热，结成黄疸，此证已所谓因陈。故《伤寒》《金匮》二书，几若无疸不因陈者，以其新叶因陈干而生，清芬可以解郁结，苦寒可以泄停湿也。盖陈干本能降热利水，复加以叶之如丝如织，挺然于暑湿蒸逼之时，先草木而生，后草木而凋，不必能发散，而清芳扬溢，气畅不敛，则新感者遂不得不解。

《长沙药解》：《伤寒》茵陈蒿汤，用茵陈蒿治太阴病，身黄腹满，小便不利者，以其利水而除湿也。《金匮》茵陈五苓散，治病黄疸，茵陈行经而泄湿也。

出秦山者良，为治黄通剂。

地肤子　甘苦气寒。益精强阴，利小便而通淋，治癫疝，散恶疮。《本草备要》

黄宫绣曰：地肤子，治淋利水清热，功颇类于黄柏。但黄柏其味苦烈，此则味苦而甘。黄柏大泻膀胱湿热，此则其力稍逊。凡小便因热而见频数，或不禁，用此苦以入阴，寒以胜热，而使湿热尽从小便而出也。但虚火偏旺而热得恣，固当用以清利，若不佐以补味同入，则小水既利而血益虚，血虚则热益生，热生而淋益甚矣。故宜佐以牡蛎、山药、五味之剂，俾清者清，补者补，通者通，涩者涩，滋润条达，而无偏胜为害之弊矣。且能治因热癫疝，并煎汤以治疮疥。至书所谓益精强阴，非是具有补益之能，不过因其热除，而即具有坚强之意耳。

卢复曰：地肤子一干数十枝，攒簇直上，其子繁多，星之精也。其味苦寒，得太阳寒水之气化。盖太阳之气，上及九天，下彻九泉，外弥肤腠。故地肤之功，上治头而聪耳明目，下入膀胱而利水去疝，外去皮肤热气而令润泽，服之病去，必小水通长为外征也。

虞抟《医学正传》云：抟兄年七十，秋间患淋，二十余日，百方不效，后得一方，取地肤草捣自然汁服之，遂通。至贱之物，有回生之功如此。

白鲜皮 气寒味苦。为诸黄风痹之要药，兼治风疮疥癣，女子阴中肿痛。《本草备要》

李时珍曰：白鲜皮，气寒善行，味苦性燥，足太阴阳明经祛湿热药也。兼入手太阴阳明，为诸黄风痹要药。世医止施之疮科，浅矣。又曰：鲜者羊之气也，此草根白色，作羊膻气。

卢复曰：膻者肝之臭，当入肝，为肝之用药，从治风气者也。亦可入脾，除湿，脾以肝为用耳。

中风证牛黄散，内治心脏中风，恍惚恐惧闷乱，不得睡卧，语言错乱，方中用白鲜皮。刘潜江按：鲜皮本入肝，而曰治心脏中风者，肝固风脏，然由母以病子也。

四川所产者为良，根黄白而心实，取皮用。

禁忌：希雍曰：下部虚寒之人，虽有湿证勿用。

苦参 苦寒，入肾。主风热虫痛，肠风下血，积热下利，擦牙止痛。《本草通元》

丹溪曰：苦参能峻补阴气，其治大风有功，况风热细疹乎。

李时珍曰：苦参、黄柏之苦寒，皆能补肾。盖取其苦燥湿，寒化热也。热生风，湿生虫，故又能治风杀虫。

缪希曰：苦参禀天地阴寒之气而生，其味正苦，其气寒而沉，纯阴无毒，足少阴肾经君药也。苦以燥湿，兼泄气分之热，寒以除血分之热。

张石顽曰：沈存中苦腰重，久坐不能行，此因病齿痛数年，用苦参揩齿，其气味入齿伤肾所致也。后施昭先亦用苦参揩齿，岁久亦病腰重，自后悉不用之，腰疾皆愈。或云：苦参既能补阴明目，何久服反病腰重乎。殊不知苦寒之性，直入心肾，内有湿热者足以当之。始得之，则有辅阴祛邪之力，清热明目之功。湿热既去，而又服之，必致苦寒伤肾，腰重脚弱，在所不免，理固然也，何疑之有。

《长沙药解》：《金匮》苦参汤，治狐惑蚀于下部者，苦参清热而祛湿，疗疮而杀虫也。当归贝母苦参丸，治妊娠小便难者，苦参清湿热，而通淋涩也。

禁忌：肾水弱而相火胜者，用之相宜，若火衰精冷，真元不足，不可用也。

琥珀 甘平。利小便，消瘀血，安心神。《本草新义》

黄宫绣曰：琥珀甘淡性平，合以镇坠等药，则能安魂定魄。色赤能入心肝二经血分，合以辛温等药，则能消瘀破瘕，生肌合口。其味甘淡，合以渗利等药，则能治淋通便，燥脾补土，且能明目退翳。

唐容川曰：琥珀乃松脂入地所化，松为阳木，其脂乃阳汁也，性能粘合，久则化为凝吸之性。盖其汁外凝，其阳内敛，擦之使热，则阳气外发，而其体粘，停擦使冷，则阳气内返，而其性收吸。故遇芥则能粘吸也，人身之魂阳也，而藏于肝血阴分之中，与琥珀之阳气敛藏于阴魄之中，更无以异，是以琥珀有安魂定魄之功。

刘潜江曰：松脂入地千年，化为琥珀，夫松节松心，耐久不朽，松脂则又树之津液精华也，在土不朽，化为兹物。昔哲曰：枫脂入地千年，变为琥珀，不独松脂也，若然何以独取松脂之所化者哉。盖松秉真阳之气，犹能吸阴以成茯苓，入地至久，而真阳之液，更能化阴以成琥珀，是阳吸阴以成，与阳化阴以成者，殊有不同也。彼枫脂所变，非真阳坚贞之气化，即松脂所化，不至于殷红血色，并不大莹彻者，犹属阴未尽化，不发真阳之光也。

琥珀出永昌者良。

禁忌：凡阴虚内热，火炎水涸，小便因少而不利者，勿服琥珀以强利之，利之则愈损其阴。

猪苓 甘淡而平，入足太阳。开腠理，利小便，疗痎疟。《本草通元》

李时珍曰：猪苓淡渗，气升而又能降，故能开腠理，利小便，与茯苓同功，但入补药不如茯苓也。

刘潜江曰：《本经》首主治痎疟，而后学无能明其义者。惟王宇泰先生治疟，用猪苓以分隔阴阳，使阳不下陷于阴，与洁古升而微降之说，适相合也。

邹润安曰：松之概挺拔劲正，枫之概柔弱易摇。松之理粗疏，枫之理坚细。松之叶，至冬益苍翠而不凋；枫之叶，至冬遂鲜赤而即落。是其一柔一刚，显然殊致。茯苓属阳，治停蓄之水，不从阳化者；猪苓属阴，治鼓荡之水，不从阴化者。

黄元御曰：《伤寒》猪苓汤，治阳明伤寒，脉浮发热，渴欲饮水，小便不利者，猪苓燥脾土而泄湿也。又曰：猪苓渗利泄水，较之茯苓更捷，但水之为性，非土木条达不能行，故猪苓汤有阿胶之清风木，五苓散有白术之燥土、桂枝之达木，以与猪苓相辅而行耳。

黄宫绣曰：猪苓性有类泽泻，则入膀胱肾经，解热除湿，行窍利水。然水消则脾必燥，水尽则气必走，泽泻虽同利水，性亦类燥，然咸性居多，尚有润存。泽泻虽治火，性亦损气，然润能滋阴，尚有补在。故猪苓必合泽泻以同用，则润燥适均，而无偏颇之患矣。

禁忌：专司引水，久服损目。

赤小豆 甘酸性平。消热毒，下水肿，散恶血，利小便，止泄泻。《本草通元》

李时珍曰：赤小豆，小而色赤，心之谷也，其性下行，通乎小肠，能入阴分，治有形之病，故行津液，利小便，消胀除肿止吐，治下痢肠澼，解酒毒，除寒热痈肿，排脓散血，通乳汁，下胞衣产难，皆病之有形者。

苏颂曰：水气脚气，最为急用，有人患脚气，以袋盛此豆，朝夕践踏辗转之，久久遂愈。

王好古曰：治水者惟知治水而不知补胃，则失之壅滞，赤小豆消水通气而健脾胃，乃奇药也。

李士材曰：一切肿毒，为末涂之，无不愈者。但性极黏，干即难揭，入苎根末即不黏，此良法也。

黄元御曰：《金匮》赤小豆当归散，治先血后便者，赤小豆利小便而泄湿热也。麻黄连翘赤小豆汤，治太阴病，瘀热在里，身必发黄，赤小豆泄经络之湿邪也。

禁忌：其性善下，久服则降令太过，津血渗泄，令人肌瘦。

滑石 甘淡寒。利小便，行积滞，中暑须用，痢疾宜求。《本草必用》

缪希雍曰：滑石，石中之得冲气者也，滑以利诸窍，通壅滞，下垢腻，甘以和胃气，寒以散积热。甘寒滑利以合其用，是为祛暑散热，利水除湿，消积滞，利下窍之要药。

李时珍曰：滑石利窍，不独小便也，上能利毛腠之窍，下能利精溺之窍，为荡热燥湿之剂。发表是荡上中之热，利水道是荡中下之热，发表是燥上中之湿，利水道是燥中下之湿，热散则三焦宁而表里和，湿去则阑门通而阴阳利。刘河间之用益元散，通治表里上下诸病，盖是此意，但未发出耳。

黄元御曰：《金匮》滑石白鱼散，治小便不利者，滑石渗湿而泄热也。蒲灰散，治皮水为病，四肢肿满者，滑石泄经络之水也。

滑石之名，因其性滑利窍，其质又滑利也，取白如凝脂，极软滑者用。时珍曰：广之桂林各邑，及徭峒中皆出之。山东蓬莱县桂府村所出者亦佳。故医方有桂府滑石，与桂林者同称也。

禁忌：阴虚内热，小便不利者，忌用。

石燕 味甘气寒。利窍除湿解热，主治目翳不开，热淋不利，妇人难产。《本草求真》

李时珍曰：石燕性凉，乃利窍行湿热之物，宋人修本草，以食钟乳禽石燕，混收入。此石燕，下故世俗误传此石能助阳，不知其正相反也。

苏恭曰：永州祁阳县，西北一十里，有土冈，上掘深丈余取之，形似蚶而小，坚重如石也。苏颂曰：祁阳县江畔沙滩上有之。或云，生洞中，凝僵似石者佳。

黄宫绣曰：书所云难产，令妇两手各执一枚，其胎即下，合之于理，似属诳妄，未可尽信。

刺猬皮 苦平。治肠风泻血，五痔，阴肿。《本草备要》

刘潜江曰：猬之用唯专于大肠，以故疗痔病为多。

寇宗奭曰：猬皮治胃逆，开胃气有功，其字从虫从胃，深有理焉。

汪双池曰：《淮南子》云，猬使虎伸，以其能入虎腹，食其肠胃。当亦能入人肠胃，祛其瘀血积热之毒。且居地下穿穴，搜毒固其能也。

猬似鼠而圆，褐色，攒毛外刺。希雍曰：凡食其肉当去骨，误食令人瘦劣，诸节渐小也。

第十六类　泻　水

大戟　辛苦寒，有毒。驱痰饮，消水蛊，散痈肿，下蛊毒。《本草必用》

缪希雍曰：大戟，禀天地阴毒之气以生，故味苦寒而有小毒。苦寒故善下走而入肾肝，逐诸有余之水。辛则横走，无所不到矣。寒而有辛，故能以毒攻毒，而治蛊毒，泻毒药，并散天行黄病及温疟，更破恶血癖块。

李时珍曰：痰涎之为物，随气升降，无处不到，陈无择《三因方》并以控涎丹主之，殊有奇效。此乃治痰之本，痰之本，水也，湿也，得气与火，则凝滞而为痰，为饮，为涎，为涕，为癖。大戟能泄脏腑之水湿，甘遂能行经隧之水湿，白芥子能散皮里膜外之痰气，惟善用者，能收奇功也。

大戟入玉枢丹，同续随子、山慈菇等，则解蛊毒热毒，痈疽疔肿，及蛇虫诸毒，内服外敷，取利为度。

黄元御曰：大戟泄水饮之停留，通经脉之瘀涩。《金匮》十枣汤，用之治心胁痞痛，下利呕逆者，治悬饮内痛，脉沉而弦者，以其破结而驱饮也。

杭州产紫者上，北产白者伤人，浆水煮去骨用。

禁忌：阴寒迅速下泻之毒药，果形症俱实者，可暂一施，凡水肿类多脾虚，复用下泻，是谓重虚，虽快一时，未几再作，决不可救。孕妇大忌。

芫花 辛苦温，有毒。驱痰逐水，消痈杀蛊。《本草必用》

成无己曰：辛以散之，芫花之辛以散饮。

《本草述》云：芫花内搜肠胃，外达毛孔。又曰：与大戟彷佛以致其用，但苦寒辛温，不惟上下区别，即恐决逐与开散，似犹未可一视。《直指方》云：破癖须用芫花行水，行后便养胃可也。

芫花陈久者良，醋煮晒用，则毒减也。《捷径》云：须知兹物力如山，体实者久服则虚，虚者禁用。

张石顽曰：莞花，苦寒有毒，苦辛能破积聚癥瘕，治痰饮咳逆，去咽喉肿闭。小青龙汤云，若微利者，去麻黄加莞花，盖取其利水也。按：芫花、莞花，虽有辛温开表、苦寒走渗之不同，而破结逐水之功用彷佛，是以药肆皆不辨混收，医家亦不辨混用。犹夫食谷得以疗饥，食黍可疗饥，可不辨而混用耶。

甘遂 苦寒，有毒。伤寒水结胸症，非此不除，痰迷心窍发狂，投之甚效。《本草必用》

张洁古曰：味苦气寒，苦性泄，寒胜热，直达水气所结之处，乃泄水之圣药，水结胸中，非此不能除，故仲景大陷胸汤用之。

黄元御曰：十枣汤，用甘治悬饮内痛，脉沉而弦者。大黄甘遂汤，用之治水与血结在血室者，皆以其破壅而泄痰饮也。

顾松园曰：甘遂有驱水逐饮之功，只用一分，不下渐加。又曰：迅速下泻之毒药，中病即止，过则必有大祸。凡水肿，以甘遂末涂腹远脐，内服甘草汤即水下肿消，二物反，而感应如神，其峻可知，孕妇大忌。

商陆 酸辛，有毒。通大小肠，疏泄水肿，功消疢癖。《本草通元》

李时珍曰：商陆苦寒，沉也，降也，阴也。其性下行，专于行水，与大戟、甘遂异性而同功。方家治肿满小便不利者，以赤根捣烂，入麝香三分，贴于脐心，以帛束之，得小便利，肿即消。

《本草述》曰：商陆根有红白二种，白入气分，导肿气者，须是白之一种也。东垣言商陆味辛酸，与苦同用，以导肿气，故仲景治从腰以下有水气者，牡蛎泽泻散主之。内用商陆根辛酸，与栝楼根、葶苈之苦寒，相合为方也，散水气者，即导肿气意也。

嘉谟曰：古赞云，其味酸辛，其形类人，疗水贴肿，其效如神，斯言尽之矣。

禁忌：商陆，惟阳水肿症，遍身浮肿而色亮，烦渴，小便赤涩，大便秘结者为宜。推之大戟、芫花、甘遂亦然。若阴水则脉沉迟，或弦细，遍身肿而不亮，大便或溏而不渴，小便虽少而不赤，当以扶脾土，助肾气为治，则商陆等药不宜用矣。

海藻 咸寒。主瘿瘤痈肿，癥瘕水肿，疝气，痰壅食凝。《本草通元》

张洁古曰：海藻气味俱厚，纯阴，沉也，治瘿瘤马刀诸疮，坚而不溃云。咸能软坚，营气不从，外为浮肿，随各引经药治之，肿无不消。李时珍曰：海藻咸能润下，寒能泄热利水，故能消瘿瘤、结核、阴溃之坚聚，而除浮肿脚气，留饮痰气之湿热，使邪气自小便出也。

刘潜江曰：海藻、甘草本相反，时珍谓东垣治瘰疬马刀，有散肿溃坚汤。何以二味并用，盖欲令其反夺，以成厥功也。

黄元御曰：《金匮》牡蛎泽泻散，用海藻治大病差后，从腰以下有水气者，以其利水而清热涩也。

产胶州，有大叶马尾二种，亦作海菜食。

海带，似海藻而粗，柔韧而长，下水消瘿，功同海藻。

昆布，功同海藻而少滑，性更雄于海藻，治瘿疬水肿，阴癀膈噎，顽痰积聚。

禁忌：脾湿者勿服。又久服令人瘦削，凡海中菜皆损人，不独海藻、海带、昆布为然。

葶苈　辛苦大寒。除肺壅而疏喘逆，利水道而消肿满，肺痈必求，痰饮亦宜。《本草必用》

张石顽曰：肺气壅塞，则膀胱之气化不通。譬之水注，上窍闭则下窍不通。水湿泛溢，为喘满，为肿胀，为积聚，种种诸病生矣。辛能散，苦能泄，大寒沉降，能下行逐水。故能疗《本经》诸病，亦能泄大便，为其体轻性沉降，引领肺金下走大肠。又主肺痈喘逆，痰气结聚，通身水气。

葶苈有甘苦二种，缓急不同。大抵甜者下泄性缓，虽泄肺而不伤胃，苦者下泄之性急，既泄肺而复伤胃，故以大枣辅之。

唐容川曰：葶苈有油，自能滑利。又有辛味，是与巴豆之辛而有油相似。其味又苦，是又与大黄之苦而滑肠相似。然则葶苈隐寓巴豆、大黄二者之性，故能大泻肺中痰饮脓血，性极速降，盖有大黄、巴豆之兼性，诚猛药也。

徐洄溪曰：大黄之泻，从中焦始，葶苈之泻，从上焦始，故《伤寒论》中，承气汤用大黄，而大陷胸丸用葶苈也。

黄元御曰：《金匮》葶苈大枣泻肺汤，用葶苈治支饮喘不得息者，以其泻肺壅而决支饮也。又用之治肺痈不得卧者，以其破肺壅而排脓秽也。

禁忌：性急逐水，殊动真气，稍涉虚者忌之。

白前 辛苦，微温。为降气祛风除痰要药。《本草求真》

沈金鳌曰：白前性无补益，虽寇氏称其能保肺气。但其功能专于降气，气降故痰亦下。故惟肺气壅实，兼有痰凝塞者，用之无不奏功，若虚而哽气者，未可投也。

黄元御曰：《金匮》泽漆汤，用白前治脉沉之咳者，降冲逆而驱痰饮也。

白前根似白薇，或似细辛，白前较白薇稍温，较细辛稍平，专搜肺窍中风水。非若白薇之咸寒，专泄肺胃之燥热，亦不似细辛之辛窜，能治肾肝之沉寒也。

禁忌：肺因邪客，痰壅者宜之，若由气不归元所致者忌用。

续随子 辛温，有毒。破瘀血癥癖，虫毒水肿，利大小肠。《本草通元》

黄宫绣曰：续随子，即俗所名千金子者是也，味辛气温，有毒。诸书皆载下气最速，凡积聚胀满，痰饮诸滞等证，服之最宜。以其以毒攻毒也，黑子疣赘，捣烂涂之自落，煮线紧瘤，时时扎之渐脱。

李时珍曰：续随与大戟、泽漆、甘遂，茎叶相似，主疗亦相似，其功皆长于利水，惟在用之得法，亦皆要药也。

黄元御曰：续随子仁最下痰饮，用白者十数粒，研碎去油服之，痰水即下。又曰：续随子仁驱逐痰饮，亦良物也。

李士材曰：服后泻多，以醋同粥食，即止。

禁忌：下水最速，然有毒损人，不可过多。

瞿麦 味苦，性寒。利小便，决肿痈，去癃闭，下胎产，除目翳。《本草求真》

李东垣曰：瞿麦味苦辛寒，阳中之阴，利小便为君。

寇宗奭曰：八正散用瞿麦，至为要药。盖因小肠有实热，故用此入小肠，并不治心热也。

李士材曰：瞿麦之用，惟破血利窍四字，可以尽其功能，非久任之品也。

《长沙药解》：《金匮》栝楼瞿麦丸，用瞿麦治内有水气，渴而小便不利者，以其通水道而利小便也。又能行血，鳖甲煎丸用之，以其清湿热而破血积也。

禁忌：妊娠后小水不利，及脾虚水肿禁用，以其性专泄气也。

石韦　甘苦，微寒。清肺金以滋化源，通膀胱而利水道，治淋崩发背。《本草备要》

黄元御曰：石韦，清金泄热，利水开癃。《金匮》鳖甲煎丸，用之治疟日久结为癥瘕，以其泄水而消瘀也。

刘潜江曰：石韦生于石旁，及阴崖险罅，似乎禀阴寒之气，以为治热而已，乃阅方书，用之以治五淋，统是究之，则此味得阴气之专，固于肾气即有补以为通之用乎。

李时珍曰：柔皮曰韦，多生阴崖险罅处，其叶长者近尺，阔寸余，柔韧如皮，背有黄毛。

田螺　味甘，性寒。清金止渴，利水泄热。《玉楸药解》

黄宫绣曰：田螺味甘大寒，产于水田，性禀至阴，故能引热下行。凡人目患赤痛，取田螺，以珍珠末、黄连末纳入，取汁点目，神效，以寒能除热也。噤口痢疾，用大田螺一枚，捣烂，入麝香一分，作饼烘热贴脐间，半日热气下行，即思食矣。小便腹胀如鼓，取出螺一枚，盐一匙，连壳捣碎，敷脐下一寸三分，即通。并能止渴醒酒，以除余热。此虽属外治，亦见其性引下行之力耳。

蝼蛄 行水，消水肿甚效。_{《本草新义》}

黄宫绣曰：蝼蛄气味寒咸，性甚奇特，将此分为上下左右四截，若以上截治肿则肿上消，下截治肿则肿下消，左截治肿则肿左消，右截治肿则肿右消。妇人难产，以治而产即解。痈肿、瘰疬、肉刺，捣汁以涂，则刺与肿皆治。骨硬不下，末吹即愈。箭簇入肉，涂贴患处，则箭即见拔。总因性善攻穴，其性急迫，故能如此取效也。

禁忌：味咸气寒，俗名土狗，审其体实，方可施用，但其性急，虚人戒之。

第十七类　降　痰

栝蒌实　苦寒，无毒，一云味甘。主胸痹，润肺燥，治咳嗽，涤痰结，利咽喉，止消渴，利大肠，止痈肿。《撮灵本草》

朱丹溪曰：栝楼实属土而有水，本草言治胸痹者，以其味甘性润，甘能补肺，润能降气。胸中有痰者，乃肺受火逼，失其降下之令，今得甘缓润下之助，则痰自降，宜其为治嗽之要药也。且能洗涤胸膈中垢腻郁热，为治消渴之神药。

王秉衡曰：栝楼实，润燥开结，荡热涤痰，夫人知之，而不知其舒肝郁，润肝燥，平肝逆，缓肝急之功，有独擅也。

《便易经验集》：肝燥胁痛，大瓜蒌一个连皮捣烂，粉甘草二钱，红花七分，水煎服。按：火郁日久，肝气燥急，不得发越，故皮肤起泡，转为胀痛。经云：损其肝者缓其中，瓜蒌为物，甘缓而润，于郁不逆。又如油之洗物，滑而不滞，此其所以奏功也。

李时珍曰：味甘不苦。又云：用栝蒌实，取其甘寒不犯胃气，成无己不知此意，乃云甘寒以泻热，盖不熟尝其味，而随文附会尔。又云：栝蒌古方全用，后世乃分子瓢各用。

唐容川曰：栝蒌实，子有油而气烈，包有瓢而味苦，象膈膜，故能解膈膜之痰火。

禁忌：栝蒌实，阴厚而脂润，故于热燥之痰，为对待的剂。若用之于寒痰，湿痰，气虚所结之痰，饮食积聚之痰，皆无益而有害者也。

天花粉 即栝蒌根，微寒。降火润燥，滑痰解渴。《本草新义》

张石顽曰：栝蒌根性寒，降膈上热痰，润心中烦渴，除时疾狂热，祛酒疸湿黄，治痈疡解毒排脓。《本经》有安中补虚续绝伤之称，以其有清胃祛热之功，火去则中气安，津液复则血气和，而绝伤续矣。

王秉衡曰：天花粉，性凉味甘，故能生津止渴而化燥痰。仲圣明言渴者，去半夏，加栝蒌根，是半夏化湿痰，花粉化燥痰之的据也。后人以贝母与半夏对待，殊不贴切。

黄元御曰：《伤寒》小青龙汤，治太阳伤寒，内有水气，渴者去半夏，加栝蒌根三两。小柴胡汤，治少阳伤寒，渴者去半夏，加人参、栝蒌根，以其凉润泽，清金止渴，轻清而不败脾气也。

禁忌：凡痰饮色白清稀者忌用。

贝母 味苦，微寒。主烦热，心下满，润肺消燥痰，散项下瘰疬，傅恶疮，收口生肌。《本草通元》

缪希雍曰：贝母色白，象金而主肺，肺有瘀因而生痰，或为热邪所干，喘嗽烦闷，必此主之，其性专能散结除热。

文清曰：润肺清心，消痰止嗽，和中气，安五脏，乃怯证之要药也。

苏恭曰：能散心胸郁结之气，用以治心中气不快，多愁郁者，有功。按：时云言采其虻，虻即贝母也，取其解郁。

顾松园曰：辛宜归肺，苦宜归心，大抵心清气降，肺赖以宁，且润而化痰，故多功于西方。

黄元御曰：《伤寒》二白散，《金匮》当归贝母苦参丸，并用贝母，以其清金而泄热也。

张景岳曰：半夏、贝母，俱治痰嗽。但半夏兼治脾肺，贝母独善清金；半夏用辛，贝母用其苦；半夏用其温，贝母用其凉；半夏性速，贝母性缓；半夏散寒，贝母清热。性味阴阳，大有不同，俗有代用者，其谬孰甚。

汪昂曰：唐时有人膊上生疮如人面，能饮酒食物，亦无他苦，遍投诸药，悉受之。至贝母，疮乃矉眉，灌之数日，成痂而愈。

川产开瓣者良，去心用。

象贝，治时感风痰。土贝治外科痰毒。大者为土贝母，大苦大寒，清解之功居。象贝亦土贝之一种。小者为川贝母，微苦微寒，滋润胜于清解。

禁忌： 凡风寒湿食诸痰，贝母非所宜也，宜用半夏、南星。

竹沥 味甘，微凉。治暴中风痰，失音不语，胸中烦热，止烦闷消渴。《本草正》

缪希雍曰：竹沥，竹之津液也，经云大寒，亦言其本性耳。得火之后，寒也应减，性滑流利，走窍逐痰，故为中风家要药。凡中风之证，莫不由于阴虚火旺，煮熬津液，结而为痰。壅塞气道，不得升降，热极生风，以致猝然僵仆，或偏痹不仁。此药能偏走经络，搜剔一切痰结。兼之甘寒，能益阴而除热，痰热既去，则气道通利，经脉流转，外证自除矣。其主胸中大热，止烦闷者，取其甘寒清热益阴之功耳。观古人以竹沥治中风，则知中风未有不因阴虚痰热所致，不然，如果外来风邪，安得复用此甘寒滑利药治之哉。朱丹溪曰：竹沥滑痰，非佐以姜汁不行经络。痰在四肢，非竹沥不开。痰在皮里膜外，非竹沥、姜汁不可除。痰在胸间，使人颠狂，宜用竹沥。风痰尤宜用，其功又能养血。

熊叔陵《中风论》曰：偏枯善忘诸恙，其治当从养营养气之中，加入竹沥、荆沥，为引，或加姜汁为引。然药力既轻，取效必不能速，又宜久服之，乃能功也。盖竹沥、荆沥，乃草木行之津处，卫气之在表，亦如树木之以皮行津，故用此为引。

王秉衡曰：竹类甚多，沥则其液也，故能补血养经络，达四肢而起废疾。凡病人久不理发，结而难梳者，用竹沥少加麻油和匀润之，即可梳通。故一切忧思郁结之病，无不治之，世人但用以开痰结，陋矣。

张石顽曰：竹叶兼行肌表，故能疗疮杀虫。竹茹专清胃府，故能止呕除烦。竹沥善透经络，故能治筋脉拘挛。《本经》疗筋急，专取竹沥润以濡之。《千金》治四肢不收，则兼附、桂、羚羊之雄以振之也。一以舒急，一以收缓，妙用不可议思。

禁忌：竹沥，宜风火燥热之痰。胃虚肠滑者，不可饵也。

白果—名银杏　甘苦而温，性涩而收。定痰哮，敛喘嗽，缩小便，止带浊。《本草备要》

黄宫绣曰：白果虽属一物，而生熟攸分，不可不辨。如生食则能降痰解酒，消毒杀虫，以浆涂鼻面手足，则去皱皰皯油腻，及同汞浣衣，则死虫虱，何其力锐气胜，而能使痰与垢之悉除也。至其熟用，则竟不相同，如稍食则可，再食则令人气壅，多食即令人胪胀昏闷。昔已有服此过多，而竟胀满欲死者。然究其实，则生苦未经火革，而性得肆其才而不窒，熟则经火煅制，而气因尔不伸。要皆各有至理，并非空为妄谈已也。

刘潜江曰：银杏，方书用之以疗喘证。盖治其哮者也，斯果必经霜乃熟，是其禀收降之气最专，故气血之凝滞，而为痰为浊者，以是摧之而能陷坚也。然必合于诸表散之味，使其气能疏越，血能宣畅，而后摧之陷之者，乃得收其全功焉，此先哲处方之微义也。按：所谓表散之药，盖指麻黄之类也。

银杏，二更开花，随即卸落，人罕见之，一枝结子百十，经霜乃熟烂，肉取核为果。

青礞石　咸平。化顽痰癖结，行食积停留。《本草必用》

缪希雍曰：礞石，体重而降，能消一切积聚结痰。其味辛咸，气平无毒，辛主散结，咸主软坚，重主坠下，故入滚痰丸治诸痰怪证。

张景岳曰：礞石为治痰利惊之圣药，若吐痰在水上，以石末掺之，痰即随水而下，则其沉坠之性可知。杨士瀛谓其功能利痰，然性非胃家所好。而王隐君谓痰为百病母，不论虚实寒热，概用滚痰丸，通治百病，岂理也哉。是以实痰坚积，乃其所宜，然久病痰多者，必因脾虚，人但知滚痰丸可以治痰，而不知虚痰服此，则百无一生矣。

唐容川曰：礞石必用火硝煅过，性始能发，乃能坠痰，不煅则石质不化，药性不发，故必用煅。

时珍曰：有青白二种，唯以青者为佳。

白矾　寒涩。化痰止血定痛，可作吐剂，又为收敛剂。《本草新义》

李时珍曰：能吐风热痰涎，取其酸苦涌泄也。治诸血痛、阴挺、脱肛、疮疡，取其酸涩而收也。治风眼痰饮，泄痢崩带，取其收而燥湿也。治喉痹、痈蛊、蛇伤，取其解毒也。

多服损心肺，伤骨，寇宗奭曰：劫水故也。书纸上不能濡，故知其性劫水也。

熊叔陵《中风论》曰：卫为风所涯，则知觉运动，俱为之不用，故猝倒不知。仲景用独活以解外，白菊、秦艽以解风，白芍以固卫气，归身以附营气，白术以安宗气。尤妙入白矾以澄之，不使风与卫相浑，以遗日后之患。此侯氏黑散，所以为至当至确之法也。

《长沙药解》：《金匮》矾石丸，用矾石治妇人带下，经水闭而不利，藏坚癖不止，中有干血，下白物，以其化败血而消痞硬也。硝矾散，用之治女劳黑疸，以其燥湿而利水也。

《儒门医学》：白矾收敛之性极大，能止身外之流血，又可作洗脓疮之药，服之即能止肠胃血溢之病。眼炎，可用浓白矾水洗之，喉中生疮，亦可用以漱喉。《内科新说》：白矾入水能澄清渣滓，胶纸能令墨水不流，染衣令色不退，作烛令脂坚，皆收敛之功也。

硼砂 甘凉，微咸。退瘴除昏，开努肉，治瘕通膈，生津止嗽，治喉痹口齿诸病。《本草通元》

张石顽曰：硼砂，味甘微咸，气温色白而质轻，能去胸膈上焦之实热。《素问》云：热淫于内，治以咸寒，以甘缓之。是也。其性能柔五金而去垢腻，故主痰嗽喉痹，破癥结，治噎膈积聚，骨鲠结核恶肉，取其能柔物也。含化咽津，治喉中肿痛，膈上痰热，取其能散肿也。眼目瘴翳，口齿诸病用之，取其能涤垢也。昔人治骨鲠，百计不下，取含咽汁，脱然而失，此软坚之微也。《儒门医学》：制造之工，用硼砂以作焊药，有人以为硼砂与肠胃之内皮相遇，可以得益。小儿口内生白点，可将硼砂一钱，蜜糖一两，和匀，搽于患处。

禁忌：宜攻有余，忌施不足。

牛黄 甘苦凉。治癫痫狂乱，疗惊悸健忘，邪魅能辟，幼科堪珍。《本草必用》

叶天士曰：牛黄产自牛腹，原从气血而成，混处气血之邪，藉此破其蕴。

唐容川曰：牛黄系牛之病，多生肝胆中，或生心膈间，或生角中，能自行吐出。盖火发于肝胆，而走于膈膜，以达周身，故牛黄生无定处，皆是其膈膜中之火所生也。因火为痰结而为黄，是盖牛之痰积也。以牛之痰积，治人之痰积，亦同气相求之义也。

王晋三曰：温热入于心包络，邪在里矣。草木之香，仅能达表，面不能透里，必藉牛黄幽香物性，乃能内透包络，与神明相合。

取磨指甲，其黄透甲者真。牛有黄，必多吼唤，以盆水承之，伺其吐出，迫喝即坠水，名生黄，如鸡子黄大，重叠可揭。杀死，自角中得者名角黄；心中得者名心黄；肝胆中得者名肝胆黄，成粒。

禁忌：性善通窍，能坠胎，孕妇勿服。东垣曰：牛黄入肝治筋，中风入脏者，用以入骨追风。若中腑中经者误用之，反引风入骨，如油入面，莫之能出。

第十八类　泻　热

牵牛　辛温。消水肿，逐痰饮，除气分湿热，疏三焦壅结。《本草
通元》

张石顽曰：牵牛专一行水，峻下之剂。白者属金利肺，治上焦
痰饮，除壅滞气逆，通大肠风秘。黑者属水泻肾，而兼泻脾胃之湿，
消肿满脚气，利大小便秘，但病在血分，或病人稍弱而痞满者不
可用。

王翃曰：一人素多酒色病，下极胀痛，二便不通，乃湿热之邪，
在精道壅胀隧路，病在二阴之间。乃用楝实、茴香、穿山甲诸药，
入牵牛加倍，一服而减，三服而平，牵牛能达右肾命门，走精隧，
人所不知。

冯楚瞻曰：凡黑陷痘疹，二便不通，烦躁甚者宜之。

黑者属水力速，白者属金效迟，亦名赤丑、白丑。时珍曰：今
多只碾取头末，去皮、麸不用，亦有半生半熟用。

禁忌：辛辣迅速下泻之药，东垣深戒此品，慎勿轻用。

大黄　苦大寒。泻肠胃实热，大便不通，治初痢腹痛，里急后
重，下瘀血，除宿食，驱老痰，利水肿，疗诸火疮并目疾，涂诸火
丹及肿毒。《本草必用》

顾松园曰：大苦大寒，长于下通，故为伤寒、温病、热病，实
热结于中下二焦，大便不通，及一切有形积滞。并血分积热，发为

痈肿诸疾之要药，有拨乱反正之功。

张石顽曰：大黄、芒硝，泻肠胃之燥热。牵牛、甘遂，泻肠胃之湿热。巴豆、硫黄，泻肠胃之寒结，各有定例。

李东垣曰：大黄下走，用之于下，必用生。若邪在上，必酒浸引上至高之分，驱热而下。若止用生，则遗至高之邪热。

陆九芝曰：石膏能清阳明经热，经热清邪鬼自除。大黄能清阳明府热，府热清五脏自安。故此时之邪鬼，非石膏不能除；此时之五脏，非大黄不安。又曰：大黄，生者走后阴，熟者走前阴。

张景岳曰：佐以甘草、桔梗，可缓其行；佐以芒硝、厚朴，益助其锐。

《儒门医学》：大黄内有苦味之质，并有松香类之质，以为补泻兼备之药。用作药品，大半取其泻性。食物不消化，或胃中有酸，可与镁养相和属之。痛风，可与水银丸相和服之。虽能泄泻，不致腹痛，既泻之后，略能令大便不通。

《西药略释》：研至极细，功力愈大。盖因其易入血也，每服二分至三分，则利大便，服五厘至一分，可助消化而益身。

《内科新说》：大黄味苦而气香，多用则泻，少用则收敛，略补胃开胃，食一二刻后小便必黄，因入血甚速之故也。

川产锦纹者良，又有将军之号，故俗称生军、熟军。

禁忌：性峻利猛烈，长驱直捣，苟生血分热结，六脉沉实者，切勿轻与推荡。

连轺俗作翘 苦寒。泻心火，破血结，散气聚，消肿毒，利小便。《本草通元》

李时珍曰：连翘状似入人心，两片合成，其中有仁，甚香，乃少阴心经、厥阴包络气分主药也。诸痛痒疮疡，皆属心火，故为十二经疮家圣药，而兼治手足少阳、手阳明三经气分之热也。

李东垣曰：十二经疮药中不可无，此乃结者散之之义。

黄宫绣曰：连翘味苦微寒，质轻而浮，虽泻六经郁火，然其轻清气浮，实为泻心要剂。心为火主，心滑则诸脏与之皆滑矣。

王好古曰：手足少阳之药，治疮疡、瘤瘿、结核有神，与柴胡同功，但分气血之异尔。与鼠粘子同用，治疮疡别有神功。刘潜江曰：胆热，气连翘，血胡柴。

《冷庐医话》陆以湉曰：连翘功专泻心与小肠之热，《本经》及诸家本草，并未言其除湿，惟朱丹溪谓其除脾胃湿热。而吴氏《本草从新》，又谓除三焦、大肠湿热，近世医家宗之，遂以为利湿要药，不知连翘之用有三：泻心经客热，一也；祛上焦诸热，二也；为疮家圣药，三也。此足尽其功能矣。

连翘根，能下热气治发黄。王好古曰：张仲景治伤寒瘀热在里，麻黄连轺赤小豆汤用之。连轺，即翘根也。

禁忌：痈疽已溃者勿服。

前胡　辛苦，微寒。散风邪，清肺热，下气消痰，止咳定喘。《本草必用》

李时珍曰：前胡其功长于下气，故能治痰热喘嗽，痞膈呕逆诸疾。气下则火降，痰亦降矣，所以有推陈致新之绩，为痰气要药。

顾松园曰：前胡长于下气，与柴胡上升之性不同。又曰：能去气实风痰，与贝母之治燥痰，半夏之治湿痰者，各别。

汪昂曰：柴胡、前胡，均是风药，但柴胡性升，前胡性降，为不同。肝胆经风痰，非前胡不能除。

最上者出吴中，皮白肉黑，味甘气香者良。

禁忌： 凡阴虚火动之痰，及不因外感而有痰者，勿服。

白薇 苦寒。长于清金而除烦热，利水而通淋涩。《长沙药解》

白薇，苦咸大寒，其治中风支满神昏者。阴虚火旺，热极则生风，火气燔烁，故心下支满，痰随火涌，故神昏不知，益阴除热则愈也。治邪气寒热酸疼者，热邪伤人，阴气不足，则阳独盛而为热。心肾俱虚，则热收于内而为寒，寒热作则荣气不能内荣，而肢体酸疼，是热淫于内，治以咸寒也。遗溺血淋者，皆热作则荣气不能内荣，而肢体酸疼，是热淫于内，治以咸寒也。遗溺血淋者，皆热在下焦所致，益阴除热自安也。调经种子者，经水先期，乃因血热。不孕，多由阴虚内热，荣血日枯之故，益阴除热，则血自生旺而令能孕矣。

顾松园曰：凡天行热病后，余热未除，及温疟瘅疟，久而不解者，必属阴虚，除疟邪药中、类中风除热药中，俱宜加入。

王秉衡曰：白薇凉降，清血热，为女科要药。温热证邪入血分者，亦宜用之。何今世不用于女科，而视为升散药，不问邪之在气在血，往往乱投，误人不浅。

黄元御曰：《金匮》竹皮大丸，用白薇治乳妇中虚，烦乱呕逆。有热者倍白薇，以其泄热而除烦也。

禁忌： 中寒泄泻者勿用。

白蔹 苦平。主痈疽诸疮，消毒止痛生肌。《握灵本草》

缪希雍曰：白蔹得金气，故味苦平，平应作辛，《别录》兼甘，其气微寒，无毒。苦则泄，辛则散，甘则缓，寒则除热，故主痈肿疽疮，散结止痛。盖以痈疽皆由荣气不从，逆于内里所致，女子阴中肿痛，亦由血分有热之故。火毒伤肌肉，即血分有热，目中赤，亦血热为病。散结凉血除热，则上来诸苦，蔑不济矣。然总之为疗肿痈疽家要药。

黄元御曰：《金匮》薯蓣丸，用白蔹治虚劳风气百病，以其泄肝胆之郁热也。

张石顽曰：同地肤子治淋浊失精，同白及治金疮失血，同甘草解狼毒之毒，其辛散之功可知。苏颂曰：与白及相须而行。

蔓赤，枝有五叶，根如卵而长，三五枚同窠，皮乌肉白，色赤者为赤敛，功用皆同。郑奠一曰：能治温疟血痢，肠风痔瘘，赤白带下。

禁忌：痈疽已溃者勿用。

紫菀 辛苦，温。疗肺病咳嗽，治胸中结气。《本草必用》

黄宫绣曰：紫菀辛苦而温，色赤，虽入至高之脏，仍兼下降。故入肺金血分，能治虚劳咳嗽惊悸，吐衄诸血，又能通调水道，以治溺涩便血，用此上下皆宜。且此辛而不燥，润而不滞，于肺实为有益，然疏泄性多，培养力少，与桑白皮、杏仁同为一类，但桑白皮、杏仁，则泻肺经气分，此则专泻肺经血分也。

黄元御曰：《金匮》射干麻黄汤，用紫菀治咳而上气，以其清肺而降逆也。

张景岳曰：紫菀治咳嗽上气痰喘，惟肺实气壅，或火邪刑金，而致咳唾脓血者，乃可用之。若以劳伤肺肾，水亏金燥，而咳喘失血者，则非所宜。观陶氏《别录》，谓其补不足，治五劳体虚，其亦言之过也。

顾松园曰：辛温暂用之品，阴虚肺热者，不宜专用多用。须与二冬之桑皮共之。白者名女菀，入气分，大泄肺气。

芦根 甘寒。治呕哕反胃，消渴客热，伤寒内热，止小便数。《本草备要》

缪希雍曰：芦根，禀土之冲气，而有水之阴气，故味甘气寒而无毒。

甘能益胃，寒能除热，且消痰下气，开胃益食。

汪昂曰：肺为水之上源，脾气散精，上归于肺，始能通调水道，下输膀胱。肾为水脏而主二便，三经有热，则小便数甚，不能少忍，火性急速故也。芦中空，故入心肺，清上焦热，热解则肺之气化行，而小便复其常道矣。

取逆水肥厚者，去须节用。顾松园曰：入阳明，清热下降，笋性更佳，能解河豚毒。按：根亦能解鱼、虾、蟹、河豚毒。

苇茎，形如肺管，甘凉清肺。苇茎，即芦之茎也。

张石顽曰：苇茎中空，专于利窍，善治肺痈吐脓血臭痰。《千金》苇茎汤以之为君，服之毒从小便泄去最捷。

邹润安曰：《别录》止载芦根，而不及苇茎。大率生水中者，多与水为事，其根能启水精上滋，治消渴客热，则其茎必系导热痰下流，而治肺痈矣。凡有节之物，能不为津液隔阂者，于津液之隔阂而生患害，尤能使之通行，此《千金》所以有苇茎汤软。

贯众俗名管仲 味苦微寒，有毒。而能解邪热之毒，治崩中带下，破癥瘕，发斑痘，化骨硬，杀三虫。《本草备要》

缪希雍曰：贯众味苦而又微寒，《止应》云有小毒。以其苦寒，故主腹中邪热气诸毒，苦以泄之。兼散之义，故其治诸血证，皆泄热散结之功耳。

刘潜江曰：贯众但以解邪热之毒，故遇毒则无不解。然多生山阴近水处，而冬夏俱不死，且百叶俱贯于一根，岂非禀阴之厚，而能撤诸阳之毒，以出于外者欤。故多治血病。然以此思其力之所可及，似不外于撤毒，用者岂得同他血药以漫投哉。

张石顽曰：王璆《百一选方》言食鲤鱼羹，为骨所鲠，百药不效，或令以贯众煎浓汁连进，一咯而出。可见软坚之功，不但治疮治血而已。

《本草述》：疫气发时，以此药置水中，令人饮此水，则不传染。

李时珍曰：此草茎叶如凤尾，其根一本，而众枝贯之，故草名凤尾，根名贯众、贯节、贯渠，渠者魁也。

按：诸家本草，均谓贯众有毒。缪仲醇则谓《止应》云有小毒，独黄宫绣则云无毒。夫贯众解毒之效，人所共知，岂得谓其有毒。且谓其有毒者，不能指出其毒在何处，故吾取于黄氏之独辟众说也。

禁忌：病人虚寒，无实热者勿服。

青葙子即草决明　微寒，治一切目疾。《本草新义》

张景岳曰：青葙子，野鸡冠子也，味微苦微寒，能清肝火血热。故治赤眼，退赤障，消翳肿，镇肝明耳目。亦去风湿、恶疮、疥癞。

张石顽曰：青葙子治风热目疾，与决明子同功。《本经》虽不言治目疾，而主唇口青，为足厥阴经药，其明目之功可推。其治风瘙身痒，皮肤中热，以能散厥阴经中血胍之风热也。

禁忌：瞳子散大者忌服。

竹茹　性清凉。治五中烦热，膈噎呕哕，吐血衄血。《本草新义》

缪希雍曰：入足阳明胃经，甘寒能解阳明之热。又曰：温胆汤用之，能宁神豁痰。

刘潜江曰：身半以上，天之阳也，阳中有阴，然后阳不上僭。

竹，阳中阴也，故叶则清心肺之阳。竹皮去青，惟取近里黄皮，是又稍近于里，故又清胃脘之阳，为胃热呕吐呃逆要药。其疗吐血崩中者，血固生化于胃也。如产后烦热，小儿热痫，皆不离心胃以为主治。

张石顽曰：竹茹，其性虽寒而滑，能利窍，可无郁遏客邪之虑。

吴鞠通曰：竹茹，以竹之脉络，通人之脉络。

王秉衡曰：竹茹清五志之火，祛秽浊之邪，调气养营，可塞血窦。胎前产后，无所不宜。

黄元御曰：《金匮》竹皮大丸，用竹茹治产妇乳子中虚，烦乱呕逆者，竹茹降逆而止呕也。橘皮竹茹汤，用之降哕逆，以其降逆而驱浊也。又曰：竹茹甘寒之性，善扫瘀浊而除呕哕，清金敛肺，更其所长。

竹叶　甘寒。清心热，降肺气，止咳逆，解狂烦。《本草通元》

黄宫绣曰：竹叶，轻能解上，辛能散郁，甘能缓脾，凉能入心，寒能疗热。然大要总属清利之品，合以石膏，则能解除胃热，而不致烦汤不止也。

汪昂曰：叶生竹上，故治上焦。仲景治伤寒发热大渴，有竹叶石膏汤，乃假其辛寒，以散阳明之邪也。

王秉衡曰：竹叶内息肝胆之风，外清温暑之热，故有安神止痉之功。

《本草述》：张仲景竹叶汤惟用淡竹。苏颂曰：今南人乐烧沥，唯用淡竹一品，肉薄，节间有粉者。赵其光曰：一种草类，茎如铁线，叶长尺余，亦名淡竹，止用叶以利水，治喉痹。

天竺黄　苦寒。治中风不语，理幼稚惊痫。《本草必用》

缪仲醇曰：竹黄，即大竹内所结之黄粉，气味功用与竹沥相同。第竹黄气稍缓，而无寒滑之患，故为小儿要药。盖小儿惊痫天吊风热者，亦犹大人热极生风之候也。此能除热养心，豁痰利窍，心家热清而惊平矣。

出天竺国，竹之津气，结于外内。

秦皮　苦寒收涩。治崩带下痢，又治风湿诸痹及目疾。《本草新义》

王翃曰：秦皮，厥阴肝、少阳胆药也。治目病惊痫，取其平木也。治下痢崩带，取其收涩也。又治男子少精，取其涩而补也。性善止水，故能收泪也。

《日华子》曰：秦皮之功，洗肝益精，明目退热。

卢复曰：秦皮水浸即青碧，当取色用。青能入肝，风邪为病，则先见于色，当为风之肝药，治目乃其一端也。

邹润安曰：秦皮其用在皮。凡木之皮，主抽吮津液以上行，故肝胆之火上行，而水不继者，服之有功。

黄元御曰：《伤寒》白头翁汤，用秦皮治热利下重者，以其清热而止泄也。

出秦地，皮有白点，渍水碧色，书纸不脱者真。

禁忌：苦寒伤胃，不宜于胃虚少食之人。

苦楝子即金铃子　寒。泻湿热，利小便，为治疝要药，又能杀虫。《本草新义》

李时珍曰：楝实导小肠、膀胱之热，因引心包相火下行，故心腹痛及疝气为要药。

黄宫绣曰：川楝子，即苦楝子，因出于川，故以川名，又名金铃子。楝实，味苦气寒，微毒。凡人冬时感冒寒邪，至春而发则为温，以致症见狂躁，并疝瘕热被寒束，症见囊肿茎强，掣引作痛，与夫寒热积聚，三虫内蚀者俱宜用此调治。以苦有泄热之功，寒有胜热之义，故能使热悉除。自心下降，由于小便而泄矣。但人止知此为治疝之味，而不知有逐热解狂之力，以至废而不治。

张石顽曰：昔人以川楝为疝气腹痛，杀虫利水专药，然多有用之不效者。不知川楝所主，囊肿茎强木痛湿热之疝，非痛引入腹，厥逆呕涎之寒疝所宜。夫疝瘕由寒束热邪，每多掣引作痛，必需川楝之苦寒，兼茴香之辛热，以解错综之邪。

川产良，酒蒸，去皮核，取肉用，实名金铃子，其子如小铃，熟则黄色，名金铃，象形也。

苦楝树皮，治绦虫、蛔虫。

禁忌：脾胃虚寒者大忌。

密蒙花 微寒。治目疾，及小儿疳气攻眼。《本草新义》

唐容川曰：密蒙花散眼内之风。

张石顽曰：密蒙入肝经血分，润肝燥，为搜风结散，目疾之专药。

沈金鳌曰：本草详载密蒙花，主治诸症，要皆肝虚有热所致。盖目者肝之窍也，目得血而能视，肝血虚则为青盲肤翳，肝热甚则为眵泪赤肿，赤脉及小儿痘疮余毒，疳气攻眼等病。密蒙花甘能补血，则血分充塞，能凉血，则血热除，诸症宁有不愈者乎。

产蜀中，叶冬不凋，其花繁密蒙茸，故名。

柿蒂 止呃逆。《本草备要》

黄宫绣曰：柿蒂味苦气平，时珍谓其苦温似非。又曰：竹茹、芦根，则较柿蒂性凉。

张石顽曰：柿之生青熟赤，生涩熟甘，独蒂之涩，始终不改。《济生方》治呃逆，专取柿蒂之涩，以敛内蕴之热，丁香、生姜之辛，以散外郁之寒，深得寒热兼济之妙用。

吴鞠通曰：柿成于秋，得阳明之燥金主气，且其形多方，他果未之有也。故治肺胃之病有独胜，柿蒂乃柿之归束处。凡花皆散，凡子皆降，凡降先收，从生而散而收而降，皆一蒂为之也。治逆呃之能毕矣。又曰：草木一身，芦与蒂为升降之门户，载生气上升者，芦也；受阴精归藏者，蒂也。格物者不可不于此会心焉。

柿霜，专清肺胃之热，治咽喉口舌疮痛，肠风痔漏。

柿干同于霜柿，但力稍缓。

王秉衡曰：鲜柿，以熟透不生核者良。味甘性寒，养肺胃之阴，宜于火燥津枯之体，脾气虚寒者啖之即泻。干柿，以北产无核者良，本草已载其功，而滋补脾胃，最宜于小儿，凡小儿忌食香燥干硬等物，以疳者干也，又疳字从甘。弗食酸甘果品杂物，惟柿树不生蠹。故小儿初进谷食，宜用干柿，饭上蒸熟，嚼饭喂之，自无疳虫胀泻诸病。此古人所未言也。

梨 甘微酸寒。润肺凉心，消痰降火，止渴解淋，利大小肠，伤寒发热，热吐痰喘，中风失音，切片贴汤火伤。《本草备要》

王秉衡曰：梨不论形色，总以心小肉细，嚼之无渣，而味纯甘者，为佳。凡丹石烟火，煤火酒毒，一切热药为患者，啖之立解。温热虚病，及阴虚火炽，津液燔涸者，捣汁饮之，立效。此果中之甘露子，药中之圣醍醐也。

张石顽曰：《别录》著梨，止言其害，不言其功。时珍曰：古人论病，多主风寒，用药皆是桂、附，故不著其功。今人痰病，十居六七，梨之能润肺凉心，降火消痰，解毒治风热，诚为今时之要品，不可阙者也。

顾松园曰：凡人有痛处，口渴脉数，此痈疽将成之候，惟昼夜食梨，可转重为轻。膏粱之家，厚味醇酒，纵恣无节，必多痰火猝中痈疽之病，常食梨可免。

李士材曰：梨者利也，流利下行之谓也。汪昂曰：生者清六腑之热，热者滋五脏之阴。实火宜生，虚火宜熟。又曰：与莱菔相间收藏，则不烂。

禁忌：脾虚泄泻者勿用。盖梨是冷利之物，误啖多致寒中。

西瓜 甘寒。解暑清热，消烦止渴，疗喉痹，漱口疮。《本草必用》

张石顽曰：西瓜瓤色赤味甘，能引心包之热，从小肠、膀胱下泄，以其得西方金气于三伏中，故能解太阳阳明中暍，及热病大渴，故有天生白虎汤之称。而春夏伏气发温之热病，觅得隔年藏者敢之，如汤沃雪。

汪昂曰：西瓜生冷，多食伤脾助湿。《卫生歌》云：瓜桃生冷宜少食，免致秋来成疟痢。瓜性寒，曝之尤寒，瓜曝则寒，油煎则冷，物性之异也。

铜青 酸平，微毒。主妇人血气心痛，金疮止血，明目，治恶疮，吐风痰，杀虫。《握灵本草》

黄宫绣曰：铜青俗所云铜绿者，是也，与空青所产不同。铜青气禀地阴，英华外见，藉醋结成，故味苦酸涩气寒，能入肝胆二经。酸入肝而敛，所以能合金疮止血。苦寒能除风热，所以能去肤赤及鼻息肉。苦能泄结，所以醋蘸喉中，则吐风痰，而使血气心痛皆止。为散，能疗喉痹牙疳。醋调，揩腋下治狐臭。姜汁调，点烂沿风眼，去痞杀虫，所治皆厥阴之病。

《内科新说》：铜绿，系酸水与铜相连而生，外用能杀毒，或用铜绿细末洒疮上，杀浮肉良。

《抱朴子》云：铜青涂木，入水不腐。按：铜青不惟有祛腐之功，而并有防腐之性也。

空青 甘酸而寒。益肝明目，通窍利水。《本草备要》

赵其光曰：空青与绿青，皆产益州与凉州等铜坑中，大块中空，内有青绿珠，即真。若初出穴，则中空有水，久则干如珠矣。

甘酸大寒，益肝气胆汁，通血脉，利窍，养精神，为明目之神品。如无，以石青代之。

《广阳杂记》云：余昔在杭州，遇一满州老人，双目皆矇，药不能立时奏效。有贷空青者，其人酬以重价，将用之矣，始问之余。余曰：此物生铜坑中，必铜精也，铜性能伐肝，有余之症，自无不愈。今公年老而脉症俱虚，当用温补之品，若用此当无益有损。其人且信且疑，乃破青取水，先点右目，一夜大痛，目睛爆淬，始悔不用余言，而犹赖余获全其左目也。后用养肝滋阴之剂，将及一载，左目复明。观此益知审症用药，辨品宜精，未可轻用也。

海浮石 咸平。能化积块老痰，可消瘿瘤结核。《本草必用》

朱丹溪曰：海石治老痰积块，咸能软坚也。

李时珍曰：浮石乃水沫结成，色白而体轻，其质玲珑，肺之象也。气味咸寒，润下之功也。故入肺，除上焦痰热，止咳嗽而软坚，清其上源，故又治诸淋。余琰《席上腐谈》云：肝属木，当浮而反沉；肺属金，当沉而反浮，何也。肝实而肺虚也，故石入水则沉，而南海有浮水之石，木入水则浮，而南海有沉水之香，虚实之反如此。

禁忌：多服损人气血，以其有克削之力也。

石膏　甘辛淡，大寒。主日晡热蒸，口干舌焦燥，神昏谵语，气逆惊喘，溺闭渴饮，中暑自汗，胃热发斑牙痛。《本草求真》

朱丹溪曰：本草药之命名，多有意义，或以色，或以形，或以气，或以质，或以味，或以能，或以时，是也。石膏固济丹炉，苟非有膏，岂能为用。此兼质与能而得名，昔人以方解为石膏误矣。彼方解石只有体重质坚性寒而已，求其有膏者焉在哉。按：陆九芝云：石膏不可煅，煅则如石灰，不可用矣。

缪希雍曰：石膏禀金水之正，得天地至清至寒之气，故其味辛甘，其气大寒。辛能解肌，甘能缓热，大寒而兼辛甘，则能除大热。其所主治诸证，多由足阳明胃经邪热炽盛所致。其手太阴肺、手少阳三焦，固其同气以为病者也。诸本草未言治暑及治斑毒，然此正为要药。此味值热盛邪炽各证，起死回生，功同金液，若用之勘少，则难责其功，世医罔解，故特表而出之。

王孟英曰：石膏为治暑良药，然内挟痰湿者，虽当用，亦必佐以宣化之品。

高士宗曰：石膏味辛性寒，为阳明之主药。若元气虚而燥热，必配人参，《伤寒》所以有人参白虎汤。

张隐庵曰：石膏质重则能入里，味辛则能发散，性寒则能清热，其为阳明之宣剂凉剂者如此。

禁忌：能寒胃，令人不食，非腹有极热者，不宜轻用。又壮盛人生用，虚人糖拌炒，恐防脾胃。

食盐　咸寒。擦齿而止痛，洗目而祛风，二便闭结，纳导随通，心腹烦疼，服吐即愈，治疝与辟邪有益，痰停与霍乱无妨。《医宗必读》

李时珍曰：治积聚结核用盐者，咸能软坚也。诸痈疽眼目及血病用之者，咸走血也。诸风热病用之者，寒胜热也。大小便病用之者，咸能润下也。骨病齿痛用之者，肾主骨，咸入肾也。吐药用之者，咸引水聚也。诸蛊及虫伤用之者，取其解毒也。

王秉衡曰：古人但云咸能软坚，咸能润燥，而不知咸能坚软，咸能燥湿。试观一切易腐之物，得盐腌之，即坚干而可经久。凡盐仓工作之人，从无患脚气者，以其践踏于盐地，故湿气不能病也。又曰：虚火上炎者，饮淡盐汤即降，故为引火归元之妙品。吐衄不止者，盐卤浸足立愈。

青盐，即戎盐，出西羌，不假煎炼，方棱明莹色青者良。甘咸而寒，入肾经，助水脏，平血热。治目痛赤涩，吐血溺血，齿舌出血，坚骨固齿，余同食盐。

禁忌：水肿及消渴者忌之。

芒硝 咸，大寒。除邪热，通二便，破坚积而荡宿垢，逐血瘀而攻结痰。《本草必用》

黄宫绣曰：硝生于卤地，其性最阴，善于消物，故以硝名。其味苦而且辛，凡五金八石，用此俱能消除，况人脏腑积聚乎。如仲景大陷胸汤、大承气汤、调胃承气汤之类，虽有大黄可以除热，然亦不得不假软坚之药耳。

顾松园曰：水煎倾盆凝结，在下粗朴者为朴硝，又名皮硝、咸硝。其质重浊，力紧急而不和，只可施于卤莽壮实之人，及敷涂肿毒火丹之用。在上如麦芒者为芒硝，如牙者为马牙硝，其质稍清。用质清者再经煎炼，为元明粉，尤为精粹。究其功用皆同，无热不荡，无结不散，无坚不磨，无积不推，其勇往直前，邪热深固，坚结不通者，用之如神。

又曰：若非邪结下焦，坚痛不可按者，忌用，恐其误伐真阴也。

元明粉，主用相同，功力稍缓，能退膈热，可除烦躁。

风化硝，以芒硝于风日中，消尽水气，自成轻飘白粉。治上焦心肺痰热，而不泄利。

硝石，又名火硝、焰硝，银工家用化金银，兵家用作火药。其功用与朴硝相似，朴硝其性但能下走，不能上升，阴中之阴也。硝石其性能上升，水中之火也。

寒水石　辛咸，寒。治时行大热，口渴水肿。《本草求真》

寒水石，又名凝水石，又名泉石。生于卤地，因盐精渗入土中，年久结聚而成，精莹有棱者也。以其性禀纯阴，治热利水，适相宜耳。莹白含之即化者真，但真者绝少，唐宋诸方，寒水石是石膏，不得混用。

雪水　甘寒。治时行瘟疫，宜煎伤寒火暍之药，抹痱良。《本草备要》

《医理发明》：雪水性寒，腊月收者佳，能清阳明里热，化时行热毒，止热渴。凡患时热之症，周身作热，久热不退，服清热推荡之药，兼饮雪水，使阴能化阳，其热自退。若作热无汗，多饮，即阴以化其阳，必得大汗，其热即退而愈。雪水与冰相同。

腊雪水浸五谷种，则可以耐旱，并无虫灾。春雪水则易败生虫，不可用。

冰，甘寒，太阴之精，水极似土。伤寒阳毒，热甚昏迷者，以一块置膻中良，解烧酒毒。

《本草新义》：冰，止血止吐，效更捷于冷水。

《西药略释》：凡以冰水疗症，功能平脉，及可去炎，或用冷水代之亦可。主治周身发热，即以布蘸冰水铺之，而热可略散。头脑积血作痛，及身上或有肿痛，亦以布蘸冰水敷之，自可散血止痛消肿。如被汤火所伤，即照上法敷之亦验。但此症必须久敷，及频换冰水，方能获效，如大肠及胃发炎，宜饮冰水。

儿茶—名孩儿茶　微寒。清热化痰，止血定痛，涂金疮口疮。《本草新义》

汪昂曰：苦涩，清上膈热，化痰生津，止血收湿，定痛生肌，涂金疮口疮，阴疳痔肿。

《西药略释》：儿茶，该树产缅甸、印度及西印度等处。若儿茶一物，乃取此木熬水煎炼至稠，然后或摊席上，或置器上，用以晒成者也。功用能敛，每服宜用三五分。

《内科新说》：儿茶，此树印度、新嘉坡等处俱有，取其汁晒干成块，切作四方形，用以入药。性收敛，身虚泻泄，及大小肠血出者宜之，能止泻止痛，大有功力。喉咙软弱，语音不响者，用儿茶水漱之。

熊胆　苦寒。凉心平肝，明目杀虫，治惊痫五痔。《本草备要》

刘潜江云：熊为阳兽。缪氏曰：其性温，能通行经络。凡诸胆皆苦寒，而熊胆之用较殊者，或亦此之故欤。钱乙谓以半粒投水中，则运动如飞。周密言能辟尘，即此二论合之，则所谓点目去翳，与涂久痔最效者。固不徒以苦寒清火见效，或亦秉阴中之阳，阳中之动，能开散其气血之为邪结者乎。

又云：熊每升木引气，冬月蛰时不食，饥则舐其掌，故其美在掌。观此引气并冬蛰亦能食气，是熊之于气也，有殊性殊功。

熊胆以少许研，滴水中，挂下如线，直至水底不散者真。

禁忌：目疾由肝肾虚，不由肝脾热壅，闭塞气血者，忌服。

石决明_{名珍珠母}　咸平。除肺肝风热，青盲内障，点目外障，骨蒸劳热，通五淋，解酒酸。《本草备要》

张石顽曰：石决明，叶咸软坚，入肝肾二经，为磨翳消障之专药。又治风热入肝，烦扰不寐，游魂无定。《本事方》珍珠母丸与龙齿同用，取散肝经之积热。

李士材曰：石决明，又名千里光，以其功效名之，可以浸水洗眼，目病之外，无他用也。

如蚌而扁，惟一片无对，七孔、九孔者良。

禁忌：须与养血药同用，不宜久服，令人寒中，非其性寒，乃消乏过当耳。

珍珠　咸寒。安魂定悸，除热解毒，眼科用以点目退翳，外科用以收口生肌。《本草必要》

缪希雍曰：珠禀太阴之精气而结。故中秋无月，则蚌无胎，其体光明，其性坚硬，味甘微咸，气寒无毒，入手少阴足厥阴经。心虚有热，则神气浮越。肝虚有热，则目生肤翳障膜。除二经之热，故能镇心，去目中障翳也。

汪昂曰：虽云泻热，亦藉其实气也，大抵宝物多能镇心安魂，如金箔、琥珀、珍珠之类。龙齿安魂，亦假其神气也。

绢包入腐中煮研细。

金汁　苦寒。治热病狂渴，清痘疮血热，解百毒有效。《本草必用》

李中梓曰：金汁浊阴归下窍，有降无升，入土既久，去浊留清。身中诸火逆上，仍用身中降火之品治之，此竹破须将竹补，抱鸡还用卵为之法也。阳明实热发狂，痘疮紫黑干枯，非此莫能治疗。

刘潜江曰：治阳明入府之实热，即用阳明府转化之浊阴，可谓善于对待矣。然何以别于小水之用乎，盖缘虽同为浊阴，而此之浊更甚于小水。浊甚而气之阴亦甚，故曰其气味苦寒，与小水之咸寒者不同也。浊阴皆归下窍，而浊之甚者尤善降，此其异于小水之用者也。至解诸毒，如希雍所云以苦寒降辛热，良然。第苦寒之味不少矣，何为臭秽之物较胜耶。盖毒之伤人脏腑，即解以脏腑所转化之苦寒，不更亲切而善于脱化乎哉。

金汁，系取粪入罈，埋于土内，三年取出，莹清如水者是。因其得土气最厚，故能入胃大解热毒。

禁忌：非阳明实热勿用。

秋石 滋肾水，理虚劳，消痰嗽，退骨蒸。《本草通元》

张石顽曰：秋石，以秋命名，专取秋气下降之意，制法以童溺煅炼，去其咸寒，转成温补。能滋阴降火而不伤胃，补益下元真火。散瘀血，助阴精，降邪火，归真阳，止虚热嗽血，骨蒸劳瘵之仙品也。又云，秋石之真者，尤不易得，苟非雇佣督制，总难轻用也。

黄宫绣曰：绣窃谓秋石补处少而清处多，温处少而寒处多。虚劳火重，服此似不甚碍，间有微功，亦非补中正剂。若使气薄火衰水泛，纵经煅炼，终不免有虚虚之祸矣。

第十九类　泻　火

黄芩　气味苦寒，无毒。主治诸热，黄疸肠澼泄痢，逐水下血闭，恶疮疽蚀火疡。《本经》

《本草述》：按罗天益曰：肺主气，热伤气，黄芩能泻火益气而利肺，则其为肺经气分之剂无疑。在《本经》首言治诸热，是举其功之大概也。然次即承以黄疸，肠澼泄痢。又次更承以逐水，下血闭，则《本经》之主治诸热者，功专于湿热明矣。如洁古之泻肺火，治脾湿，不同是疗湿热之义欤。

刘潜江曰：芩、连俱治湿热，但黄芩治其由热而化湿者。黄连治其由湿而化热者。《内经》所谓治病必求其本，即芩、连两味，便有分别若此矣。赵其光曰：黄芩治湿热伤肺气，黄连治湿热伤心血，黄芩治血积血闭失血者，亦由肺热除，则肺阴入心生血，入胃而泌津液以变血，入二肠以化血，亦是气化而血乃畅耳。

唐容川曰：黄芩味苦，中多虚空，有孔道。人身惟三焦是行水气之孔道，主相火，黄芩中空有孔，入三焦，而味又苦，故主清相火。

黄元御曰：黄芩苦寒，并入肺胆，泄相火而清风木，肝胆郁热之证，非此不能除也。然甚能寒中，厥阴伤寒脉迟，而反与黄芩汤彻其热，脉迟为寒，今与黄芩汤复彻其热，腹中应冷，当不能食。小柴胡汤，腹中痛者，去黄芩，加芍药；心下悸，小便不利者，去黄芩，加茯苓。凡脉迟，腹痛，心下悸，小便少者，忌之。

秦蜀近地皆有之，枯而轻飘者，泻肺火上行；细实而坚者，泻大肠火下行。中虚者为枯芩，即片芩；内实者名条芩，即子芩。上行酒炒；泻肝胆火，猪胆汁炒。

黄连 气味苦寒，无毒。主治热气，目痛眦伤泣出，明目，肠澼腹痛下痢，妇人阴中肿痛。《本经》

徐洄溪曰：苦味属火，其性皆热，此固常理。黄连至苦而反至寒，则得火之味，与水之性者也。凡药能祛湿者，必增热，能除热者必不能祛湿。惟黄连能以苦燥湿，以寒除热，一举两得，莫神于此。

刘完素曰：古方以黄连为治痢之最。盖治痢惟宜辛苦寒药，辛能发散，开通郁结，苦能燥湿，寒能胜热，使气宣平而已。诸苦寒药多泄，惟黄连、黄柏性冷而燥，能降火祛湿而止泻痢，故治痢以之为君。

汪讱庵曰：黄连泻心火，佐以龙胆泻肝胆火，白芍泻脾火，石膏泻胃火，知母泻肾火，黄柏泻膀胱火，木通泻小肠火。郑奠一曰：热郁恶心欲吐，用黄连数分甚效。

黄宫绣曰：黄连厚肠胃一语，互为传播，以贻害无穷。讵知黄连止属泻心之品，除湿之味，即云肠澼能止，口干能除，痞满腹痛能消，痈疽疮疡能愈，肝虚能镇，与夫妇人阴蚀，小儿疳积，并火眼赤痛，吐血衄血等症，无不由此调治。亦何莫不因湿除火退而言，岂于湿除火退之外，尚有治效之著哉。况此性禀纯阴，在人肠胃素厚，挟有燥湿火热，服之过多，尚有偏性为害而致胃肠顿绝，生气渐减，矧有脾阳素弱，而可恃为常服者乎。

《内科新说》：黄连功用补胃补血，治胃不消化，不思食，虚弱，黄证，寒热，泻利。中土医书列之泻心剂中，盖因多服则略泻之故，而不知其功力实长于补，与参、芪、苓、术相同也。又云：江浙以北黄连价昂，或西洋人参亦可用。按：西说以黄连苦能开胃，故以为补。又拟之于西洋人参，则其用黄连，取其苦凉微补可知。且时与桂皮、丁香皮同用，其于寒热之间，亦有调剂之法也。至云与参、芪、苓、术相同，则存其说而不可泥矣。

出四川者瘦小，状类鹰爪，连珠者良。云南次之。

禁忌：大苦大寒，但能祛邪、涤热，焉能济弱扶虚，凡血少气虚，脾胃薄弱者，均在禁例。

胡黄连 苦寒。治骨蒸劳热，五心烦热，三消，五痔，温疟泻痢，女人胎蒸，消果子积，为小儿惊疳良药。《本草备要》

唐容川曰：胡黄连中空，与黄芩均能走膜中空窍，而味极苦，正治相火，故主骨蒸，此与黄连之苦不同。黄连得苦之正味，故入心泻热，胡连得苦兼酸之变味，故入肝胆及三焦。

缪希雍曰：胡黄连得天地清肃阴寒之气，故其味至苦，其气大寒，性则无毒。其所主诸证，以至苦大寒极清之性，能清热自肠胃以次于骨，一切湿热邪热，阴分伏热，所生诸病，莫不消除。

钱仲阳曰：凡小疳热，肚胀潮热发焦者，此热势已极，但不可用大黄、黄芩伤胃之药，致生他症。只以胡连五钱，五灵脂一钱为末，雄猪胆汁丸绿豆大，米饮一二十丸。

刘潜江按：李东璧曰：胡黄连，其性味、功用似黄连，故其名乃尔。第观其治劳，则又未能尽似也。五劳证中，或发寒热，或骨蒸作热，或往来潮热，或五心常热，或自汗盗汗，如胡黄连，正为主治之味，是其不尽似者也。

第先哲类以疗小儿疳疾，虽黄连亦多用之治疳，然不如兹味有专功，是则尤为可参耳。

又曰：胡黄连，本草言苦平。苏恭乃云大寒，然尝其味，其苦不及黄连，则大寒之说，宜再审之。

出波斯国，今秦陇、南海亦有之，心黑外黄，拆之尘出如烟者。

禁忌：胃虚脾弱者勿轻投，须与保脾胃药同施。

知母　气味苦寒，无毒。主治消渴热中，除邪气，肢体浮肿下水，补不足，益气。《本经》

张隐庵曰：知母质性滋润，得寒水之精，故气味苦寒，有地参、水参之名。又名连母、蚔母者，皮有毛而肉色白，禀秋金清肃之气，得寒水之精，而禀秋金之气，须知水之有母也。禀金水之精，故主消渴、热中。皮外有毛，故除皮毛之邪气。肉厚皮黄，兼得土气，故治肢体浮肿。下水，补不足者，补肾水之不足。益气者，益肺气之内虚，夫金生其水，故补肾水之不足。土生其金，故益肺气也。

陈修园曰：《金匮》有桂枝芍药知母汤，治肢节疼痛，身体尪羸，脚肿如脱，可知长沙诸方，皆从《本经》来也。

张景岳曰：古书言知母佐黄柏，滋阴降火，有金水相生之义。盖谓黄柏能制膀胱命门阴中之火，知母能清肺金，制肾水化源之火，祛火可以保阴，是即所谓滋阴也。故洁古、东垣，皆以为滋阴降火之要药。继自丹溪而后，则皆用以为补阴，诚大谬矣。夫知母以沉寒之性，本无生气，用以清火则可，用以补阴，则何补之有。

《理虚元鉴》：凡治虚劳之证，当分已成、未成二候。《丹溪心法》有云：虚损吐血，不可纯用苦寒，恐致相激，只宜琼玉胶主之，此就已成虚劳者言之也。其所用滋阴百补丸，并用知柏二味，此就未成虚劳者言之也。盖此以苦补肾之法，惟丹溪知之。丹溪而后，则一遇咳嗽吐血，而早用此二味，则其误甚矣。

禁忌：阴寒之品，久服则令人泄。故肾虚阳痿，脾虚溏泄，不思食，不化食者，皆不可用。

青黛　咸寒。治伤寒赤斑，散五脏郁火，除疳热而杀虫，疗疮肿而涂敷。《本草必用》

张石顽曰：青黛乃蓝聚浮沫，搅澄掠出收干，泻肝胆，散郁火。治温毒发斑，及产后热痢下重。《千金》蓝青丸用之，天行寒热头痛，水研服之，与蓝同类，而止血拔毒杀虫之功，似胜于蓝。又治噎膈之疾，取其化虫之力也，和溺白涂冰片，吹口疳最效。

张景岳曰：青黛味微咸而寒，性与靛青大同。解诸热毒虫毒，金疮热疮，或干糁，或以水调敷。若治诸热疮毒，或用马齿苋加青黛同捣傅。若治天行头痛，瘟疫热毒，及小儿诸热惊痫发热，并宜水研服之。

丹溪曰：青黛能收五脏之郁火，解热毒，泻肝，消食积。

缪希雍曰：青黛禀阴寒之气，解毒除热，固其所长，古方多用之诸血证者。使非血分实热，而病生于阴虚内热，阳无所附，火空上炎，发为吐、衄、咯、唾等证，用之非宜。血得寒则凝，凝则寒热交作，胸膈或痛，病愈剧矣。

刘潜江曰：但取殿桶中浮起者晒干，用时水飞去脚，缘中有石灰，入服饵药中，宜飞净也。

大青，即蓝叶与茎，大泻肝胆实火，以祛心胃热毒，故于时疾阳毒，发斑喉痹等证，最宜。

黄宫绣曰：斑由里实表虚而得，故斑得以透肌。斑如疹子者其热轻，斑如锦纹者其热重，斑紫黑者其热重而胃烂也。古方治赤斑烦疼，有犀角大青汤。

李象先曰：阳毒则狂斑烦乱，以大青、升麻，可厄困笃。

娄全善曰：大青能通解心胃热毒，不特治伤寒也。

板蓝根，即马蓝，郭璞所谓大叶冬蓝者，苦寒无毒。东垣《普济》消毒饮中用之，以治天行大头热毒，谓之鸡惊瘟者是也。

李时珍曰：诸蓝形虽不同，而性味不远，皆能解毒除热。

卢之颐曰：蓝酿之成殿，色成胜母，青出于蓝而青于蓝者也。色青当入肝，为肝之的药，亦可为肝之肾药；以多汁而气寒也，亦可为肝之心药，以味苦而性通彻也。

丹溪曰：蓝属水，能使败血归经络。

龙胆草 大苦大寒。治骨间寒热，惊痫邪气，时气温热，热痢疸黄，温热脚气，咽喉风热，赤睛胬肉，痈疽疮疥。《本草备要》

东垣曰：退肝经邪热，除下焦湿热之肿。

缪希雍曰：龙胆草，禀天地纯阴之气以生，故其味大苦涩，其性大寒而无毒。

张洁古曰：下行之功，与防己同，酒浸则能上行外行。又云：治两目赤肿睛胀，瘀肉高起，痛不可忍，以柴胡为主，龙胆为使，治眼中之病，必用药也。

李时珍曰：相火寄在肝胆，有泻无补，故龙胆之益肝胆气，正以其泻肝胆热邪也。但大苦大寒，过服恐伤胃中生发之气，反助火邪，亦犹久服黄连，反从火化之义。

徐洄溪曰：药之味，涩者绝少，龙胆之功皆在于涩，此以味为主也。涩者酸辛之变味，兼金木之性者也，故能清敛肝家之邪火。人身惟肝火最横，能下挟肾中之游火，上引包络之相火，相持为害，肝火清则诸火渐息，而百体清宁矣。

唐容川曰：胆草、胡黄连，味苦而坚涩，皆泻肝胆之木火。惟胆草根多而深细，故泻火并兼降利。胡黄连则守而不走，是宜细别。

《西药略释》：龙胆草补身开胃，内服用水泡、酒泡俱可。

出吴兴者为胜，甘草汤浸一宿，晒干用，或称为草龙胆。

禁忌：禀纯阴之气，但以荡涤肝胆之热为职。脾胃虚寒者，不可轻投。

玄参　苦咸，微寒。补肾益精，退热明目，理虚劳骨蒸，解伤寒斑毒，止烦渴，利咽喉，能散瘰疬，可消肿毒。《本草必用》

缪希雍曰：玄参正禀北方水气，而兼得春阳之和气，故味苦而微寒，无毒。《别录》兼咸，以其入肾也，为足少阴经君药。黑乃水色，苦能下气，寒能除热，咸能润下软坚。

王海藏曰：易老言玄参乃枢机之剂，管领诸气上下，肃清而不浊。故《活人》治伤寒阳毒，用玄参升麻汤，治汗吐后毒不散，即知肃清枢机之剂。以此论之，治空中氤氲之气，无根之火，以玄参为圣药也。

李时珍曰：肾水受伤，真阴失守，孤阳无根，发为火病，法宜壮水以制火。故玄参与地黄同功，其消瘰疬，亦是散火，刘守真言结核是火病。

王孟英曰：玄参味苦咸微寒，壮水制火，通二便，肾水上朝于天，其能滋液干，固不待言。《本经》称其主治腹中寒热积聚，其兼能解热结可知。又曰：有患阴虚火炎者，面赤常如饮酒之态，主一味玄参汤。

唐容川曰：玄参色黑，味苦而有液，则泻火之功少，而滋肾之功多。

汪讱庵曰：玄参本肾药而治上焦火证，壮水以制火也。肾脉贯肝膈，入肺中，循喉咙，系舌本。肾虚则相火上炎，此喉痹咽肿，咳嗽吐血之所由来也。按：玄参之能治此者，与黄芪能治下焦带浊崩淋同义。

赵其光曰：丹参色赤，禀君火之气下交中土。玄参色黑，禀寒水之气上交于肺。

禁忌：性寒而滑，脾虚泄泻者忌之。

射干　苦寒，有毒。解痰结，泻火散血，治喉痹咽痛。《本草新义》

黄宫绣曰：射干形如鸟羽乌扇，又以乌扇为名，辛苦微寒。书载泻火解毒，散血消痰。然究毒之所胎，血之所聚，痰之所积，又皆因火结聚而成。射干苦能降火，寒能胜热，兼因味辛上散，俾火降热除，而血与痰与毒，无不因之而平矣。

张石顽曰：苦能下泄，辛能上散，《本经》治咳逆上气，喉痹咽痛，不得消息，专取散结气之功，为喉痛咽痛要药。痘中咽痛，随手取效，以其力能解散毒郁也。治腹中邪逆，食饮大热，是指宿血在内发热而言，即《别录》疗老血在心脾间之谓。《金匮》治咳而上气，喉中水鸡声，有射干麻黄汤。又治疟母鳖甲煎丸，用乌扇烧过，取其降厥阴之相火也。火降则血散肿消，而痰结自解。

禁忌：射干虽能泄热散结，消肿痛，然无益阴之性，故《别录》云，久服令人虚也。

天门冬　甘苦，大寒。治肺痿肺痈，吐脓吐血，痰嗽喘促，消

药物学讲义·第十九类　泻火

199

渴嗌干，足下热痛，虚劳骨蒸。《本草备要》

缪希雍曰：天门冬，禀大寒之气以生，得地之阴精独厚。味虽微苦，甘而带辛，其气大寒，其性无毒，要以甘多者为胜。味厚于气，阴也，降也，除肺肾虚热之要药也。

又曰：痰之标在脾胃肺，其本在肾。若非肾家有火，炎上薄肺，煎熬津液而成黏腻，则痰何自生。天冬味苦气寒，能清热保肺，下通于肾，故为清肺消痰止嗽必用之药。又肺为华盖，喜清肃而恶烦热，亦畏湿热。平则和安，发声清亮，一受火贼，则痰壅咳逆气喘吐血寒热声哑之症出焉。热泄则痰散而肺清，肺清则津液流通，气行下降，而诸症悉除矣。

赵其光曰：麦冬走经络、上行，止咳功胜。天冬滋肾运行泄下，消痰功胜。又曰麦冬甘胜，故清心复脉；天冬苦胜，故通肾益精。

刘潜江曰：天冬治火盛作燥之痰，名为火痰，本于阴气之厚以化燥，而痰自清。半夏治湿盛作滞之痰，名为湿痰，本于辛燥之气以散湿，痰自行。二者本是相反对治之药。

禁忌： 性寒而滑，若肠胃虚而泄泻恶食者，大非所宜。即有前证，当同米仁、山药、白芍、甘草、茯苓用，或用麦冬代之。因天冬润滞之味，同于麦冬，而清冷之性，过于麦冬也。

牡丹皮 辛苦微寒。清血中之伏火，凉无汗之骨蒸，除肠胃积血，治神志不足。《本草必用》

缪希雍曰：牡丹皮禀季春之气，而兼得乎木之性，阴中微阳。其味苦而微辛，其气寒而无毒，其色赤而象火，故入手少阴厥阴、足厥阴，亦入足少阴经。辛以散结聚，苦寒除血热，入血分凉血热之要药也。血中伏火，非此不除，故治骨蒸无汗，及小儿痘疮血热。

唐容川曰：丹皮色味亦类红花，而根性下达，与花不同，故主在内，乃泄中焦之血。

李时珍曰：伏火即阴火也，阴火即相火也，世人专以黄柏治相火，不知丹皮之功更胜，故仲景肾气丸用之。

张元素曰：丹皮治无汗之骨蒸，地骨皮治有汗之骨蒸。神不足者手少阴，志不足者足少阴，故仲景肾气丸用丹皮，治神不足也。汪昂按：《内经》云，水之精为志，故肾藏志；火之精为神，故心藏神。

王秉衡曰：丹皮虽非热药，而气香味辛，为血中气药，专于行血破瘀，故能坠胎消癖。所谓能止血者，瘀去则新血自安，非丹皮真能止血也。血虚而感风寒者，可用以发汗，若无瘀而血热妄行，及血虚而无外感者，皆不可用。惟入于养阴剂中，则阴药藉以宣行而不滞，并可收其凉血之功。故阴虚人热入血分而患赤痢者，最为妙品。然气香而浊，极易作呕，胃热者服之即吐，诸家本草皆未言及，用者审之。

禁忌：凉血而又能行血，凡妇人血崩，及经水过期不净，忌与行血药同用。孕妇勿服。

黄柏　气味苦寒，无毒。主治五脏肠胃中结热，黄疸肠痔，止泄痢，女子漏下赤白，阴阳蚀疮。《本经》

张隐庵曰：黄柏气味苦寒，冬不落叶，禀太阳寒水之精，皮厚色黄，质润稠黏，得太阴中土之化。盖水在地之下，水由地中行，故主治五脏肠胃中之结热，黄疸肠痔。治结热者，寒能清热也。治黄疸肠痔者，苦能胜湿也。止泄痢者，先热泄而后下痢，黄柏苦寒能止之也。女子漏下赤白，阴伤蚀疮，皆湿热下注之病。苦胜湿而寒清热，故黄柏皆能治之也。

卢复曰：黄柏木高数丈，其叶经冬不凋，皮之味极苦而性寒，根结实如茯苓状。据气味与象，乃太阳寒水气化所生。太阳之气最高，而檗根坚结。木气专走皮，苦味专走骨，故黄柏能自顶至踵，沦肤彻髓，因热之结聚而发生种种病者，象形对待而治之。

丹溪曰：柏皮走至阴，有泻火补阴之助，非阴中之火，不可用也。火有二：君火者，人火也，心火也，可以湿伏，可以水灭，可以直折，黄连之属可以制之；相火者，天火也，龙雷之火也，阴火也，不可以水湿折之，当从其性而伏之，惟黄柏之属可以降之。

王秉衡曰：黄柏之功，昔人已详之矣，或竟视为毒药，痛戒勿用，毋乃议药不议病之陋习耶。经言肾欲坚，急食苦以坚之。凡下部不坚之病多矣，如茎痿、遗浊、带漏、痿躄、便血、泻痢诸症。今人不察病情，但从虚寒治之，而不知大半属于虚热也。盖下焦多湿，始因阴虚火盛，而湿渐化热，继则湿热阻乎气化，反耗精液，遂成不坚之病，皆黄柏之专司也。去其蚀阴之病，正是何全生气，谁谓苦寒无益于生气哉。盖黄柏治下焦湿热诸证，正与蛇床子治下焦寒湿诸证为对待。

李时珍曰：知母佐黄柏，滋阴降火，有金水相生之义。古云：黄柏无知母，犹水母之无虾也，盖黄柏能制命门、膀胱阴中之火。知母能清肺金、滋肾水之化源。

川产肉厚色深者良，生用降实火，蜜炙则不伤胃，炒黑能止崩带，酒制治上，蜜制治中，盐制治下。

禁忌：苦寒之性，利于实热，不利于虚热。凡胃虚食少，脾虚泻多，忌之。

桑白皮 甘寒。泻肺火而止喘定嗽，利小肠而消肿除胀，下气消痰，除热止渴。《本草必用》

罗谦甫曰：桑皮泻肺，是泻肺中火邪，非泻肺气也，火与元气不两立，火去则气得安矣，故《本经》又云益气。

李时珍曰：桑白皮长于小水，乃实则泻其子也，故肺中有水气，及肺火有余者宜之。

《理虚元鉴》：丹皮、地骨皮之外，又有桑根白皮，清而甘者也。清能泻肝火之有余，甘能补肺气之不足，且其性润中有燥，为三焦逐水妙剂。故上部得之清火而滋阴，中部得之利湿而益土，下部得之逐水而散肿。凡虚劳证中，最忌喘肿二候，金逆被火所逼，高而不下则为喘，土卑为水所侮，陷而失堤则为肿。喘者为天不下济于地，肿者为地不上交于天，故上喘下肿，天崩地陷之象也。是证也，惟桑皮可以调之，以其降气也，故能清火气于上焦，以其折水也，故能奠土德于下位。奈何前人不知，谓无纯良之性，用之当戒，不思物性有全身上下纯粹无疵者，惟桑之与莲。乃谓其性不纯良，有是理乎。

邹润安曰：桑根白皮甘辛而寒，寒者其气下归于肾，甘辛者其味上达于肺脾。肺脾者水津运化之通衢，肾者水津归宿之庐舍。上焦运化不愆，则中之伤者以渐可瘳。下焦归宿有方，则外之羸者以渐能旺。且其物坚致韧密，洁净无瑕，剥其皮为纸，则牢固难败。以其叶饲蚕，则吐丝连续，故又能补虚益气。

吴鞠通曰：桑根之性，下达而坚结，由肺下走肝肾者也，内伤不妨用之，外感则引邪入肝肾之阴，而咳嗽久不愈矣。

桑叶，甘寒，除寒热而止汗出，治咳嗽而止消渴，益血祛风，明目长发。

吴鞠通曰：桑得箕星之精，箕好风，风气通于肝，故桑叶善平肝风。桑叶芳香有细纹，横纹最多，故亦走肺络而宣肺气。

桑枝，苦平，治偏体风痒，疗四肢拘挛，咳嗽能除，脚气可用。

桑椹，甘寒，补血安神，生精止渴。

栀子　苦寒。治胸中懊憹，而眠卧不宁，疏脐下血滞，而小便不利，清太阴肺，轻飘而上达，泻三焦火，屈曲而下行。《本草必用》

徐洄溪曰：栀子形开似肺，肺主皮毛，故专治热毒之见于皮毛者也。

黄宫绣曰：栀子味苦大寒，轻飘象肺，色赤入心，能泻心肺热邪，使之屈曲下从小便而出。然更就其轻清者以推，则浮而上者，其治亦上，故能治心肺之火。就其味苦而论，则苦而下者，其治亦下，故能泻肝、肾、膀胱之火。惟其气浮，故仲景用此以吐上焦之痰滞。惟其味苦，故丹溪用此以降内郁之邪耳。

张隐庵曰：栀子生用，能起水阴之气上滋，复导火热以下行，若炒黑则但从上而下，不能起水阴以上滋。故仲祖栀子豉汤，生用不炒，有交媾水火，调和心肾之功。而后人妄言栀子生用则吐，炒黑则不吐，且以栀子豉汤为吐剂。愚每用生栀子及栀子豉汤，并未曾吐，夫不参经旨，而以讹传讹者，不独一栀子为然矣。

陆以湉曰：本草谓栀子生用泻火，炒黑止血。《临证指南》治外感温证，多用黑山栀。余按：仲景有病人旧微溏，不可与服之禁，盖以其苦寒也，若炒黑，则寒性减矣。

黄元御曰：栀子豉汤治伤寒阳明下后，胃中虚空，客气动膈，心中懊憹，舌上胎者，栀子涌浊瘀而清懊憹也。栀子柏皮汤，治太阴伤寒，发热身黄者，栀子泄湿热而退身黄也。

禁忌：苦寒损胃而伤血，凡脾胃虚弱者忌之，血虚发热者亦忌之，心腹痛不因火者勿用。

地骨皮　甘寒。解虚劳之客热，除有汗之骨蒸，主下焦肝肾虚热，为三焦气分之药，又能降肺中伏火。《本草必用》

唐容川曰：地骨皮极厚，象人膜，味苦气寒，故清三焦之火。三焦与胆，同司相火，然三焦之根在肾，肾中阳气上通，亦以三焦为道路，故肾能移热于三焦。地骨皮入土极深，得土下泉水之气，故能清肾水中之热，能泻命门中热也。

李时珍曰：枸杞、地骨，甘寒平补，使精气充足，而邪火自退。世人多用苦寒，以芩、连降上焦，知、柏降下焦，致伤元气，惜哉。予尝以青蒿佐地骨退热，累有殊功。

沈金鳌曰：地骨皮能治风者，肝肾同治也。肝有热则自生风，与外感之风不同，热退则风自息。夫地骨皮本非入肝之药，丹溪云然者，以肝肾同位而同治，骨皮既能退肾家虚热，则龙火不炽，雷火亦平，自能息肝热所生之风，虽不入肝经，而肝风亦并治也。

《理虚元鉴》：骨皮为枸杞之根，枸杞为补肾要药，然以其升而实于上，故但能温髓助阳。虚劳初起，相火方炽，不敢骤用。若其根则伏而在下也，以其为根也，故能资真阴之水，以其为皮也，故能滋肺叶之枯，凉血清骨，除热退蒸。其功用较丹皮更胜，且其味本不苦，不致倒胃，质本不濡，不致滑脾，有知柏之功，而无其害，最为善品。

禁忌：地骨皮为枸杞之根，入下最深，力能主骨，有风寒外感者忌用之。其说详见《温病条辨》，可补诸家本草之阙。又汪昂曰：

肠滑者忌枸杞子，中寒者忌地骨皮。

枇杷叶 苦辛平。清肺则降火而除痰嗽，和胃则宽中而止呕哕。《本草通元》

苏海峰曰：枇杷叶治肺胃病，取其下气之功也。气下则火降痰顺，而逆者不逆，呕者不呕，渴者不渴，咳者不咳矣。

张隐庵曰：枇杷四季长青，叶上多毛，凡草木之生毛者，皆主治肺。多刺者，花开于秋者，皆得坚金之气而能制风。枇杷初秋结蕊，深秋放花，夏时果熟，又得冬令之气，能引寒水以上滋，利肺气以下降，故主治咳嗽卒㿦，并下气消痰。

王秉衡曰：枇杷叶毛多质劲，味苦气凉，隆冬不凋，盛夏不萎，禀激浊扬清之性，抱忘炎耐冷之姿，静而能宣，凡风温、温热、暑燥诸邪在肺者，皆可用以保柔金而肃治节。香而不燥，凡湿温、疫疠、秽毒之邪在胃者，皆可用以澄浊气而廓中州。本草但言其下气治嗽㿦，则伟绩未彰，故发明之。

叶天士曰：天气郁勃泛潮，宜以枇杷叶拭去毛，净锅炒香，泡汤常饮，清香不燥，能辟秽浊，可免夏秋时令之病。按：此说与王说合。

禁忌： 胃寒呕吐，及风寒咳喘者勿服。

茶茗 甘微寒。下气消食，清头目，醒睡眠，解炙煿毒、酒毒。《本草通元》

黄宫绣曰：茶茗，大者为茗，小者为茶。茶禀天地至清之气，得春露以培，生意充足，织芥滓秽不受，味甘气寒，故能入肺清痰利水，入心清热解毒，是以垢腻能涤，炙煿能解。凡一切食积不化，头目不清，痰涎不消，二便不利，消渴不止等症，服之皆能有效。

但热服则宜，冷服聚痰，多服少睡，久服瘦人。至于空心饮茶，既直入肾削火，复于脾胃生寒，万不宜服。

经冬过腊陈久者，名腊茶，治便血。

徽之松萝茶，化食。

六合之苦丁茶，止痢。

滇南之普洱茶，消食辟瘴。

犀角 苦酸寒。清胃凉心，辟邪解毒，理吐衄肠风及畜血，发狂谵语，发斑痘疹之热毒。《本草通元》

丹溪曰：犀角属阳，性走散，比诸角尤甚。

吴鞠通曰：犀角咸寒，为灵异之兽，具阳刚之体，取其咸寒，救肾水以济心火，托斑外出，而又败毒辟瘟也。

陆九芝曰：犀为水兽，其利无前，故能分水，能辟尘，能烛怪。水与尘，本乎地者亲下，怪则匿于幽隐之地，而犀能烛，则犀不诚至降之物乎。人因鹿角之升，而疑凡角皆升，岂知鹿之性甘咸而温，犀之性酸苦咸寒，性温则升，性寒则降，断无寒者能升之理。试以锅水譬之，热则锅盖蒸蒸有气，稍冷即不然，是可借以明鹿角之升，犀角之降矣。

李时珍曰：犀食棘木，不忌百毒，角乃其精英所聚，足阳明药也。胃为水谷之海，饮食药物，必先受之，故犀角能解一切诸毒。五脏六腑，皆禀气于胃，风邪热毒，必先干之，故犀角能疗诸血，及惊狂斑痘之症。

赵其光曰：风火相煽，即成热毒，热毒在心，则血结而神昏语涩，故犀角治症，多是昏冒不语。又曰：犀角入胃除热，而效其用于心，使心火息，而肝风自平，血结自散也。

乌而光润者胜，角尖尤胜，饮食有毒，以角搅之则出白沫。镑成，以热掌摸之香者真。入汤剂磨汁用，入丸散剉细，纸里纳怀中，待热捣之立碎。

禁忌：非大热勿用。

羚羊角 气味咸寒，无毒。主明目，益气，起阴，主恶血注下，辟蛊毒恶鬼不祥，常不魇寐。《本经》

张隐庵曰：羚羊角气味咸寒，禀水气也。角心木胎，禀木气也。禀水气而资养肝木，故主明目。先天之气，发源于水中，从阴出阳。羚羊角禀水精之气，故能益肾气而起阴。肝气不能上升，则恶血下注，羚羊乃神灵解结之兽，角有二十四节，以应天之二十四气，故辟蛊毒恶鬼不祥，而不常魇寐也。

陆士谔曰：羚羊挂角树梢，身悬而睡，其筋最直，角尤为精气所在，故性微寒功专舒筋，不仅内靖肝热，且能引邪外出。

陆九芝曰：在肝之病，必用羚羊角，亦犹入心之病之必用犀角也。

李时珍曰：羊火畜也，而羚羊则属木，故其角入厥阴肝经甚捷，同气相求也。肝主木，开窍于目，其发病也，目暗障翳，而羚羊角能平之。肝主风，在合为筋，其发病也，小儿惊痫，妇人子痫，大人中风搐溺，及经脉挛急，历节掣痛，而羚角能舒之。魂者肝之神伤，发病则惊骇不宁，狂越僻谬，魇寐卒死，而羚羊能云之。血者肝之脏也，发病则瘀滞下注，疝痛毒痢，疮肿瘰疬，产后血气，而羚角能散之。相火寄于肝胆，在气为怒，病则烦满气逆，噎塞不通，寒热及伤寒伏热，而羚角能降之。羚之性灵，而筋骨之精在角，故又能辟邪恶而解诸毒，碎佛牙而烧烟走蛇虺也。《本经》《别录》甚著其功，而近俗罕能发扬，惜哉。

出西地，似羊而大，角右节最坚劲，能碎金刚石与貘骨，夜宿防患，以角挂树而栖，多两角，一角者胜，剉研极细，或磨用。

禁忌：肝经无热者勿用。

童便　咸寒。止吐血，降火消瘀。《本草新义》

丹溪曰：童便降火甚速。

缪希雍曰：人溺乃北方水化，其功润下，其味咸，气寒，无毒，为除劳热骨蒸，咳嗽吐血，及产后血晕闷绝之圣药。法当热饮，热则于中尚存真气，其行自速，冷则惟存咸味寒性矣。

李时珍曰：小便饮之入胃，随脾气上归于肺，下通水道而入膀胱，乃其旧路也，故能治肺病引火下行。人身清者为气，浊者为血，小便与血同类也，故其味咸而走血，治诸血病也。按：褚澄《遗书》云：人喉有窍，则咳血杀人，喉不停物，毫发必咳，血既渗入，愈渗愈咳，愈咳愈渗，惟饮溲溺则百不一死，若服寒凉则百不一生。

王秉衡曰：童子小便，最是滋阴降火妙品，故为血证要药。必用童子者，取其知识未开，而无妄动之火也，尤须淡泊滋味，不食荤膻，去其头尾，但取中间一段，清澈如水者，始有功效。苦炼成秋石，昔人尚谓其中寓暖气，在所不取，何后人妄造迴轮酒之名，令病人自饮己溺，愚者误信，良可悯也。夫人既病矣，溺即病溺，以病溺犹堪治病，则无病之溺，皆可为药，何必取童子，戒荤腥，去头尾，欲清澈，而故难其事哉。

人中白，溺白垽之物，故以白名。味咸气平，能泻肝经、膀胱火邪使之尽从小便而出。盖膀胱系溺白之故道，用此正以由其故道耳。今人病口舌诸疮用之有效，降火之验也，故可以治劳热消渴，痘疮倒陷，牙疳口疮等证。但仅堪以涤热清火，而不可以言补耳，煅研用。

第二十类　下　气

荆三棱　苦温。破坚积结聚，行瘀血宿食，治疮肿坚硬，通经下乳坠胎。《本草通元》

缪希雍曰：荆三棱，从血药则治血，从气药则治气。老癥癖痕，积聚结块，未有不由血瘀、气结、食停所致。苦能泄而辛能散，甘能和而入脾，血属阴而有形，其所以能治一切凝结停滞有形之坚积也。

王好古曰：莪术色黑属血，能破气中之血；三棱色白属气，能破血中之气。

李士材曰：昔有患癥癖者死，遗言必开腹取之，得块坚如石，文理有五色，削为刀柄，后刈三棱，柄消成水，故知得疗癥瘕。

李时珍曰：能破气散结，其功近于香附而力峻，故难久服。

顾松园曰：东垣五积诸方，皆有人参赞助，如专用克削，则脾胃愈虚，积安得去乎。

出荆地，色黄体重，若鲫鱼而小者良。

禁忌：能泻真气，虚者勿服。

旋覆花—名金沸草　微温。下气，治心下痞硬，嗳气不除，又能行痰水，去头目风。《本草新义》

汪昂曰：旋覆花，咸能软坚，辛能下气行水，温能通血脉，入肺、大肠经，消痰结坚痞，唾如胶漆。

李士材曰：旋覆花之功颇多，然不越乎通血下气行血而已。

王秉衡曰：旋覆花，旋者旋转中气之能，覆者气下为顺之象，命名之义以此，非但降逆而已。薛一瓢案中亦云，旋覆花有斡旋中气之能。

王孟英曰：大剂参、术、橘、半，加旋覆花以旋转中枢。

徐洄溪曰：凡草木之味，咸皆治下，惟此味咸而治上，为中上二焦之药。咸能软坚，故凡中上二焦凝滞坚结之疾，皆能除之。

黄元御曰：《金匮》旋覆花汤，治妇人半产漏下者，旋覆花行血脉之瘀也。《伤寒》旋覆代赭石汤，治伤寒汗吐下后，表证已解，心下痞硬，噫气不除者，旋覆花行其瘀浊也。

李时珍曰：凡藤蔓之属，象人之筋，所以多治筋病，旋覆花藤细如筋可啖，故能续筋敷伤。

禁忌：走散之品，非虚衰者所宜。

杏仁　甘温。散上焦之风，除心下之热，利胸中气逆而喘嗽，润大肠气闭而难通，解锡毒有效，消狗肉如神。《本草必用》

陆以湉曰：杏仁润肺利气，宜去皮、尖。若治风寒，则宜连皮、尖，取其发散也。今人概去皮、尖，殆未达此意。

李东垣论杏仁与紫菀，均属宣肺郁，利小便，而紫菀主肺经之血，杏仁主肺经之气也。杏仁与桃仁，俱治便秘，而杏仁治脉浮气，昼便难行；桃仁治脉沉发狂，夜便难行也。冯楚瞻论杏仁、栝蒌，均属除痰，而杏仁从腠理中发散以祛痰，栝蒌从肠胃中清利以除痰也。

黄元御曰：《金匮》茯苓杏仁甘草汤，治胸中痹塞短气者，杏仁破壅而降逆也。《伤寒》麻黄汤，治太阳伤寒，无汗而喘者。桂枝加厚朴杏子汤，治太阳中风。下后表未解而微喘者，皆用杏仁以治喘也。麻黄丸，用杏仁以润燥也。狗咬伤疮，《寇氏方》用嚼烂杏仁以涂，即愈。《金匮》治食犬肉不消，心中坚或腹胀，口干大渴，心急发热，妄语如狂，或洞下方，杏仁一升，合皮熟研用，以沸汤二升，和取汁，分三服，是杏仁能制狗毒也。

禁忌：阴虚喘嗽者忌之。

枳实 苦酸，微寒。破气行痰，止喘消胀，散痞下食积，除后重，开胃健脾，枳壳功同枳实。《本草新义》

张隐庵曰：《考工记》云：橘逾淮而化为枳。盖橘得江南温热之气，故气味辛温，能达中土之气，通灌于四旁。枳乘江北寒凉之气，性味苦寒，能去寒热之邪下泄。且橘至成熟而后采摘，天气充满，故能横遍于四体。枳乃初生之小者，其气收敛，故专主下泄，若夫枳壳之苦泄，其性又能横充也。

刘潜江曰：枳为木实，乃枳木之子也，后人因子之小者性速，又呼子之老而大者为枳壳，原一物也。故《本经》止有枳实之名，后人分用，亦可补先圣之气未悉。又大而色黄紫，多穰者曰壳；小而色青，中实少穰者曰实。

黄宫绣曰：枳实气味，与枳壳苦酸微寒无异，但实性酷，下气较壳最速，故有推墙倒壁之功，不似枳壳体大气散，而仅为利肺开胸宽肠之味耳。是以气在胸中，则用枳壳；气在胸下，则用枳实。气滞则用枳壳，气坚则用枳实。虽古有云枳壳治气，枳实治血，然气行则血自通，实皆利气之品，而非通血之剂耳。故同白术则可调脾，同大黄则可推荡，若气虚痞满，而用枳实、枳壳，则与抱薪救火者无异矣。

出江北者良。

荞麦 甘寒，降气。宽肠胃沉积，泄痢带浊傅，痘疮溃烂，汤火灼伤。《本草备要》

孟诜曰：能炼五脏垢秽。黄宫绣曰：盖以味甘入肠，性寒泻热，气动而降，能使五脏滓滞，皆炼而去之也。俗言一年沉积在肠胃者皆去也。

汪昂曰：能解酒积。

毛达可曰：荞麦能逐五脏六腑之瘀滞，兼补冲任脉络。

禁忌：脾胃虚寒人勿服。

第二十一类　平　泻

沙参　甘苦，微寒。清肺火，止久嗽，肺痿须用，寒热能除，兼治身痒，复医疮癣。《本草必用》

黄宫绣曰：沙参，甘苦而淡，性寒体轻，故能入肺以泄热。凡久嗽肺萎，金受火克者，服此最宜。又曰：书言补肺养肝，及益脾肾，皆是从肺子母受累推究而出。服此肺不受刑，子母皆安，即肝亦不受累，诸脏并见安和耳。

顾松园曰：沙参甘寒体轻，专清肺热，补阴而制阳。人参甘温体重，专益肺气，补阳而生阴。又云：沙参能补五脏之阴，人参能补五脏之阳，然亦须本脏药同用之。

王秉衡曰：沙参清肺，盖肺属金而畏火，清火保肺，故曰补肺。

似人参而体轻松，生沙地者良大，生黄土者瘦小。沙参分南北两种，北者良；南者功用相同，而力稍缓。

禁忌：寒客肺中作咳者勿服。

薏以仁　甘微寒，无毒。主筋急拘挛，久风湿痹，肺痈咳嗽，皮肤水肿。《握灵本草》

王翃曰：薏苡仁属土，阳明药也，故能健脾益胃，虚则补其母，故肺萎、肺痈用之。筋骨之病，以治阳明为本，故拘挛筋急风痹者用之。土能胜水，故泄痢水肿用之。

徐洄溪曰：薏苡仁甘淡冲和，质类谷米。又体重力厚，故能补益胃气，舒筋除湿。中虚，故又能降湿热使下行。盖凡筋急痹痛等疾，皆痿证之类。《内经》治痿独取阳明，薏苡为阳明之药，故能已诸疾也。

刘潜江曰：脾之不健者，困于湿也，薏仁健脾，不如二术之燥以除湿。

汪昂曰：筋寒则急，热则缩，湿则纵。然寒湿久留，亦变为热，又有热气第蒸，水液不行，久而成湿，薏苡祛湿，因寒因热，皆可用也。《衍义》云，因寒筋急者不可用，恐不然。

黄元御曰：薏苡一物而三善备焉，上以清气而利水，下以利水而燥土，中以燥上而清气。

日本汉医家学说，本品富于滋养分，含有蛋白质、脂肪、淀粉，且易消化，故病人食此颇宜。

处处有之，产真定者良。

禁忌： 脾虚无湿者忌之。

麦冬 微寒。润肺化痰，生津止咳。《本草新义》

顾松园曰：润肺除热清心，为心肺虚热之神品，以甘先入脾胃，故又为阳明之正药。《本经》谓其主羸弱者，胃病则脾无所禀，而肌肉不生。《别录》谓其疗身肿目黄，心下支满，能消谷调中者。盖脾胃之热去，则湿除而诸症愈，脾胃安而能食肥健矣。

吴鞠通曰：麦冬之所以用心者，《本经》称其主心腹结气，伤中伤饱，胃络脉绝。试问去心，焉能散结气，补伤中，通伤饱，续胃络脉绝哉。盖麦冬禀少阴癸水之气，一本横生，根颗连络，有十二枚者，有十四五枚者，象人身之脉络，故用之以通续络脉。命名与天冬并称门冬者，冬主闭藏，门主开转，谓其有开合之功能也，其妙处全在一心之用。

陆以湉曰：麦冬通胃络不去心，入养肺阴药，则宜去心。陈载庵说其生平治验如此。

黄宫绣曰：麦冬有类于天冬，然麦冬甘味甚多，寒性甚少。天冬所主在肺，而麦冬所主则更在肺而在心。盖肺朝百脉，脉属心，心燥则肺失养而脉绝，心清则气既充而脉复。麦冬气禀清肃，能于心中除烦，譬如人当盛暑，则燔灼不宁，若值秋风一至，则炎热顿解，而无燥郁不堪之候矣。

黄元御曰：麦冬清凉润燥之上品，然无益中虚。故仲景用麦冬，必与参、甘同剂，麦冬而得人参，清金益气，生津化水，洗涤烦躁之法，至为妙品也。

出江宁者小，出新安者大。凡用取肥大者。

禁忌：虚寒泄泻者忌之。

百部 甘苦，微寒。主咳嗽上气，治传尸骨蒸，杀蛔虫寸白，除蝇虱蛀虫，祛虫蚕咬毒，治疥癣疮疡，清热润肺，性善杀虫。《本草必用》

王翃曰：百部亦天门冬之类，故皆治肺病杀虫。

缪仲醇曰：百部根正得天地阴寒之气。沈金鳌按：《纲目》以百部为气温而不寒，寒嗽宜之。天冬性寒而不温，热嗽宜之。以此分别，夫百部并非温药，如何专治寒嗽，故当以仲醇之言为主。

处处有之，形似天门冬，根多成百，故名。

禁忌：脾胃虚人，须兼保脾胃药同用，恐其伤胃滑肠耳。

百合 保肺止咳，驱邪定惊，止涕泪多，利大小便。《本草必用》

张隐庵曰：百部色白气平，其形象肺，能助呼吸之开阖。故主邪气腹胀心痛，盖气行则邪散而胀痛解矣。主利大小便者，气化则出。主补中益气者，气之发原于中也。

冯楚瞻曰：久嗽之人，气肺必虚，虚则宜敛，百合之甘敛，胜于五味之酸敛多矣。《金匮》云：行住坐卧不定，如有神灵，谓之百合病。仲景以百合治之，则其安心清神，从可想见，久服使人心志欢和。

刘潜江曰：百合之功，在益气而兼之利气，在养正而更能祛邪，故李氏谓其为渗利和中之美药也。

禁忌：初嗽不宜遽用。

石斛　气味甘平。主伤中，除痹，下气，补五脏，虚劳羸瘦，强阴。《本经》

黄宫绣曰：石斛生于石上，体瘦不肥，色黄如金，旁枝如钗，甘淡微苦咸平，故能入脾而除虚热，入肾而涩元气，及能坚筋骨，强腰膝。凡骨痿痹弱，囊湿精少，小便余沥者，最宜。以其本生于石，体坚质硬，故能补虚弱，强筋助骨也。但形瘦无汁，味淡难出，非经久熬，气味莫泄。

寇宗奭曰：石斛治胃中虚热有功。

缪希雍曰：夏月一味酒蒸，泡汤代茶，顿健足力。

刘潜江曰：石斛多生山谷中，五月生苗，七月开花，十月结实，以物盛挂屋下，频浇以水，经年不死。合此以知石斛之能益阴，然由夏以历秋冬，是由土而之水，其气乃完。

徐洄溪曰：味之淡者皆属土，石斛味甘而实淡，得土味之全，故其功专补脾胃而又和平不偏也。

禁忌：石斛短而中实，木斛长而中虚，勿误用木斛，太苦损人。

钩藤 甘，微寒。平肝风，除心热。治头目眩运，疗小儿惊痫。《本草必用》

顾松园曰：祛肝风而不燥，幼科珍之，用治寒热惊啼瘛疭诸疾。

唐容川曰：勾芒为风木之神，物秉之而生钩刺芒角，故皆能和肝木，以息风治筋也。

黄宫绣曰：钩藤味甘微苦，气平微寒，为心经、肝经要药。肝主风，心主火，风火相扇，则风因火而愈炽，火亦因风而益盛。故必用此轻平宣泄以为下降，则风静火息，而风热自尔克除矣。此为小儿风热初起，病未见甚者，用之得宜。若使风火至极，势难骤遏，则此轻平疏泄，效难克奏。又当细审所因，用重剂以为投服，则药始与病当，而无病重药轻之弊矣。

李中梓曰：钩藤治小儿外，亦治男子。舒筋除眩，下气宽中。此味祛风而不燥，为中和之品，但久煎便无力。俟他药煎就，投钩藤一二沸即起，颇得力也。去梗纯用嫩钩，其功十倍。

茅根 甘寒。凉金定喘，疗诸失血，利水通淋，能去黄疸。《本草必用》

李时珍曰：白茅根，甘能除伏热，利小便，故能止诸血。哕逆喘急消渴，治黄疸水肿，乃良物也。多因微而忽之，惟事苦寒之剂，致伤冲和之气也，惜哉。

刘潜江曰：牡丹皮、茅根、藕节、侧柏，俱能清血分中火，血药须之。

汪昂曰：心肝火逼血上行则吐血，肺火盛则衄血。茅根甘和血，寒凉血，引火下降，故治之。

黄宫绣曰：能解酒毒，溃痈疽及疖疮，或用根捣敷，或煮汁调敷毒等药，或以酒煮，亦无不可。此药甘不泥膈，寒不伤中。

卢之颐曰：春生苗，布地如针，俗呼茅针。三四月开花，作穗茸白如絮，随结细子，至秋乃枯，根名茹。《易》曰：拔茅连茹，以其汇。故其根牵扯连长冗，经寸成节，柔白如筋，甘甜如蔗，用以造饴，清滑可口也。

禁忌： 中寒者勿用。

青蒿 苦寒。清暑退热，治骨蒸虚热。《本草新义》

李时珍曰：青蒿得春木少阳之气最早，故所主之证，皆少阳厥阴血分之病也。

吴鞠通曰：青蒿芳香透络，从少阳领邪外出。

《类明》曰：骨蒸是阴血衰少，阳气陷入阴中，而为蒸蒸之热也。诸经血热，亦阳胜阴也，青蒿为补阴退热之妙剂，人每忽之而不用，惜哉。

缪希雍曰：青蒿味苦气寒，然禀大地芬烈之气以生。故诸苦寒药，多与胃气不宜，惟青蒿之气芬芳，其香先入脾，不犯胃气，独宜于血虚有热也。

王秉衡曰：青蒿专解湿热，而气芳香，故为湿温疬疫妙药。又清肝胆血分之伏热，故为女子淋带，小儿痫痉疳蜃神剂，本草未言，特为发之。

陈嘉谟曰：按谚云，三月茵陈四月蒿，人每诵之，只疑两药一种，因分老嫩而异名也，殊不知叶虽近似，种却不同。

禁忌： 脾胃虚弱者，仍当避之。

山楂 酸平。消肉食之积，行瘀滞之血，能疗疝气，亦发痘疹。《本草必用》

缪希雍曰：山楂禀木气而生。《本经》云：味酸气冷。然观其能消食积，行瘀血，则其气非冷矣。入足阳明太阴二经，其功长于化饮食，健脾胃，行结气，消瘀血，故小儿、产妇，宜多食之。

李士材曰：山楂味中和，消油垢之积，故幼科用之最宜。若伤寒重症，仲景治宿滞不化者，但用大小承气。一百一十三方，并不用山楂，以其性缓，不可为肩弘任之品。

汪讱庵曰：山楂消油腻腥膻之积，与麦芽消谷积者不同。凡煮老鸡硬肉，投数枚则易烂，其消肉积可知。又曰：凡服人参不相宜者，服山楂即解，一补气，一破气也。又云：恶露积于太阴，少腹作痛，名儿枕痛，沙糖调服，和平也。按：霍乱有寒热二证，药中能治此者甚多，然未尝分别言之，仓卒患此，脉候未审慎勿轻投偏热寒之剂。曾见有霍乱服姜汤而立毙者，惟饮阴阳水为最稳。霍乱邪在上焦则吐，邪在下焦则泻，邪在中焦则吐泻兼作，此湿霍乱证轻易治。又有心腹绞痛，不得吐泻者，名干霍乱，俗名绞肠痧，其死甚速。古方用盐熬热，童便调饮，极为得治。勿与谷食，即米汤下咽亦死。

鳖甲 咸寒。除阴虚寒热往来之要药，主劳瘦骨蒸吐血之上剂。疟疾劳复，癥瘕坚积咸收用。经行先期，漏下五色共寻求。《本草必用》

缪仲醇曰：疟必暑邪为病，鳖甲能益阴除热而消散，故为治疟要药，亦是退劳热在骨，及阴虚往来寒热之上品。血瘕腰痛，小儿胁下坚，皆阴分血病，宜其悉主之矣。

吴鞠通曰：鳖，蠕动之物，入肝经至阴之分，既能养阴，又能入络搜邪。

王秉衡曰：鳖，一名神守，故为安神妙药。

李时珍曰：介虫阴类，故皆补阴。

黄元御曰：《金匮》鳖甲煎丸，治病疟一月不差，结为癥瘕者，以鳖甲行厥阴而消癥瘕也。升麻鳖甲汤，治阳毒阴毒者，以鳖甲排脓秽而行血瘀也。

顾松园曰：鳖色青，主治皆肝证。龟色黑，主治皆肾证。同归补阴，食有分别。

黄宫绣曰：鳖以七肋、九肋者佳，以其得阳之数耳。其用必取乎肋，以肋属肝故耳。

禁忌：凡阴虚人胃弱呕恶，脾虚泄泻者，勿用。能坠胎，孕妇亦忌。

第二十二类　温　血

水苏　辛，微温。治头风目眩，肺痿血痢，吐衄崩淋，喉腥口臭，邪热诸病。《本草备要》

吴瑞曰：水苏即鸡苏，俗呼为龙脑薄荷。按：名龙脑者，以生东平龙脑冈也。

李时珍曰：水苏二月生苗，方茎中虚，叶似苏叶而微长，密齿面皱色青，对节生，气甚辛烈。

又曰：鸡苏之功，专于理血下气，清肺辟恶消谷，故《太平和剂局方》治吐血衄血，唾血咳血，下血血淋，口臭口苦，口甜喉腥，邪热诸病。有龙脑薄荷丸方，药多不录，用治血病，果有殊效也。

刘潜江曰：大都逆上之血，用之得宜，的有殊效，似施于下行之血不宜，在方书中治下血者亦少也。

泽兰　甘苦，微温。和血有消瘀之能，利水有消蛊之效。《本草必用》

李中梓曰：泽兰补而不滞，行而不峻，为产科要药。

李时珍曰：泽兰气香而温，味辛而散，阴中之阳，足太阴厥阴经药也。脾喜芳香，肝宜辛散，脾气舒则三焦通利而正气和，肝郁散则营卫流行而病邪解。苏颂曰：为女子方中所急用，良不谬也。

又曰：兰草、泽兰，一类二种，俱生不湿。紫茎素枝，赤而绿叶，叶对节生，有细齿，但以茎圆，节长，叶光有歧者，为兰草。

茎微方，节短，叶有毛者，为泽兰。兰草走气分，故能利水道，除痰癖，杀蛊辟恶，而为消渴良药。泽兰走血分，能消水肿，涂痈毒，破瘀除癥，而为妇人要药。

顾松园曰：泽兰和水消蛊者，乃血化为水之水，非脾虚停湿之水也。又曰：行而带补，服之无偏盛之忧。

大蓟小蓟 甘温。主崩中吐衄，瘀血停留。《医宗必读》

黄宫绣曰：大小蓟，书虽载养精保血，然究精之养，血之保，则又赖于血荣一身，周流无滞。用此气味温和，温不致燥，行不过散，瘀滞得温则消，瘀块得行斯活。恶露既净，自有生新之能。痈肿潜消，自有固益之妙。保养之说，义由此起，岂真有补益之力哉。但小蓟力微，不如大蓟力迅。

苏恭曰：大小蓟皆能破血，但大蓟兼疗痈肿，而小蓟专主血，不能消肿也。

李士材曰：二蓟破血之外，无他长，不能益人。

汪昂曰：两蓟相似，花如髻，大蓟茎高而叶皱，小蓟茎低而叶不皱，皆用根。

谷精草 辛温。明目，兼头风，喉痹邪疼。《本草新义》

李时珍曰：谷精体轻性浮，能上行阳明分野。凡治目中诸病，加而用之，甚良。明目退翳之功，似在菊花之上也。

卢复曰：谷精草乃谷之余气，春生谷田中，九月茎头开小白花，点点如星。味且辛，得阳明燥金气化，体轻气浮，可平肝木之上，如头目之疾，平和善良之轻剂也。然生于谷，大能益人。

缪希雍曰：谷精草得金气，故味辛，所言气温者，应曰微温。故其性无毒，入足厥阴经，又入足阳明经，补肝气之要药也。辛能散结，微温能通气，以其入肝补益肝气，故为治目散翳之上药。

汪昂曰：收谷后，荒田中生叶似嫩秧，花如白星。

王不留行 甘苦而平。除风去痹，止血定痛，通经利便，下乳催生。治金疮痈疮，出竹木刺。《本草备要》

李时珍曰：王不留行，能走血分，乃阳明冲任之药。俗有穿山甲、王不留，妇人服了乳长流之语，可见其性行而不住也。按：王执中《资生经》云：一妇人患淋卧久，诸药不效，予按既效方治诸淋，用煎金花十余叶煎汤，遂令服之。明早来云，病减八分矣，再服而愈。

黄元御曰：《金匮》王不留行散，治病金疮者，王不留通经而止血也。

缪希雍曰：王不留行禀土金火之气，故味苦甘平。平者辛也，其气应温而无毒，苦能泄，辛能散，甘入血，温能行，故为活血之要药。入足厥阴经。

黄宫绣曰：血瘀不行，得此则行，血出不止，得此则止。非故止也，得其气味以为通达，则血不于疮口长流，而血自散各经，以致其血自止，其痛即定，岂必以此为止哉。

人饮多则体弊神昏，是其有毒故也。《博物志》云：王肃、张衡、马均三人，冒雾晨行，一人饮酒，一人饱食，一人空腹，空腹者死，饱食者病，饮酒者健，此酒势辟恶，胜于他食之效也。

王好古曰：酒能引诸经不止，与附子相同。味之辛者能散，苦者能下，甘者能居中而缓，用为导引，可以通行一身之表，至极高分，味淡者则利小便而速下也。

汪颖曰：人知戒早饮，而不知夜饮更甚。既醉既饱，睡而就枕，热壅伤心伤目。夜气收敛，酒以发之，乱其清明，劳其脾胃，伤湿生疮，动火助欲，因而致病者多矣。

《内科新说》：酒之品类甚多，与水比较，愈轻愈佳。设一器，贮水满足，重一千分，贮酒满足其重仅八百三十分，是为酒之至浓者。若重九百三四十分，则味较淡作药犹可用。若酒与水等重，则不堪用。浸药欲知酒浓淡，以樟脑浸试，愈浓者消化愈速，不能消化者，是因酒中有水之故，须再蒸去水用之。酒之功力，能补精神，头昏晕，外伤血出多等证，饮之佳。

禁忌：少饮和血，壮神消愁，过饮则烂胃腐肠，耗血损精，生痰动火。故夫醉以为常，轻则致疾，重则亡身，可不畏欤。

韭 辛温。专消瘀血，能疗噎膈。《本草必用》

刘潜江曰：韭，一名草钟乳，壮阳草也。又曰：煮食根叶，温中下气，归肾益阳。熏产妇血晕，洗肠痔脱肛。

孙思邈曰：韭味酸，肝病宜食之。

李时珍曰：韭，叶热根温，功用相同。生则辛而散血，热则甘而补中，入厥阴经，乃肝之菜也。又曰：有一叟病噎膈，食入即吐，胸中刺痛，或令取韭汁，入盐梅卤汁少许，细呷，得入渐加，忽吐稠涎数升而愈。此亦仲景治胸痹痛用薤白，皆取辛温，能散胃脘痰饮恶血之义也。

缪希雍曰：韭禀春初之气而生，兼得金水木之性，故其味辛微酸，气温而无毒。微酸故入肝而主血分，散温故能散诸血之凝滞，是血中行气药也，熟之则甘而补中。

又曰：韭性辛温通利，虽曰补益，然多食能昏人神，最为养性所忌。胃气虚而有热者勿服。韭黄未出于土者勿服，为其气尚抑郁，食之还滞气也，花食之亦动风。

韭子，辛甘温。补命门及肝，治小便频数，遗尿，女人白淫白带。

墨　辛温。止血生肌。《本草备要》

寇宗奭曰：墨，松之烟也，入药惟松烟墨可用，亦须年远烟，细者为佳，粗者不可用。

刘潜江曰：墨乃烟煤所成，土之类也，故从黑土。

黄宫绣曰：墨曷能以止血，以其色黑味辛气温而止之也。盖黑能胜红，红见黑而即止，以火不胜水者故耳。辛能散血，血散则血归经而不外溢，是以遇辛而即止也。温能行血，血行则血周流经络，而血不聚于所伤之处，是以得温而即止也。

汪讱庵曰：飞丝尘芒入目，浓磨点之。点鼻止衄。猪胆汁磨涂诸痈肿。酒磨服，治胞不下。

禁忌：瘟疫热病初衄，遽用此以止血，则非所宜。

百草霜　辛温。止血消积，治诸血病，伤寒阳毒发斑，疸膈疟痢，咽喉口舌白秃诸疮。《本草备要》

李时珍曰：百草霜，釜底墨，梁上倒挂尘，皆是烟气结成。但其体质有轻虚结实之异，重者归中下二焦，轻者入心肺之分。古方治阳毒发狂，黑奴丸三者并用，而内有麻黄、大黄，亦是攻解三焦结热，兼取火化从治之义。其消积滞，亦是取其从化，故疸膈疟痢诸病多用之。其治失血胎产诸病，虽是血见黑则止，亦不离从化之理。

缪希雍曰：用涂金疮，生肌止血，但慎勿入傅疮药中，其黑入肉如黡，不能去也。

百草霜，一名灶突墨。按：灶突黑、釜底墨，其功用大同。

海螵蛸 咸，微温。崩淋带下并简，肠风不止宜求。《本草必用》

李时珍曰：乌鲗骨，厥阴血分药也，其味咸而走血也。

《素问》治血枯肝伤，月事衰少不来，以四乌贼骨，一藘茹，二物并合之，丸以雀卵，大如小豆，以五丸为后饭，饮以鲍鱼汁，利肠中及伤肝也。

张景岳曰：乌鲗，即乌贼也，骨名海螵蛸。其气味咸温下行，故主女子赤白漏下，及血闭血枯。其性涩，故亦能令人有子。藘茹亦名茹藘，即茜草也。气味甘寒，无毒，能止血治崩，又能益精气，活血通经脉。雀即麻雀，雀卵气味甘温，能补益精血，主男子阴痿不起，故可使多精有子，及女子带下，便溺不利。鲍鱼，即今之淡干鱼也，诸鱼皆可为之，惟石首鲫鱼者为胜，其气味辛温，无毒。鱼本水中之物，故其性能入水脏，通血脉，益阴气。煮汁服之，能同诸药通女子血闭也。以上四药，皆通血脉，血瘀于肝，故凡病伤肝者，亦皆可用之。

叶天士曰：考《内经》于胸胁支满妨食，时时前后血，特制乌鲗丸。咸味就下，通以济涩，更以秽浊气味为之导引，同气相需，后贤谓暴崩暴漏，宜温宜补，久漏久崩，宜清宜通，正与圣经相符。按：叶氏于崩漏一门，多用乌鲗丸，其亦得轩岐秘奥矣。

李士材曰：海螵蛸，治女人赤白带下经闭。疗丈夫阴肿囊湿，同蒲黄扑之。耳内疳疮，吹之。小儿重舌鹅口，同蒲黄傅。虫心痛，醋磨浓，顿服愈。又曰：味咸入血，性涩能收，故有软坚止滑之功。

红花 辛温。活血通经，祛瘀散肿，产后血晕，胎死腹中并宜用之。《本草通元》

丹溪曰：多用则破血，少用则养血。

《衍义》云：辛温则血调和，故少用则能入心养血，过于辛温则血走散，故多用则能破。

刘潜江曰：红花开于盛夏，其色正红，是皆火也，其气固温。其味辛甘，发散为阳，而归于苦。苦又火味，的为人心之药也。《衍义》所说，于少用多用之义当矣。第心主血，而脉者血之府，如投之得宜，如所谓润燥通经，活血散肿者，岂欺我哉。

张隐庵曰：红花色赤多汁，生血行血之品也。《金匮》方，红兰花酒，治妇人六十二种风。临川曰：治风先治血，血行风自灭。盖风乃阳邪，血为阴液，此对待之法。夫血行于经脉中者，有散于皮肤外者，而所主之药，亦有不同，如当归、地黄、茜草之类，主养脉内之血者也；红兰花，主生脉外之血者也；川芎、芍药、丹皮、红曲之类，又外内之兼剂也。

唐容川曰：红花色赤入血分，而味苦则专能泄血。又凡花性皆主轻扬，上行外走，故红花泄肌肤脉络在外、在上之血。

红花，即红蓝花，有土红花，又有西藏红花，以西藏为佳。

禁忌：红蓝花，本行血药也，血晕解，留滞行，即止，过用能使血行不止。

发—名血余　苦温。吐血衄红尽简，肠风崩漏均求，黄疸可投，外科最效。《本草必用》

缪希雍曰：经云，男子八岁，肾气盛，齿更发长。是发因人之血气以为生长荣枯也。故血盛之人，则发润而黑；血枯之人，则发燥而黄。未经用发皮之意为是。按：发皮，乃剪下发也；乱发，乃梳栉下发也。

李时珍曰：发入土千年不朽，以火煅之，凝为血质，煎炼至枯，复有液出。误吞入腹，化为癥虫，煅炼服食，使发不白，故《本经》有自还神化之称。

赵其光曰：小儿胎发，更补血气，解胎毒以纯阳未离也。剃发次之，取速长也。乱发须择无病人，去白的用，皂角水洗净，又用甘草水洗，盐水洗，晒干入，罐内，泥盐包煅，研细末。煅不透，则反动血。

陈修园曰：用此胜于河车，增热为害。

张隐庵曰：发皮炼服，能益水精而资血液，故曰仍自还神化。凡吐血衄血之证，皆宜用血余也。

大抵发之用，以烧灰存性者多，入外科诸膏药内，能消毒止痛，长肉生肌。

禁忌： 发灰走血分而带散，其主诸血证，似未能全仗其补益也。经熬煅成末后，气味不佳，胃弱者勿服。

第二十三类　凉　血

生地黄　甘苦，大寒。清热泻火，凉血消瘀。《本草求真》

戴原礼曰：阴微阳盛，相火炽强，来乘阴位，日渐煎熬，为虚火之证者，宜地黄之属，以滋阴退阳。

刘潜江曰：地黄有干有生，盖采得即用者为生，晒收者为干。是干地黄，即生地黄之干者也。后人复蒸晒九次，然后用之，是为熟地黄。其生熟不同，而凉血补血之义，大为悬殊。

又曰：营出于中焦，夫万物莫不资生化于土，而此味之取精于土者，最专且酷。故种植之地，土便憔苦，十年后方得转甜焉，得谓此味非专主中焦之营哉。地黄，一名芐，名芑，名地髓。罗顾曰：芐以沉下者为珍贵，故字从下。又云，天玄而地黄，天上而地下，阳戊而阴己，阳浮而阴沉，则地黄、地髓、芐、芑之义，与性情为用之方，可以想见。

《本经》干地黄条下，谓生者尤良。张隐庵曰：生时多津汁而尤良，惜不能久贮而远市也。叶天士曰：谓其本性俱在也。

生怀庆者为上，掘生肥大者，洗净捣汁以饮，或用酒制，以免伤胃。忌铁。

紫草　味甘，气寒。治斑疹痘毒，凉血活血，通大小肠。《本草通元》

李时珍曰：紫草味甘咸而气寒，入心包络及肝经血分，其功长于凉血活血，利大小肠。故痘疹欲出未出，血热毒盛，大便闭涩者宜用之。已出而紫黑便闭者，亦可用。若已出而红活及白陷，大便利者，切宜忌之。故杨士瀛《直指方》云：紫草治痘，能导大便，使发出亦轻，木香、白术佐之，尤为有益。

李士材曰：紫草之用，专以凉血为功。痘疹毒盛则血热，血热则干枯而不发越，得紫草凉之，则血行而毒出。世俗未明此旨，误认为宣发之品，非矣。其性凉润，便闭者乃为相宜。

刘潜江曰：凡资入药，去根取茸，取其初发阳气，用发痘疮也。细剉白汤泡用。收藏勿令近烟气，致其色变。

紫草今出襄阳，亦所在皆有。其根头有白毛如茸，未花时采，则根色鲜明；花过时采，则根色黯恶。嫩而紫色染手者佳。

旱莲草 甘酸，冷。益阴凉血，黑发乌须，止溺血而治赤痢，医痔疮而疗肠风，炙疮出血，敷之即已，头风脑漏，滴鼻可安。《本草必用》

缪希雍曰：鳢肠正禀北方坎水之气，故其汁玄黑，其味甘酸平而无毒，纯阴之草也。入肾入肝，亦入胃与大小肠。善凉血，须发白者，血热也，齿不固者，肾虚有热也，凉血益血，则须发变白，而齿亦因之而固矣。故古今发白之草，当以兹为胜。其主治血痢通小肠者，肾主二便，肝亦司小便，此味既入肾与肝而益阴，其何不疗。至傅疮能止血排脓，亦以凉血，能去荣气壅热之故也。

黄履素曰：旱莲草一名鳢肠，俗名凉筒。以医促织者，断其梗，少顷其口即黑者是。最能乌须，予表兄卜戬父守而服之，六十外须果不白，但皮肉亦渐黑，且不利于脾，故予知而不服。

黄宫绣曰：合冬青子，名二至丸，以补肝肾。按：冬青子，即女贞实冬至日采，旱莲草夏至日采，故名二至也。

禁忌：阴寒冷药，不宜肠胃，便溏食少者戒用。

赤芍 苦酸，微寒。专行恶血，兼消痈肿。《本草必用》

李东垣曰：赤芍药破瘀血而疗腹痛，烦热亦解。

缪希雍曰：《图经》载有二种，金芍药色白，木芍药色赤。详味《图经》，以金木分赤白，厥有深旨。成无己曰：白补而赤泻，白收而赤散之二语，亦可尽二芍之长矣。大都白者制肝补脾，陡健脾经；赤者调胃行肝，大利肝经。

刘潜江曰：近用赤芍，多于白芍中寻取，盖市肆中多不辨也。其白赤固分，然不甚大异，第白味有酸，赤味有苦，此其分辨处。又曰：愚每用赤者，于所患绝无一效，是皆坐于不察也。

地榆 苦酸，微寒。治吐衄崩中，肠风血痢。《本草备要》

张洁古曰：气微寒，味微苦，气味俱薄，其体沉而降，专主下焦血。

苏颂曰：古者断下多用之。

董炳曰：同樗皮治赤白痢。

寇宗奭曰：其性沉寒，入下焦，若热血痢则可用，若虚寒人及水泻白痢，即未可轻使。

李时珍曰：治大小便血证，止血取上截，切片炒用，其梢则能行血，不可不知。

汪昂曰：本草未尝言涩，然能收汗止血，皆酸敛之功也。按：热痢初起，亦不可用，恐涩早故也。

刘潜江曰：此味之用，宜于热痢久而虚者，及女子崩中日久，月经不止，皆属热而虚者，以其酸寒而带补也，故曰古方断下多用之。

叶似榆叶，稍狭细而长，边有锯齿，根似柳根，外黑内赤，切之如绵者良。

卷柏 辛平，无毒。主五脏邪气，女子阴中寒热痛，癥瘕血闭绝子。《本经》

张石顽曰：卷柏，足厥阴经血分药也。详《本经》诸治，皆女子经癸之病，总厥阴与冲脉之患也。《经疏》言妊妇禁用，以其能寒子脏中血气也。

黄宫绣曰：卷柏原属草部，并非侧柏，生于石上，形如拳卷，故以卷名，即俗所谓万年松者是也。气坚质厚，入足厥阴肝经血分。其治有分生熟，生则微寒，力能破血通经，故治癥瘕淋结等症；炙则辛温，能以止血，故治肠红脱肛等症。

卷柏出常山山谷，丛生石上，细叶似侧柏，屈藏如鸡足。盐水煮半日，井水煮半日，焙用。

银柴胡 气寒味甘，无毒。清肺胃脾肾热，兼能凉血，治五脏虚损，肌肤劳热，骨节烦痛，湿痹拘挛。《本草求真》

黄宫绣曰：银柴胡，味甘微寒，无毒。功用等于石斛，皆能入胃而除虚热。但石斛则兼入肾涩气，固筋骨，此则入肾凉血之为异耳。故《和剂局方》用此治上下诸血，及于虚劳方中，参入同治。如肝劳之必用此为主，且不类于北胡。盖北胡能升少阳清气上行，此则气味下达，与彼迥不相符。若用北胡以治虚劳，则咳嗽发热，愈无宁日，可不辨而混用乎。

孙琳曰：热有在皮毛、脏腑、骨髓之分，都非柴胡不解，银柴胡则一服见效，北胡力减，故须三服。

赵其光曰：《本经》柴胡条下，言明目益精，与诸家治痘疹痁热，骨蒸劳热，皆用银胡。

刘潜江曰：柴胡又有一种出银州白色者，治劳蒸用之，以其色白入肺，质稍实，不轻散。《本草》惟言银州者胜，未尝分言其用也。

李时珍曰：银州即今延安府神木县，五原城是其废迹，所产柴胡，长尺余，而微白且软，不易得也。

蒲公英 气味甘平，无毒。主治妇人乳痈，化一切热毒，消恶肿结核疔肿，擦牙，乌须发，壮筋骨。《本草述》

朱丹溪曰：此草属土，开黄花，味甘，解食毒，散滞气，可入阳明太阴经，化热毒，消恶肿结核有奇功。

李时珍曰：《瑞竹堂经验方》有擦牙乌须发还少丹，甚言此草之功，盖取其能通肾也。故东垣言其少阴《本经》必用之药，而著本草者不知此义。

缪希雍曰：蒲公英，得水之冲气，故其味甘平，其性无毒，当是入肝入胃，解热凉血之要药。乳痈属肝，故主妇人乳痈肿乳毒，并宜生啖之良。

汪切庵曰：诸家不言治淋，试之甚验。

一名黄花地丁，叶如莴苣，花如单瓣菊花，四时有花，花罢飞絮，断之茎中有白汁。

凌霄花—名紫葳 甘酸而寒。主产乳余疾，崩带癥瘕，肠结血闭，淋闭风痒。《本草备要》

朱丹溪曰：凌霄花，治血崩之要药也，且补阴甚捷。盖有守而能独行，妇人方中宜用。

李时珍曰：凌霄花及根，甘酸而寒，茎叶带苦，手足厥阴经药也。

行血分，能去血中伏火，故主产乳崩漏诸疾，及血热生风之证也。

刘潜江曰：紫葳之气寒，其味咸苦，知入血而散热结无疑矣。第丹溪云补阴甚捷，在《濒湖》又言入血分而去伏火，固非专于通行者也。如希雍以为行血峻药，或亦据本草所谓治癥瘕，通血闭而云乎。然有产后奔血不定，及崩中之能治，是可谓其专于行血乎。谁知甄权云治热风，《日华子》云治热毒风。盖化热毒风，即血中所郁之热，化而为毒风，性虽主行，然必其能补阴，而后能除热毒风，是即行为补也。如疑其止能行血，试思此味何以复畏卤咸，盖多食咸则伤血，畏伤血者，必非峻于行血者也。丹溪言其有守而能独行，又岂臆说欤。

藤生，花开五瓣，黄赤有点，花不可近鼻嗅伤脑花上露入目，令人昏蒙。

槐实 苦寒。治烦闷风眩，痔血肠风，阴疮湿痒，明目止泪，固齿乌髭，杀虫坠胎。《本草备要》

黄宫绣曰：槐角即槐实，其气纯阴，为凉血要药，故能除一切热，散一切结，清一切火也。至书所云能疏肝经风热者，非是具有表性，得此则疏，实因热除而风自息之意。

王好古曰：槐实纯阴，肝经气分药也，治证与桃仁同。

缪希雍曰：槐实感天地阴寒之气，而兼木与水之化，故其味苦气寒而无毒。《别录》益以酸咸宜矣，入手足阳明，兼入足厥阴经，为苦寒纯阴之药，为凉血要品。

李时珍曰：有痔及下血者尤宜服之。

王秉衡曰：槐实味苦色黄，清肝胆而凉血。清肝凉血之品，类可安胎，独槐实既不能安胎而反坠胎者，何也，则《本经》主子脏急痛一言，已括其义矣。子脏即胎宫，属任脉，槐实专通任脉，直达子宫，能泻其火，故孕妇用之，其胎即坠。推之霉疮便毒，发于外肾横骨，亦秽毒入于任脉之病。《景岳全书》有一味槐蕊之方，不知传自舍人，余服其妙。

《衍义》云，槐实止言实，今当分为二。实本出荚中，若捣荚作煎者，当言荚也。荚中子大如豆，坚如紫色者实，今不析出荚与子，何以分别用之，然要皆疏导风热。

槐花，味苦独胜，其凉大肠血分更甚，凡大小便血，及目赤肿痛，舌衄，并皆用之。

禁忌： 虚寒无火者切忌。

侧柏叶 苦，微寒。治痹证历节疼痛，止肠风衄吐崩淋。_{《本草必用》}

黄元御曰：《金匮》柏叶汤，治吐血不止者，柏叶敛血而止吐也。又曰：血生于木而敛于金，庚金不收，则下脱于便尿；辛金不降，则上溢于口鼻。柏叶秉秋金之气，最能止血，缘其善收土湿，湿气收则金燥而自敛也。

缪希雍曰：《本经》于柏实能除风湿，恐润剂未能也，概是叶之能事。

魏子才云：万木皆向阳，而柏独西指，故字从白，白者西方也。陆佃云：柏之指西，犹针之指南也，柏有数种，入药惟取叶扁而侧生者，故曰侧柏。寇宗奭曰：予登高望柏，千万树皆一一西指。盖此木至坚，不畏霜雪，得木之正气，他木不及，所以受金之正气所制，一一西指也。

禁忌： 挟燥血家，不宜多服。

朱砂 甘，微寒。清镇君火之上药，辟除邪魅之神丹，治癫痫狂乱，理小儿惊热。《本草必用》

徐洄溪曰：此因其色与质，以知其效者。丹砂正赤，为纯阳之色，心属火，色赤故能入心，而统治心经之证，其质重，故又有镇坠气血之能也。

李时珍曰：丹砂生于炎方，秉离火之气而成，体阳而性阴。故外显丹色，而内含真汞，其气不热而寒，离中有阴也，其味不苦而甘，火中有土也。

叶仲坚曰：朱砂具光明之体，赤色通心，重能镇怯，寒能胜热，甘以生津，抑阴火之浮游，以养上焦之元气，为安神之第一品。

黄元御曰：《金匮》赤丸，治寒气厥逆者，朱砂镇宫城而护心君也。

刘潜江曰：心气心血，治心者类能分之，不知丹砂之所主者神，神属阴，却用之以补心气，谓火得水以为主，而火之用乃充也。

出辰州者为上，故名辰砂。锦州者亦上品，但取无砂土相杂，光明莹彻，色不黑暗者为贵也。

禁忌：丹砂入药，只宜生用，慎勿经火，但独用多用，亦令人呆闷。

无名异 甘平咸，寒。治金疮，疗折伤，收湿气，生肌肉。《本草通元》

李士材曰：无名异，阳石也善理折伤内损，止毒止痛。故临杖人，用以温服三钱，则不甚伤，亦善收水气，故煎炼桐油者，不可缺也。

黄宫绣曰：无名异，咸有入血之能，甘有补血之力，寒有胜热之义，要皆外治之品，非内服之味也。

生川广，小黑石子也。

猪尾血 和龙脑，治痘疮倒黡。<small>《本草备要》</small>

黄宫绣曰：猪尾血，即猪尾尖之处，剖刮而出者也。凡人血燥不活，用辛温以为搜剔，则血益燥而不活矣。猪本属阴物，血亦更属阴味，以至阴之物，而治至阴之血，则熟自得阴化而热以解。然必得一活动之物以为疏剔，则血不为热凝，惟猪通身皆窒，食饱即卧，其活止在一尾，而尾尖则又活中之至活者也。故费建中治痘，凡逢毒盛，而见干红晦滞，紫体干燥之象，轻则用桃仁、地丁、红花、赤芍，重则用猪尾尖血，取一盏二盏，入药同投，兼佐冰片，开泄腠理，通达内外，诚发千古未发之奇秘也。瘀血一活，则一身之血与之俱活，凡治痘而见干红晦滞，内症具备，其可藉此血以为通活之具乎。取雄猪尾血者佳。

兔矢 杀虫明目，治劳瘵五疳，痘后生翳。<small>《本草备要》</small>

黄宫绣曰：兔矢，即名望月沙者是也。兔禀太阴之精，复饵谷精草明目之药，是以矢能明目，以除目中浮翳。

赵其光曰：兔屎，名明月沙，又名望月沙。煅存性日服，或研同鸡肝为丸，谷精汤下，治目翳，翳厚加鸡内金。

青鱼胆 气味苦寒。主治点暗目，消赤目肿痛，吐喉痹痰涎，以汁灌鼻中吐之。<small>《本草述》</small>

刘潜江曰：鲤为鱼族之长，以其能神变也，先哲所谓阴极阳复者，故能神其变化欤。若然，合于人身阴极阳生之脏，如足厥阴者，是故治目之用为多。又如青鱼亦治目疾，时珍所谓东方青色，入通肝胆，开窍于目，青鱼胆以疗目眚，盖取诸此，其说亦不妄也。或曰：二种俱取斯义，是矣，然何事独取于水族之类耶。曰：水为木之化原，二种适合斯义，是之取尔。虽然，青鲤二胆，本草俱言其苦寒，不知鲤之苦寒稍和，以其阳能达阴也。故用之较青为多，此亦不可不审。

鲤鱼胆合青鱼胆，治内障。

青鱼胆，腊月采取，阴干。赤目障翳，用黄连切片，井水熬浓，去滓煎成膏，入大青鱼胆汁，和就，入片脑少许，瓶收密封，每日点之，甚妙。

禁忌： 目病非风热盛，而由于虚昏暗者，不宜用。

夜明砂即天鼠矢　气味辛寒。主治腹中血气，破寒热积聚，除惊悸，治疳有效，治目盲障翳，明目。炒服治瘰疬。《本草述》

缪希雍曰：天鼠夜出，喜食蚊蚋，故其屎中淘出细砂，皆未化蚊蚋眼也，所以令人主明目。治目盲障翳，取其气类相从也。

刘潜江曰：行腹中血气，破其寒热积聚，何以独取兹物也。盖兹物之命名，原有分晓，蚊蚋之遇夜而出者，其眼固夜明也。明于夜而入于天鼠之腹，仍不消化，是则有遇阴翳而能破除，初不为血气之阴邪所转者。此察物之精，俾其应证而投，有如斯也。

李时珍曰：凡采得，以水淘去灰土恶气，取细砂晒干，焙用其砂，乃蚊蚋眼也。

吴鹤皋曰：古人每用虻虫、水蛭治血积，以其善吮血耳。若天鼠矢，乃食蚊而化者也，当亦可以攻血积，本草称其下死胎，则其能攻血块也何疑。

第二十四类　下　血

三七　甘苦，微温。散瘀定痛，治吐血衄血，血痢血崩，为金疮杖疮要药。《本草新义》

李时珍曰：凡杖扑伤损，瘀淋漓血者，随即嚼烂罨之，即止，青肿者即消散。若受杖时，先服一二钱，则血不冲心，杖后尤宜服之，产后服亦良。大抵此药气温味甘微苦，乃阳明厥阴血分之药，故能治一切血病，与麒麟竭相同。

又曰：生广西南丹诸州番深峒山中，状略似白及，长者如干地黄，有节，味微甘而苦，颇似人参之味。或云：试法以末掺猪血中，血化为水者乃真。

汪昂曰：近出一种，叶似菊艾而劲厚，有歧尖，茎有赤棱，夏秋开黄花，蕊如金丝，盘纽可爱，而气不香，根大如牛蒡，味甘，极易繁衍，云是三七。治金疮折伤血病甚效，与南中来者不同。

赵其光曰：细考田州三七，红皮黑心，有菊花纹者真，如人参者上，有节者次。

禁忌：阴虚火炎失血，非其所长，或与地冬滋阴之药同用，亦可。

茜草　苦寒。行血止血，消瘀通经。《本草新义》

李时珍曰：茜根色赤而气温，味微酸而带咸，色赤入营，气温行滞，味酸入肝而咸走血，手足厥阴血分之药也。专于行血活血，俗方用治女子经水不通，以一两煎酒服之，一日即通，甚效。

赵其光曰：茜草根，季冬生苗，茎方，中空有筋，根赤子黑，气寒味苦，能清热导瘀。古方用治失血下血，血痢发黄，皆以其清热行瘀之故。夫血因热瘀滞而失，用之最宜。盖虚劳之极，内必有干血，瘀血去而后可从滋补，茜草根虽不能治干血，而义可忝用也。

唐容川曰：茜草色赤味苦，根甚长，故下行之力更重，专能降泄行血也。

汪昂曰：能行故能止，消瘀通经，又能止吐崩溺血。又曰：根可染绛，忌铁。

茜草或言性温，或言性寒，而《本经》则谓味苦寒，今忝诸家之说，多从苦寒者。

禁忌：虽有血证，而食少作泻者勿服，孕妇亦忌。

郁金　辛苦气寒。治吐衄尿血，妇人经脉逆行，血气诸痛，产后败血攻心，颠狂失心，痘毒入心。《本草备要》

朱丹溪曰：郁金无香而性轻扬，能致达酒气于高远，古人用治郁遏不能升者，恐命名因此也。

缪希雍曰：郁金治诸血证者，谓血之上行，皆属于内热火炎，此药能降气，气降即是火降，又本为血分气药，故血不妄行。

刘潜江曰：本草首云，主治血积。第血之周流者，由于气，治血积未有不畅气者。唯此味之散血积，较与他散血之味不同。如丹溪所谓其气轻扬一语，便已言此味能由气畅血矣。

唐容川曰：郁金能解诸郁，实则行血，血凝则气不散，故散血即是散气。郁金逐血之力甚大，用盘盛牲血，以郁金末注之，其血即分开走四面，可见其逐血之力矣。故观郁金之治郁，即知郁气聚于血中也。

李士材曰：能开肺金之郁，故名郁金。又曰：郁金血分之气药。

川产者佳，苗似姜黄，根体圆有横纹，如蝉腹状，外黄内赤，不如姜黄纯黄也。

禁忌：真阴虚极，火亢吐血，不关肝肺气逆者，不宜用也，用亦无功。

蓬莪术　辛苦，温。治积聚诸气，疗心腹作痛。《本草必用》

苏颂曰：蓬莪术，古方不见用者，今医家治积聚诸气，为最要之药。与荆三棱同用之良，妇人药中亦多使。

李时珍曰：郁金入心，专治血分之病。姜黄入脾，治血中之气。蓬术入肝，治气中之血，稍为不同。

缪希雍曰：蓬莪术感夏末秋初之气，而得土金之味，故其味苦辛，其气温而无毒，入足厥阴肝气分，能破气中之血，主积聚诸气，为最要之药。本草所谓心腹痛者，非血气不得调和，即是邪客中焦。即中恶毒气之为病，亦因脏腑壅滞，阴阳乖隔，以致外邪乘之。术气香烈，能调气通窍，窍利则邪无所容而散矣。其主霍乱冷气，吐酸水，及饮食不消，皆行气之功也，故多用酒磨。又疗妇人血气结积，丈夫奔豚，入肝破血行气故也，多用醋磨。

汪昂曰：治积诸药，神曲、麦芽化谷食；莱菔化面食，卤砂、阿魏、山楂化肉食；紫苏化鱼蟹毒；葛花、枳椇消酒积；麝香消酒积、果积；牵牛、大戟行水饮；三棱、莪术、鳖甲消癥瘕；木香、槟榔行气滞；礞石、蛤粉攻痰积；巴豆攻冷积；大黄、芒硝攻热积；雄黄、腻粉攻涎积；虻虫、水蛭攻血积。

生西戎广南诸州，江浙或有之，根如生姜，而术在根下，状如鸡鸭卵，大小不等。

禁忌：蓬术诚为磨积之要药，但虚人得之，积不去而真已竭，更可虞也。须得参、术运健，补中寓泻，乃得力耳。

姜黄 辛苦，温。除积血腹痛，止痹证臂痛。《本草必用》

李时珍曰：姜黄、郁金、述药三物，形状功用皆相近。但郁金入心治血，而姜黄兼入脾，兼治气。述药则入肝，兼治气中之血，为不同尔。古方五痹汤，用片子姜黄，治风寒湿气手臂痛。戴原礼《要诀》云：片子姜黄，能入手臂治痛，其兼理血中之气可知。

刘潜江曰：试尝之，果辛多苦少，详其功用，似辛胜者为是。又曰：此味有云不宜见火者良然。盖此味之辛胜者，是其功用之征，见火则去其辛矣。

张石顽曰：有二种，蜀川生者，色黄质嫩有须，折之中空有眼，切之分为两片者，为片子姜黄。江广生者，质粗形扁如干姜，仅可染色，不入汤药。今药肆混市误人，徒有耗气之患，而无治疗之功也。

禁忌：血虚服之，病反增剧。

蒲黄 甘平。服之则止心腹诸痛，掺之则治舌肿满口。《本草必用》

卢之颐曰：蒲水草，黄其夏火之英华也。凡草木绽萼吐英，与夫荣实蒂落，莫不具春升、夏出、秋降、冬藏之象。至黄布花心，此又夏出吐英之荣极时也。第蒲黄四布花上若黄金，经久不变，是知蒲性精专在黄。夫百花有黄，花谢黄减，以非专精于黄者也，唯蒲黄乃尔。

李时珍曰：蒲黄，手足厥阴血分药也，故能治血治痛。生则能行，熟则能止，与五灵脂同用，能治一切心腹诸痛。按：《本事方》

云：有士人妻，舌忽肿满口，不能出声，一叟以蒲黄频掺，比晓乃愈。又《艺隐方》云：宋度宗一夜忽舌肿满口，蔡御医用蒲黄、干姜末等分，干搽而愈。据此二说，则蒲黄之凉血活血可证矣。盖舌乃心之外候，而手厥阴相火，乃心之臣使，得干姜，是阴阳相清也。

缪希雍曰：蒲黄得地之阴气，兼得金之辛味，其言甘平者，是兼辛而言也。甘能和血，辛能散结，故或生或热，皆可奏功也。又曰：能破血，故治癥结停积瘀血胸前痛，即发吐衄，悉和凉血行血药主之。

蒲黄即香蒲花中蕊屑，蒲即今取叶以为席，或并作扇者是。

禁忌：非因瘀血痛者勿服。

丹参 苦平。祛瘀血，生新血，安胎调经，为女科要药，并治疝痛，关节疼痛。《本草新义》

李时珍曰：丹参色赤味苦，气平而降，心与包络血分药也。按：《妇人明理论》云：四物汤治妇人病，不问产前产后，经水多少，皆可通用。唯一味丹参散，主治与之相同。盖丹参能破宿血，补新血，安生胎，落死胎，止崩中带下，调经脉，其功大类当归、地黄、芎藭、芍药故也。

王秉衡曰：丹参降而行血，血则滞者宜之，故为调经产后要药。设经早，或无血经停，及血少不能养胎而胎不安，与产后血已畅行者，皆不可惑于功兼四物之说，并以其有参之名而滥用之。即使功同四物，原治血分受病之药，并非专为补血方，石顽先生已辨之矣。至补心之说，并非如枸杞、龙眼，真能补心之虚者。以心藏神而主血，心火动则神不安，丹参清血中之火，故能安神定志，神志安定，则心得其益矣。凡温热之邪，传入营分者则用之，亦此义也。若邪在气分而误用，则反引邪入营，不可不慎。

赵其光曰：玄参滋水，上交之功多；丹参泻火，下交之功多。

王翊曰：脚软风疾，服一味丹参，可逐奔马，故一名奔马草，有效。

益母草—名茺蔚　味辛，微寒。活血破血，调经止痛，下水消肿，可浴瘾疹，捣敷蛇毒。《本草通元》

赵其光曰：茎叶花穗，气寒，味甘微苦平，无毒。二月生近水田野，夏高三四尺，叶如艾，茎方，节节生穗，充盛蔚密，故名。五月采穗，性极耐旱，得水湿之精，具辛窜之味，故滋养皮肤，主治瘾疹，可作浴汤。又清热凉血解毒，但专于行血，惟经脉内滞，难产，胎衣不下，血胀血晕，瘀血薄心，恶露腹痛，血闭，经阻，经行作痛，宜之。若胎产挟虚，必须子用，今人泥益母之名，而专用草，往往误事。

王秉衡曰：益母草专走血分，妇人以血为用，故有益母之名，非谓不治男子之病也。凡湿热之邪入于血分，或血热血瘀为病，皆可治之，今人但入女科固矣。

茺蔚子，主治略同，调经益精明目，活血顺气逐风，行中有补。

李时珍曰：益母草之根、茎、花、叶、实，并皆入药，可同用。若治手足厥阴血分风热，明目益精，调女人经脉，则单用茺蔚子为良。若治肿毒疮疡，消水行血，妇人胎产诸病，则宜并用为良。盖其根、茎、花、叶专于行，而子则行中有补也。

禁忌：茺蔚之充盛在花子，若舍子用草，是舍密从疏矣。以草专行血，血崩忌之，子亦兼散血，故瞳子散大忌之。惟热血欲贯瞳人者，与凉血药同用。

刘寄奴　苦温。破血通经，除癥下胀，止金疮血。《本草备要》

缪希雍曰：刘寄奴草，其味苦，其气温，采之有香气，故应兼辛。苦能降下，辛温通行，血得热则行，故能主破血下胀，然善走之性，又在血分，故多服则令人痢矣。昔人谓为金疮要药，又治产后余疾，下血止痛者，正以其行血迅速也。

张石顽曰：刘寄奴破血下胀，又能止血，故产后余疾，及金疮血，大小便血，皆用之。《千金方》治折伤瘀血，用刘寄奴、骨碎补、延胡索，水煎，加童便服。《集简方》治大小便血，刘寄奴末，空心清茶调服。《卫生易简方》治血气胀满，刘寄奴酒煎服，但性走散，不可过服。

刘寄奴生江南，此草因何而有是名。五代宋高祖刘裕，小字寄奴，微时曾射一蛇，明日见童子捣药，问之，答曰：吾主为刘寄奴所伤，合药傅之。叱之不见，乃收药，每遇金疮，傅之立愈，后人因名此草为刘寄奴。

禁忌：气血虚，脾胃弱，易作泄者，勿服。

苏木　辛甘咸平。少用和血，多用行瘀。《本草必用》

张洁古曰：苏木性凉，味微辛，发散表里风气，宜与防风同用，又能破死血，产后血肿，胀满欲死者宜之。

缪希雍曰：苏木禀水土之气以生，故其味甘咸。其主治悉取其入血行血，辛咸消散，兼有软坚润下之功，故能祛一切凝滞留结之血，妇人产后尤为所须。

刘潜江曰：苏木之味，甘多而兼有咸，又有微辛。夫咸走血，甘入统血之脾，然其质木也，其色赤也，是心之生血，肝之藏血，脾之统血者，莫不具矣。又辛味藉肺金之气以达血之行，故于血分之用最专。又曰：散风即属血中之风，如血晕口噤之证。盖肝藏血而属风木，观表里二字，则其义可思。

李时珍曰：苏木乃三阴经血分之药，少用则和血，多用则破血。

又曰：海岛有苏方国，其地产此木，故名，今人省呼之为苏木尔。

《内科新说》：苏木产于印度、新加坡等处，中国染工用之。其性略补而兼收敛，能止泻，法用苏木一两，清水一斤半，煎至一斤，或加入桂皮末一钱，每服一两，日服三次，多服令大便红色。

没药 苦平。散瘀定痛，治产后气血痛，破癥坠胎，又为外科要药。《本草新义》

甄权曰：凡金刃所伤，打损跌坠马，筋骨疼痛，心腹血瘀者，并宜研烂，热酒调服，推陈致新，能生好血。

寇宗奭曰：没药大概通滞血，血滞则气壅瘀，气壅瘀则经络急满，经络急满故痛且肿。凡打扑跌，皆伤经络，气血不行，瘀壅作痛也。

李时珍曰：乳香活血，没药散血，二药每每相兼而用。

《眼科论》曰：乳没二味，总为定痛之药，须审其痛之由源，而佐之以乳没，则其效速也。今人不工于此，而惟恃乳没为止痛，服之而痛不止者，不能治痛之所由也。

出波斯及海南，今广州亦有之。

《内科新说》：没药，此树产阿拉伯。其汁流出，干而凝结，取用作药，能散痰暖胃，开胃助消化。

外国学说：行气化痰调经，主治痰喘，久咳嗽，经闭。外用治牙龈溃烂口疮。

郁李仁 甘苦而润，其性主降。下气利水，破血润肠。《本草通元》

缪希雍曰：郁李仁性专降下，善导大肠燥结，利周身水气。

张石顽曰：郁李仁性润而降，为大便风秘专药。《本经》治大腹水气，面目四肢浮肿，取其润下之意，利小便水道者，水气从之下趋也。

李时珍曰：郁李仁甘苦而润，其性降，故能下气利水。按：《宋史·钱乙传》云：一乳妇因悸而病，既愈，目张不得瞑。乙曰：煮郁李酒饮之，使醉而愈，所以然者，目系内连肝胆，恐则气结，胆横不下。郁李能祛结，随酒入胆，结去胆下，则目能瞑矣。

禁忌：多服渗人津液。

干漆 味辛性温，有毒。疗绝伤，续筋骨，杀三虫，去蛔虫。削年深坚结之积滞，破日久凝聚之瘀血。《本草正》

缪希雍曰：干漆味辛，有毒，瘀血得之，即化成水，其消散之功可知。

朱丹溪曰：漆属金，有水与火，性急而飞补，用为去积滞之药，中节则积滞去后，补性内行，人不知也。

黄元御曰：《金匮》大黄䗪虫丸，治虚劳腹满，内有干血，干漆化坚癥而破干血也。

《本草述》：出汉中、金州、梁州者最善，益州、广州、浙中者次之。木高数丈，干如柿，叶如椿，花如槐，实如牛奈子。五六月刻取汁液干之，即曰干漆。状如蜂房，中孔间隔，但性急易燥，热则难干，无风阴润，虽严冬亦易燥。

张景岳曰：用须炒熟入药，不尔损人肠胃。若外着其毒而生漆疮者，惟杉木汤、紫苏汤、蟹汤，浴之可解，或用香油调铁锈涂之。

禁忌：非有瘀血结块阻塞者，切勿轻饵。

血竭　甘咸平。和血敛疮。《本草新义》

李时珍曰：麒麟竭，木之脂液，如人之膏血，其味甘咸而走血，盖手足厥阴药也，肝与心包皆主血故尔。河间刘氏云：血结除血痛，为和血之圣药是矣。乳香、没药，虽主血病，而兼入气分，此则专入血分者也。

王好古曰：补心包络、肝血不足。

黄宫绣曰：性专入肝经血分破瘀，故凡跌仆损伤，气血搅刺，内伤血聚，并宜。

苏颂曰：南番诸国及广州皆出之，木高数丈，其脂液从木中流出，滴下如胶饴状，久而坚凝，乃成竭，赤作血色。

是物如干血，因曰血竭，谓为血药之圣，故美名曰麒麟。以染透指甲，烧灰不变色者佳。药肆伪造甚多，真者绝少。研细，待众药磨完，然后入之，若同众药捣，则化飞尘也。

禁忌：凡血病无瘀积者不必同。

桃仁　苦平，微甘。破血，治热入血室。《本草新义》

李东垣曰：桃仁苦重于甘，气薄味厚，手足厥阴血分药也，破凝血者用之。其功有四，治热入血室，一也；泄腹中滞血，二也；除皮肤血热燥痒，三也；行皮肤凝滞之血，四也。

成无己曰：肝藏血，血聚则肝气燥，桃仁入肝散血。

刘潜江曰：血滞所宜者，桃仁、红花、丹皮、苏木、血竭之属是也。第红花、苏木、血竭色红，丹皮色紫，唯桃仁属血而色乃白，固的知其为肺果。之颐曰：桃为肺果，精专在仁，故司肺气，为营血之师帅。凡血之不行不濡，即气之不决不运，气如橐籥，血如波澜故也。所说可谓中肯，所以红花、丹皮、苏木、血竭，本赤紫色而入血分，各有所入。唯桃仁本白色，而能和血，故上中下无不行也。又曰：桃为肺果，而却能奏功于血，犹杏为心果，而能奏功于气者也，物理之妙有如此。

黄元御曰：《伤寒》桃核承气汤，治太阳伤寒，热结膀胱，其人如狂，外证已解，但小腹急结者，桃仁行经脉而破凝瘀也。

李时珍曰：桃仁，行血宜连皮尖生用，润燥活血宜汤浸去皮尖炒黄，双仁者有毒不可食。

禁忌：散而不收，泻而无补，过用之，及用之不得其当，能使血下不止，损伤真阴，为害不细。

自然铜　辛平。消瘀血，续筋骨。《本草通元》

缪希雍曰：自然铜入血行血，续筋接骨之神药也。

寇宗奭曰：有人以自然铜饲折翅胡雁，后遂飞去。今人打扑损，研细，水飞过，同当归、没药，以酒调服，仍手摩病处。

刘潜江曰：自然铜非火煅不可，丹溪虑其为毒不浅者，盖谓诸损药必热，能生气血以接骨也。更用此金火相扇者，其燥热愈深耳。先哲云：凡损伤妙在补气血，不宜求速效，多用自然铜，致成痼疾。若然，是滋物能续筋骨，乃其所长，若非骨折骨碎尚不须此，即宜用而辄早，犹以贻患，则焉能不致慎哉。余见痛风证古方时用之，讵知非骨之折且碎也，奚为用之，况有内风，是则燥热甚矣。至于多伪鲜真，不如不用之为愈也。

又曰：自然铜，前哲俱云出铜坑中，命斯名者，以其未经矿炼，炼之乃成铜也。

黄宫绣曰：火煅醋淬七次，细研，甘草水飞用。

古文钱 辛平。治目中障瘀，腐蚀坏肉，内用重镇平肝。《本草备要》

黄宫绣曰：古文钱，气味辛凉，虽曰属铜有毒，然历日久气化，其毒无多。考其主治，有曰能治目赤障翳，妇人生产横逆者，是能开其血气壅塞之路也。有曰能治心腹痛者，是能散其血气凝结之意也。有曰能治五淋者，是能通其热壅也。有曰能治跌扑损伤者，是能入其受伤之所，而消其血瘀也。

寇宗奭曰：予少时常患赤目肿痛，数日不能开。客有教以生姜一块，洗净去皮，以古钱刮汁点之，初甚苦，热泪蓂面，然终无损。后有患者，无不一点遂愈。

张石顽：便毒初起，与胡桃肉同嚼，食二三枚即消。便毒属肝，金伐木也。按：赵其光曰：同胡桃嚼即碎。

禁忌： 目疾因肝肾虚而内障生花者不可用也。

花蕊石 酸辛温。消瘀血如神，敷金疮至效。《本草备用》

李时珍曰：花蕊石，其气平，其味涩而酸，其功专于止血，能使化为水，酸以收之也。而又能下死胎，落胞衣，去恶血，恶血化则胎与胞无阻滞之患矣。东垣所谓胞衣不出，涩剂可以下之，故赤石脂亦能下胞胎，与此同义。葛可久治吐血出升斗，有花蕊乳石散。《和剂局方》治诸血，及伤损金疮胎产，有花蕊石散。皆云能化血为水，则此石之功，盖非寻常草木之比也。

刘潜江曰：方书如王宇泰先生《证治准绳》，于诸血证，绝未一见者何哉。岂《本草纲目》之论治，尽属妄耶。第如缪仲醇氏所云，吐血诸证，多因于火炎迫血以上行，如斯药性非宜，亦是确论也。然有血证不尽因于阴虚者，则此味又为中的之剂矣。盖不属阴虚，而患于血逆者，应有瘀证，有瘀证而以化为止，是亦奇效也。

出陕华代地，体坚色黄，煅研，水飞用。一切瘀血，童便调服三五钱。

禁忌：服此属劫剂，过服则于肌血有损，不可不谨。

五灵脂 甘温。行血止痛，治血痹血积，血痢肠风，崩中诸血病，及心腹气血，一切诸痛。《本草新义》

李时珍曰：五灵脂，足厥阴肝经药也，肝主血，故此药能治血病，散血和血而止诸痛。其所治证，多属肝经也。又按：李仲南云，五灵脂治崩中，非止治血之药，乃去风之剂，风动物也。冲任经虚，被风伤袭营血，以致崩中暴下，与荆芥、防风治崩义同。方悟古人识见深奥如此，此亦一说，但未及肝血虚滞亦自生风之意。

李中梓曰：浊阴有归下之功，兼能降火，人所未知。

刘潜江曰：五灵脂能杀虫，一医案治蛔厥者云，虫不尽，用灵脂而全愈。盖虫虽成于湿热，然生于风木，湿热则气凝血滞，而风木乃从湿土以化。灵脂之通气脉而行血络，此所以除风害，能杀虫也。

《本草述》：五灵脂，寒号虫所遗也，寒冬号呼，因名寒号。一名鹖鴟，生北地极寒处，五台山中最多，状似小鸡，肉翅四足，夏月毛羽五采。自鸣曰：凤凰不如我，初冬毛羽脱落，裸形如雏，忍寒而号。夜鸣曰：来朝造个寨。旦鸣曰：得过且过。故寒号而阴剥，号息而阳复，夜号以待日出之为旦也。餐以柏实，先冬噙集，穴居南向，餐已而遗，遗已而餐，转展化道，形若凝脂，气甚臊恶。

研末，酒飞去砂石用。行血宜生，止血宜炒。

禁忌：性极膻恶，脾胃虚弱者勿用。

瓦楞子 甘咸。消血块，散痰积。《本草备要》

吴瑞曰：瓦楞消痰，其功最大，凡痰膈病用之如神。

朱丹溪曰：瓦楞子能消血块。

刘潜江曰：时珍言其咸走血而软坚，故能消血块，散痰积。但蚶之肉甚甘，甘能和血，壳甘而兼以咸平，其效当更甚于诸咸味乎。

李时珍曰：郭璞《尔雅》注云，魁陆即今之蚶，状如小蛤而圆厚。临海《异物志》云：蚶之大者径四寸，背上沟文，似瓦屋之垄，肉味极佳，浙东种于近海田，谓之蚶田。

凡用，取陈久者，炭火煅赤，米醋淬三度，出火毒，研粉。

斑蝥 辛寒，有毒。外用，蚀死肌，傅疥癣恶疮。内用，破石淋，拔瘰疬疔肿，下猘犬毒，溃肉，坠胎。《本草备要》

李时珍曰：斑蝥，人获得之，尾后恶气射出，臭不可闻。故多言其有毒，能至精溺之处，蚀下败物。故《本经》破石癃用之，但痛不可当。葛氏云，凡用斑蝥取其利小便，引药行气，以毒攻毒，是矣。杨登甫曰：瘰疬之毒，莫不有根，大抵以斑蝥、地胆为主。制度如法，能使其根从小便中出，或如粉片，或如血块，或如烂肉，皆其验也。但毒之行，小便必涩，痛不可当，以木通、滑石、灯心辈导之。

《医宗金鉴》：犬咬风毒，入腹成痉风者，用斑蝥七枚，以糯米拌炒，米黄，去米为末，生大黄末一钱，合均，黄酒一盏，煎至半盏，空心温服，取下毒物，弱者减半服之可也。

缪希雍曰：斑蝥能溃烂人肌肉，惟瘰疬、癫犬咬，或可如法暂施，即前二证，亦不若用米同炒，取气而勿用质为稳，余证必不可饵也。

《内科新说》：欧罗巴所产，色光亮而绿，长六七分，阔一二分，比中国所产较小。晒干，贮玻璃甄内，紧塞其口，防蛀坏也。其味辣而臭恶，内服能补膀胱，利小便，小便难因膀胱软弱无力者宜之。法用斑蝥末二钱，浓酒一斤，浸入十四日，去渣取用，每服十滴至三十滴，能助膀胱缩力，并治流白浊，及女人白带旧证。凡膀胱外肾病软弱者，偶用此法医治则可。若平日用以壮阳，恣服无度，必致溺血、头昏、腹痛、呕吐，甚则言语妄乱而死，大有关系。

又云：外用作膏，能令外皮生炎起泡，引病外出，法用斑蝥细末六两，黄腊膏九两，猪油三两，先将黄腊、猪油微火熬令融合，然后离火加入斑蝥末，搅令凝结。凡用斑蝥膏药，或摊于布，或摊于纸，外贴，助以合口膏药不令脱，令皮生炎起泡，有脓流出，与放血、蛭吮、刮痧诸法同意。

水蛭 咸苦平，有毒。逐恶血瘀血月闭，破血瘕积聚无子，利水道。《本经》

成无己曰：咸走血，苦胜血，水蛭之咸苦，乃肝经血分药，故能通肝经聚血。

刘潜江曰：水蛭同虻虫，入仲景抵当汤、丸中，以治伤寒畜血，而后来治畜血证不因于伤寒者，亦不能外此二味，只因证以为加减而已。夫以蠕动唼血之物，治血之畜而不行者，先哲之思议亦精矣。

黄宫绣曰：水蛭煅之存性，见水复能化生，唼入脏腑，破瘀之药甚多，何须用此。如犯之者，止用黄泥作丸吞之，必入泥而出，以土制水故也。凡用，须预先熬黑，置水中七日不活者，方用。

《内科新说》：蜞，一名蚂蟥，一名水蛭，以黄色金边为上，不大不小者合用。其性喜吮人血，凡人身内外，不论何处热痛红肿，取蛭数条，放于玻璃杯内，以杯覆盖肿处，任其噬吮，吮饱自然放落，不可猛力拔出，以防伤肉。倘久吮不落，用盐或醋少许糁之，蛭自缩落。炎轻者放吮一二次，炎重者或放吮多次，不妨。

虻虫即蜚虻　苦微寒，有毒。逐瘀血，破血积坚痞，癥瘕寒热，通利血脉九窍。《本经》

缪希雍曰：蜚虻苦胜，苦能泄结，就其善啮牛马诸畜血者，而还以治血，故治一切血结为病，今人多畏其毒而不用。然仲景抵当汤丸、大黄䗪虫丸中咸入之，以其散脏腑宿血结积有神效也。凡用毒药以治病，书所谓若药不瞑眩，厥疾不瘳是也。

刘潜江曰：虻虫之用，其义与水蛭同，刘河间所谓因其性而为用者是矣。第每以二物同用其义何居。经曰：咸胜血，血蓄于下，必以咸为主，故以水蛭咸寒为君。苦走血，血结不行，必以苦为助，是以虻虫苦寒为臣，亦可明仲景合用之义，非苟然而已也。

蜚虻即虻虫，啖牛马血者，大如蜜蜂，腹四褊，微黄绿色，伺其腹满，掩取干之。

禁忌：气血虚甚，形质瘦损者，忌之。

䗪虫　咸寒，有毒。去血积，主折伤补接。《本草新义》

缪希雍曰：䗪虫生于下湿土壤之中，故其味咸气寒，得幽暗之气，故其性有小毒。以刀断之，中有白汁如浆，凑接即连，复能行走，故今人以之治跌扑损伤，续筋骨有奇效，乃足厥阴经药也。咸寒能入血软坚，故主心腹血积、癥瘕、血闭诸证，又治疟母为必用之药。

黄元御曰：《金匮》鳖甲煎丸，治病疟日久，结为癥瘕。大黄䗪虫丸，治虚劳腹满，内有干血。下瘀血汤，治产后腹痛，内有瘀血。土瓜根散，治经水不利，少腹满痛，以䗪虫消癥而破瘀也。

256

陶弘景曰：形扁如鳖，故名土鳖。

苏恭曰：是物好生原壤土中及屋壁下，状如鼠妇，而大者寸余，形似小鳖无甲而有鳞。

禁忌：无瘀血停留者，不宜用。

蟹 咸寒。和经脉而散恶血，理折伤以续筋骨，解漆毒之疮，合小儿之囟。《本草必用》

黄宫绣曰：螃蟹最属阴寒，故书所述利弊，大令人骇。如蟹与柿同食，则令人泄泻，及发癥瘕。与孕妇食，则能使胎即下，如瓜尤甚。同银朱烧烟，则能使臭虫即毙。蟹近于漆，则能化漆为水。筋骨损断，用蟹捣烂，微炒纳入疮中，则能使筋即连。他如蓄血发黄，妇人乳痈硬肿，小儿颅解，无不用之立效。其化血为水，逐热消瘀，未有若是其神者矣。

禁忌：血因寒滞，及腹中疼痛，喜热恶寒者，切忌。

皂矾即矾酸 酸涩凉，燥脾湿而化痰涎，消积滞而治痔虫，胀满黄肿并效，肠风疟疾均求。《本草必用》

张石顽曰：皂矾专除垢腻，同苍术、酒曲，醋丸，治心腹中满，或黄肿如土色，甚效。盖矾色绿味酸，烧之则赤，用以破血分之瘀积，其效最速。《金匮》治女劳黑瘅，硝石矾石丸，专取皂矾以破瘀积之血，缘其未经诘明，尝有误用白矾涩收，殊昧此理。又妇人白沃，经水不利，子脏坚癖，中有干血白物，用矾红、杏仁蜜丸，纳阴中，日一易之。

汪讱庵曰：皂矾乃铜之精液，用醋制以平肝，胜于针铁。

李时珍曰：胀满黄肿疟痢痔疾方，往往用之，其源则自仲景用矾石、硝石治女劳黄疸方中变化而来。

黄宫绣曰：皂白矾等于白矾，味亦酸咸而涩，有收痰除湿，去蛊杀虫之功，但力差于白矾，而稍缓耳。

深有莹净者良，煅赤用。

禁忌：能令人作泻，脾胃弱者不宜多用。

第二十五类　杀　虫

鹤虱　苦辛，有小毒。杀五脏虫，治蛔啮腹痛。《本草备要》

张石顽曰：鹤虱苦平，入厥阴肝经，善调逆气，能治一身痰凝气滞，杀虫方中最要药。《录验方》疗蛔攻心痛，一味丸服。小儿虫痛，亦单用鹤虱研末，肥肉汁服，其虫自下。

《沈存中笔记》云：是杜牛膝子，最粘人衣，有狐气，炒热则香。按：天名精，根名杜牛膝，子即鹤虱。李时珍云，大抵此种根苗叶，只是吐痰止血，杀虫解毒。故擂汁服之，能止痰疟，漱之止牙疼，捣之傅蛇咬，亦治猪瘟病也。

雷丸　苦寒，有小毒。功专消积杀虫。《本草备要》

汪昂曰：杨勔得异疾，每发语，腹中有小声应之，久渐声大。有道士曰：此应声虫也，但读本草，取不应者治之。读至雷丸不应，服之而愈。

刘潜江曰：雷丸为竹之余气所结，夫竹引根于秋深，孕笋于冬半，是气禀清寒以生，合于金水之阴，以在下也，则其为微寒固然。又曰小毒，缘清阴之气味，而又能疏利，其于行气行血之热，岂非良剂。第通用不无有伤元气也，悉此义则能善用此味矣。

李士材曰：《本经》称其利丈夫。《别录》云久服阴痿。似乎相反，一知利者疏利也，疏利太过，则闭藏失职，故阴痿也。

李时珍曰：霹雳精气所化，生土中，无苗叶，而杀虫逐邪，犹雷之丸也。竹之余气所结，故又名曰竹苓。又曰：雷丸大小如栗，状如猪苓而圆，皮黑肉白，甚坚实。

出建平宜都，累累相连如丸。

禁忌：无虫积者勿用。

芦荟 大苦大寒。功专清热杀虫，凉肝明目，镇心除烦，治小儿惊痫五疳，傅䘌齿湿癣，吹鼻杀脑疳，除鼻痒。《本草备要》

刘潜江曰：遍简疳方，用芦荟者十固八九矣。然而疳之为病，类原于脾，脾由虚有积，即蕴热于中，更风客淫气于湿土，则热愈蕴，而风淫合化于土以为虫。先哲所谓脏腑停积已久，莫不化为虫者此也。芦荟本气之寒，可以清热，而味之苦为最，尤能就热而泄之。如是，则风之淫气，不客于土，而虫杀矣。

沈金鳌曰：近世以芦荟为更衣药，盖以其清燥涤热之功也。

出波斯国，木脂也，俗呼象胆，入药须另研用。

禁忌：气甚秽恶，凡气血得香则顺，得臭则逆，所当慎投。

阿魏 辛平。消肉积，治心腹冷痛，杀虫。《本草新义》

刘潜江曰：阿魏以极臭之性质，反能止臭。如本草止言其消癥积，下恶气，杀细虫，而以臭止臭之微义，后来莫能究之。讵知其有能使气化者，气化则形化，所以消癥积也。不下正气而下恶气，此尤其异处。盖虫亦恶气之所化也，即本草所谓辟瘟瘴，主霍乱心腹痛，何莫不可以下恶气推之。总之能化气而逐恶，为是物之所独禀，诚如先哲谓为奇物也。

《内科新说》：此树出波斯国，其根多汁，色白如乳，晒干则凝结而红，其臭甚恶。功力能祛痰祛风。暴咳喘促，肠胃有风气者宜之。

谚云：黄芩无假，阿魏无真，以其多伪也。但取少许，安置铜器一宿，沾处白如银色者真。

禁忌：脾胃虚弱之人，虽有痞块坚积，不宜轻用。

大枫子 辛热，有毒。取油治疮癣、疥癞，有杀虫劫毒之功。《本草备要》

黄宫绣曰：大枫子，本属毒药耳，味性辛热，止可取油以杀疮疥，若用此以治大风病，则先伤血矣。血有受损，不更使病益剧乎。即或功以劫致，然烈毒之性，不可多服，惟用外敷，不入内治，其功或不可没也。

《西药略释》：风湿证，以此油擦患处，见效。多年顽恶癣疥，以此油搽之效。

印度地方有麻疯症，用此油内服外搽，往往见效云。

出南番，子函有油，捣烂榨取其油用，功力全在于油也，久则油黄不可用。

榧子 甘涩平。善杀诸虫，能疗痔疾。《本草必用》

张石顽曰：榧实，肺家果也，性温散气，故能去腹中邪气三虫诸疾，小儿黄瘦有虫积者宜食，与使君子同功。

汪昂曰：有虫者宜上旬日食之，食一斤，虫乃绝。又曰：本草未尝言润，然润剂也。故寇氏云，多食润肠。

《物类相感》云，榧煮素羹，味更甜美。猪脂炒榧，黑皮自脱。榧子同甘蔗食，其渣自软。

水银 辛寒。阴毒，功专杀虫，治癣疥虮虱，坠胎绝孕。《本草备要》

黄宫绣曰：水银从石中迸出者，为石汞。从丹砂中出者，为朱裹汞，究皆丹砂液也。性禀至阴，质重着而流利，得盐矾为轻粉，加硫黄为银朱，同硫黄升炼则为灵砂，药之飞腾灵变，无有过是。然至阴之性，近于男子阴器，则必消瘘无气，入耳能蚀人脑，入肉令人百节挛缩，外敷尚防其毒，内服为害，不待言矣。

汪昂曰：水银，得铅则凝，得硫则绪，并枣肉入唾研则碎，散失在地者，以花椒茶末收之。

《木草新义》：外用杀虫。按：西医以水银一分，猪油二分，研至极匀，调成软膏，为治癣毒要药。

轻粉 辛温，有毒。治痰涎积滞，鼓胀，毒疮，杀虫搜风。《本草通元》

李士材曰：轻粉乃盐矾炼水银而成，其气燥烈，其性走窜，善劫痰涎，消积滞。故水肿风痰湿热、杨梅毒疮服之，则涎从齿龈而出，邪郁暂开而愈。若服之过剂，及用之失宜，则毒气被逼，窜入经络筋骨，莫之能出，变为筋挛骨痛，发为痈肿疳漏，经年累月，遂成废痼，因而夭枉者不少也。

汪昂曰：十枣汤加大黄、牵牛、轻粉，名三化神佑散。又曰：上下齿龈属手足阳明，肠胃经毒气，循经上行至齿龈薄嫩之处而出。按：神佑散用轻粉者，乃治水肿之功，而引涎从牙龈出者，则消毒之征也。

禁忌：只堪外用，不宜内服。土茯苓、黄连、黑铅、铁浆、陈酱，能制其毒。

银朱 辛温，有毒。劫痰破积杀虫。《本草通元》

黄宫绣曰：银朱，系水银同煅炼成朱，性燥味辛，方书用以杀虫治疮，亦是以毒解毒而已。用以食服，古人切戒，谓其性悍烈，良非所宜。且同蟹壳烧之，则臭虫绝迹。和枣肉熏之，则疮疥顿枯。于此可征其概矣。

李士材曰：其功与轻粉同，其为害亦同也。

禁忌：外用能攻血，不宜内服。

五谷虫　寒。治疳疾。《本草新义》

张石顽曰：蛆出粪中，故能消积，治小儿诸疳积滞，取消积而不伤正气也。一法，用大虾蟆十数双，打死置坛内，取粪蛆不拘多少，河水渍养三五日，以食尽虾蟆为度，用藤布扎住坛口，倒悬活水中，令污秽净，取新瓦烧红，置蛆于上，焙干。治小儿疳积，腹大脚弱，翳膜遮睛。每服一二钱，量儿大小服之，无不验者，勿以其鄙而忽诸。

汪昂曰：漂净晒干，或炒或煅，为末用。

第二十六类 发 毒

蓖麻子 甘辛平，有小毒。主外治。《握灵本草》

黄宫绣曰：蓖麻子，甘辛有热，性味颇类巴豆，既有收引拔毒之能，复有开窍通利之力，捣膏以贴手臂肿痛。子宫脱下，研膏以涂顶心。胞衣不出，研膏以涂脚心。中风口眼㖞斜，偏左贴右手心，偏右贴左手心。口噤、鼻塞、耳聋、喉痹、舌胀，用油烟熏，针刺好肉，捣敷患处。瘰疬恶疮，用仁外敷，凡此皆属外用以奏奇功。

朱丹溪曰：蓖麻子属阴，主吸出有形质之滞物，故取胎产胞衣剩骨脓血者用之。荔枝肉属阳，主散无形之滞气，故消瘤疮赤肿者用之，苟不明此理而错用，治则不应也。

《内科新说》：此树产于亚细亚，中国甚多，取其子榨取油，每十四两，可得油三两。其色金黄，其臭浓者有功力，能润泻，男女小儿皆可服，泻后无关系，身虚弱欲令泻者，用此尤宜。初生婴儿屎不出者可服，妇人产后大便虽可服，痢证欲先泻去宿物者可服，腹痛欲去燥屎者可服。大人每服五钱至一两，小儿每服一钱至四钱。若嫌气味，用鸡蛋黄搅和同服，或八角油一二滴同服。

《西药略释》：滑利之剂，当以此为最上品，而最通行者也。若华人不入服剂，缘制油未净耳。

禁忌：大肠不固之人，慎勿轻服。

芙蓉花 辛平，性滑。清肺凉血，散热止痛，消肿排脓，治一

切痈疽肿毒有殊功。《本草备要》

李时珍曰：芙蓉花并叶，气平而不寒不热，味微，辛而性滑涎黏。其治一切痈疽发背，乳痈恶疮，不拘已成未成，已穿未穿，并用芙蓉叶或根皮或花，或生研，或干研末，以蜜调涂于肿处四围，中间留头，干则频换。初起者即觉清凉，痛止肿消，已成者即脓聚毒出，已穿者即脓出易敛，效不可言。或加生赤小豆末尤妙。近时疡医秘其名为清凉膏、消露散、铁箍散，皆是物也。

枫香 苦平。活血解毒，止痛生肌。治吐衄咯血，齿痛，风疹，痈疽，金疮。外科要药。《本草备要》

黄宫绣曰：枫香系枫膏脂所成，结而为香，故曰枫香，又曰白胶香。按：枫性最疏通，故木易蛀，外科用以透毒，金疮末敷即效，筋断即续。齿颊肿痛，烧灰揩牙甚良。咳唾脓血，同药服之即止，皆取透发病气之意。

李时珍曰：枫香、松脂皆可乱乳香，其功虽次于乳香，而亦仿佛不远。

象牙 甘寒，无毒。拔毒生肌。《本草求原》

张石顽曰：象牙甘寒，能解痈肿诸毒，磨水服之。造箆磨砺之末，生蜜调涂，治诸铁杂物入肉。旧梳刮薄片屑，温汤频服，治竹木刺，及诸鱼骨鲠，即时吐出，不吐再服，以吐出为度。非刮下薄片，不能应手也。

李时珍曰：主心肝风痫，迷惑邪魅之疾，宜生屑入药。

张景岳曰：味甘气凉，能清心肾之火，可疗惊悸风狂，骨蒸痰热，鬼精邪气。

象皮，其性最易收敛，人以钩刺插入皮中，拔出半日，其疮即合，故入膏散，为长肉合金疮之要药。

蟾酥 甘辛。治发背疔肿，脉络风邪恶血。《本草通元》

赵其光曰：蟾酥辛温，发散一切风火郁抑，为拔疔散毒消肿仙品。但大毒能烂人肌肉，外科用之，取其以毒攻毒，亦止用一二厘。仍须与牛黄、明矾、乳没等同用方可，生肌时用之，则反痛。

汪昂曰：蟾酥即蟾蜍眉间白汁。

吴鞠通曰：蟾乃物之浊而灵者，其酥入络，以毒攻毒。

人牙 咸温，有毒。治痘疮倒靥。《本草备要》

张石顽曰：牙乃肾之标，骨之余。痘疮倒靥，用人牙散，因痘疮为风寒秽气所触，而变黑倒靥，用此煅灰，以酒研达之，窜入肾经，发出毒气，乃劫剂也。若伏热在心，昏冒不省人事，及气虚色白，痒塌不能作脓，热痱紫泡之证，正宜凉血解毒。苟误用之，则郁闷声哑，反成不救，临证审诸。

王翃曰：阴疽不发，色黯不疼，服补托药不起，必用人牙煅过。穿山甲等分为末，分两服，当归、麻黄煎酒下，外以姜汁和面傅之。又曰：恶疮不生肌，漏水不止，人牙灰、头发灰、鸡内金灰，等分为末，入轻粉、麝香少许，油调敷之。

第二十七类　解　毒

牛蒡子　辛平。散风热，利咽膈，斑疹痧痘必需，肿毒痈疽莫缺。《本草必用》

李东垣曰：鼠粘子其用有四，治风湿瘾疹，咽喉风热，散诸肿疮疡之毒，利凝滞腰膝之气，是也。按：李士材云，牛蒡子本入肺理风之剂，兼理腰膝凝滞者，一则金为水母，一则清肃下输，或谓兼入肾者，非其升浮之用也。

类明曰：牛蒡子虽通十二经，然其味辛。辛金化也，故行肺为多，洁古言其润肺散气，辛所以润也，亦以散也。是与他寒剂之除热者不同。盖风肿之毒，须用润之散之，未可直任寒剂。故东垣云，消散肿毒，须鼠粘子，须半生半熟，以解表里。

汪昂曰：牛蒡子，一名鼠粘子，一名恶实，泻热解毒。又曰：捣和猪脂，贴疮肿及反花疮。

禁忌：性冷而滑利，痘证虚寒泄泻者忌服。

金银花　甘而微寒。主胀满下痢，消痈散毒，补虚疗风。《本草通元》

汪昂曰：花叶同功，花香尤佳，酿酒代茶熬膏并妙。忍冬酒，治痈疽发背，一切恶毒初起，便服，奇效。干者亦可，不及生者力速。忍冬五两，甘草二两，水二碗，煎至一碗，再入酒一碗略煎，分三服，一日一夜吃尽，重者日二剂，服至大小便通利，则药力到。

王秉衡曰：金银花，李士材已表其治痢治胀之功，而不知尚有清络中风火湿热，解温疫秽恶浊邪，息肝胆浮越风阳，治痉厥、癫痫诸证也。

高士宗曰：银花，《别录》名忍冬藤，以银花之藤，至冬不凋，乃宣通经脉之药也。又一本之中，花有黄白，气甚芳香，故有金银花之名。金花走血，银花走气，又调和气血之药也，通经脉而调气血，何病不宜，岂必痈毒而后用之哉。

顾松园曰：性极中和，故无禁忌。

山豆根　苦寒。治喉痈喉风，龈肿齿痛，喘满热咳。《本草新义》

缪希雍曰：山豆根，其味甘苦，其气寒，其性无毒。甘所以和毒，寒所以除热。凡毒必热必辛，得清寒之气，甘苦之味，则诸毒自解。

李时珍曰：按沈括《笔谈》云，山豆根味极苦，本草言味甘，大误矣。

黄宫绣曰：山豆根大苦大寒，功专泻心保肺，及降阴经火逆，解咽喉肿痛第一要药。缘少阴之脉上循咽喉，咽喉虽处肺上，而肺逼近于心，故凡咽喉肿痛，多因心火挟其相火交炽，以致逼迫不宁耳。用此以降上逆之邪，俾火自上达下，其能以祛大肠风热，及解药毒，杀小虫，并腹胀喘满，热厥心痛，五痔诸疮。总赖苦以泄热，寒以胜热耳。

山豆根一名解毒，苗蔓如豆，经冬不凋。

禁忌：脾胃虚寒作泻者禁用。

荠苨　寒利肺，甘解毒。和中止嗽，治消渴强中，痈肿疔毒。《本草备要》

黄宫绣曰：荠苨即甜桔梗，似人参而体虚无心，似桔梗而味甘不苦。

李时珍曰：荠苨，寒而利肺，甘而解毒，乃良品也，而世不知用，惜哉。按：葛洪《肘后方》云，一药而兼解众毒者，惟荠苨汁浓饮二升，或煮嚼，亦可作散服。此药在诸药中，毒皆自解也。又张鹭《朝野佥载》云：各医言虎中药箭，食清泥而解。野猪中药箭，逐荠苨而食，物犹知解毒，何况人乎。

刘潜江曰：愚按《神农本经》无荠苨，止有桔梗一名荠苨，至《别录》始出荠苨另为一种，是则可以形似相乱者，在桔梗与荠苨也。第二味俱用根，乃桔梗味苦辛，而荠苨味甘寒，因味以别之，固易明也。即就时珍所云，荠苨根与沙参根相似，然亦就其味别之。沙参甘淡而寒，且有言其甘而微苦者。若荠苨根，在弘景谓其根味甜绝，能解毒，夫甘能解毒，而味之绝甘而且寒者，更解百药之毒。是虽与沙参同有甘，而甘之各具者亦大殊。盖甘而微苦者，即不能解毒，此《别录》之言解百药毒不为无据也。故细究其形似，而更精审于味，则庶乎无误，不致用而罔功矣。

白头翁　苦寒。泻热凉血，治热毒不利。《本草新义》

张石顽曰：白头翁味苦微寒，入手足阳明血分。《本经》言苦温者，传写之误也。男子阴疝偏坠，小儿头秃鼻衄，及热毒下痢紫血鲜血，用此并效。

黄元御曰：《伤寒》白头翁汤，用治厥阴病，热利下重，欲饮水者，白头翁清少阳之相火也。又曰：白头翁苦寒之性，并入肝胆，泄相火而清风木，是以善治热利。

唐容川曰：白头翁，无风独摇，有风不动。盖白头翁，通身有

药物学讲义·第二十七类　解毒

毛，一茎直上，与天麻同，知其皆得风木条达之气，故无风能摇。其色纯白，是得金性，故有风不动。但其味苦，是治热风之妙药。仲景治产后中风，及痢疾后重者，是取其息风火，达肝阳也。

产齐鲁，苗长叶白者力优。陶弘景曰：此味近根处有白茸，状似白头老翁，故得名。

禁忌：血分无热者勿用。

漏芦 苦寒。行乳汁，消瘰疬肠风。《本草新义》

黄宫绣曰：漏芦，味苦而咸，气寒，有毒。凡苦则下泄，咸则软坚，寒则胜热，漏芦气味俱备，专入阳明胃经。故凡痈疽背发，乳汁不通，及预解时行痘毒者，咸须仗此以解毒邪，俾邪尽从便出而解矣。然书又云遗精尿血能止，亦因毒解热除自止之意，非漏芦有收涩之力也。

出闽中。

禁忌：气虚疮疡不起及孕妇，切忌。

山慈菇 甘微辛，有小毒。功专清热散结，治痈疮疔肿，瘰疬结核，解诸毒蛊毒，蛇虫狂犬伤。《本草备要》

张石顽曰：山慈菇，金灯花根也，九月开花朱色，与叶不相见，故又名无义草。紫金锭用之，亦是解诸毒耳。

《普济方》：治粉滓面䵟，用山慈菇夜涂旦洗。

汪昂曰：根与慈菇小蒜相类，去毛壳用。

《广笔记》云：出处州遂昌县。

禁忌：解毒散结，外敷内服均可，但性寒凉，不可过服。

绿豆 甘寒。行十二经，清热解毒，利小便，止消渴，治泻痢。《本草备要》

黄宫绣曰：绿豆，味甘气寒，书言能厚肠胃，润皮肤，和五脏，资脾胃。因毒邪内炽，凡脏腑经络，皮肤脾胃，无一不受毒扰，服此性善解毒，故凡一切痈肿等症，无不用此奏效。煮汁则止消渴，磨粉合以乳香、丹砂，则能护心，使毒不入。缝枕夜卧，则能明目疏风。杖疮疼痛，则用鸡子白调敷即愈。皮尤凉，退翳明目，粉扑痘溃，皆有除热解毒之功。

禁忌： 与榧子相反，切忌同食。

蚯蚓 —名地龙　咸寒。治温病大热狂言，大腹黄疸，肾风，脚气。《本草备要》

张石顽曰：蚯蚓体虽卑伏，而性善穴窜，专解湿热，疗黄疸，利小便，通经络。故活络丸以之为君，温病大热狂妄，和人尿捣绞服之，热毒从小便而去也。

汪昂曰：白颈者乃老蚯蚓，治大热，捣汁井水调下，入药或晒干为末，或盐化为水，或微炙，或烧灰，各随本方。

蚯蚓泥，甘寒，泻热解毒，治赤白久痢，傅小儿阴囊热肿，肿腮丹毒。

禁忌： 性善走窜，虚寒人勿服。

蜗牛 咸寒，小毒。《本经逢原》

张石顽曰：蛞蝓、蜗牛，生下湿地，阴雨即出，至阴类也。治诸肿毒痔漏，制蜈蚣蝎虿诸毒，研烂涂之，取其清热解毒之功耳。其形尖小而缘桑上者，谓之缘桑蠃，治大肠脱肛，和脂涂之立缩。此蠃诸木上皆有，独取桑上者，正如桑螵蛸之义。赵其光曰：三者皆润燥软坚，主贼风喎僻，惊痫挛缩，更治喉中各病。

按：蜗牛负壳，一名蜒蚰；蛞蝓无壳，一名鼻涕。

人中黄　甘寒。治阳毒热狂，痘疮黑陷不起。《本草新义》

黄宫绣曰：人中黄，是用甘草末入于竹筒，塞孔，冬月置于粪缸之内，经春取出，悬挂风处，阴干取用。味甘性寒，功专入胃解毒，以其味甘故也。其解五脏实热，以其气寒故也。又治瘟疫斑狂，及痘疮黑陷不起，以其臭不正相类，故能以毒攻毒也。

第二十八　毒　物

凤仙子　微苦温，有小毒。主产难噎膈骨硬。《握灵本草》

张景岳曰：凤仙，子名急性子，又名透急草，不生虫蛀，即蜂蝶亦不近，似非无毒者也。

张石顽曰：凤仙子性最急速，故能透骨软坚通窍，搜顽痰，下死胎积块，噎膈骨硬。治狂痴胜金丹用之，取其性急，领砒药吐泄也。庖人煮肉硬者，投子数粒即易烂，是其验也。入砒点疼牙即落，同独瓣蒜捣涂痞块即消，加麝香、阿魏尤捷。

赵其光曰：花治蛇伤，连根茎治小肠气，花阴干浸酒治偏废。

王翃曰：马患诸病，白凤仙花连根叶熬膏，涂其眼四角上，即汗出而愈。

禁忌：性与玉簪根同，不可着齿，多食戟人喉。

巴豆　大热，有毒。祛脏腑停寒，破坚积痰癖，开通闭塞，疏利水谷，破血排脓杀虫。《本草通元》

《本草新义》：巴豆去脏腑沉寒，为斩关夺命之将。内服使人大泻，外治取油，作纸捻燃火，吹熄，或熏鼻，或刺喉，能出恶涎恶血，治中风中恶，痰厥气厥，喉痹不通。

黄元御曰：《伤寒》三物白散，用治寒实结胸，无热证者，巴豆破寒湿而决郁塞也。又曰：巴豆辛苦大热，破沉寒积冷，止心疼腹痛，泄停痰积水，下宿谷坚瘕，消死肌弩肉，点疵痣疥癣，种种奇功，神异非常。去壳炒研用，强人可服二厘。

李士材曰：巴豆、大黄，同为攻下之剂，但大黄性冷，腑病多热者宜之；巴豆性热，脏病多寒者宜之。故仲景治伤寒传里恶热者，多用大黄。东垣治五积属脏者，多用巴豆。又曰：纸包压去油者，名之巴霜；巴豆壳，烧灰存性，能止泻痢。

王翃曰：巴豆不去膜则伤胃，不去心则伤呕。以沉香水浸，则能升能降。与大黄同用，泻人反缓，为其性相畏也。中其毒者，用冷水、黄连汁、大豆汁解之。

李时珍曰：是物出巴蜀，而形如菽豆，故以名之。刘潜江按：有棱及两头尖者，名刚子。又《药性赋》注云：巴豆性急通利，因名江子。《准绳》于中风口噤证用之，名稀涎散，亦曰江子。

黄宫绣曰：试以少许轻擦皮肤，须臾发泡。况下肠胃，能无溃灼熏烂之患乎。即不得已而用之，取霜少许入药可也。

《内科新说》：巴豆功力尤佳在油，其味辛，入口尝试，喉即热。服巴豆半粒，亦能速泻，不如服油更妥。盖油可以少服，或一二滴，或三滴。此药功力专主大泻，中风脑炎，大便秘结，肚腹胀，服后即时大泻而安。若泻太过者，食粥、水牛乳、大麦水等止之。外用擦肉，令生脓粒，能引病外出。

砒石 辛酸，大热，大毒。主老疟躯喘癣积，蚀瘀腐瘰疬。《本草通元》

刘潜江曰：砒石出信州，故又呼信石，更有隐信字为人言，生者名砒黄，炼者名砒霜。

又曰：痰喘躯般，凡天雨便发，坐卧不得，饮食不进，乃肺窍久积冷痰，遇阴气触动则发也。用江西淡豆豉一两，蒸捣如泥，入砒霜末一钱，枯白矾三钱，丸绿豆大，每用冷茶、冷水送下七丸，甚者九丸，小儿五丸，忌食热物。

黄宫绣曰：恶疮，砒石、铜绿等分为末，摊纸上贴之，其效如神。

《内科新说》：信石有大毒，服之令胃热剧，骤生大炎，溃烂而死，至痛至苦。信石虽有大毒，少用些微入药，大有功力。作信石水母，用上等信石一钱二分，加盐二钱，雨水一斤，微火熬至十二两，盐与信石融合，两俱不见，是为信石水母。每用信石水母一两，加清水十二两，每服一两，日服二三次，计每服一两，雨水中仅有信石十三分之一耳。此水治发寒热疟证，大有效验，并能治皮病各种癣。

硇砂 热毒，消肉积，去目翳。《本草新义》

缪希雍曰：硇砂乃大热有毒之物，虽能攻积聚凝结，化有形癖块，然多食腐坏入肠胃，惟去恶肉，乃恶疮息肉，目翳胬肉，是其所长。用以外治，亦须与牛黄、龙脑、铅华、象牙末等同用。其内服诸方，恐服之戕生，不敢载也。

刘潜江曰：黄丹乃铅炼就者，铅属至阴，故可以解硇之阳毒。又曰：硇砂又号透骨将军，谓其善透物也。

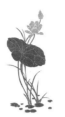

方剂学讲义

总 论

唐容川曰：七方出于岐伯，谓气有多少，形有盛衰，治有缓急，上下内外之不同，故立七方以制之。十剂出于北周徐之才，谓十种是药之大体，详之则靡遗失。惟十剂内缺寒热两端，后人又加寒热二剂，足成十二剂。医者但熟七方十剂之法，便可通治百病。

大方　病有兼证，邪有强盛，非大力不能克之，如仲景之大承气汤、大青龙汤，一汗一下，皆取其分两重，药味多胜于小承气、小青龙也。

小方　病无兼证，邪气轻浅，药少分两轻，中病而止，不伤正气，如仲景小承气汤之微下，小建中汤之微温，小柴胡汤之微散，皆取其中病而止，力不太过也。

缓方　虚延之证，剽劫不能成功，须缓药和之，有以甘缓之者，炙甘草汤、四君子汤，治虚劳是也；有以丸缓之者，乌梅丸治久痢是也；有多其物以牵制，使性不得逞而缓治之者，薯蓣丸治风气百病是也；有徐徐服以取效，如半夏散、苦酒汤，少少咽之是也。

急方　病势急则方求速效，如仲景急下之，宜大承气汤；急救之，宜四逆汤之类。

奇方　单方也，病有定形，药无牵制，意取单锐，见功尤神，如仲景少阴病咽痛，用猪肤汤；后世补虚，用独参汤、独附汤；又如五苓、五物、三物、七气，皆以奇数名方，然奇方总是药味少而锐利者也。

偶方 偶对单言，单行力孤，不如多品力大，譬如仲景用桂枝、麻黄，则发表之力大，若单用一味，则力弱矣；又如桂枝汤单用桂枝，而必用生姜以助之，是仍存偶之意也；肾气丸桂、附同用，大建中汤椒、姜同用，大承气汤硝、黄同用，皆是此意。

复方 重复之义，两证并见，则两方合用，数证向杂，则化合数方而为一方也，如桂枝二越婢一汤，是两方相合；五积散，是数方相合。又有本方之外，别加药品，如调胃承气汤加连翘、薄荷、黄芩、栀子，为凉膈散，病之繁重者，药亦繁重也。岐伯言"奇之不去则偶之"，是复方乃大剂，期于去病矣。又云"偶之不去，则反佐以取之"，所谓寒热温凉，反从其病也。夫微小寒热，折之可也，若大寒热，则必能与异气相格，是以反佐以同其气，复令寒热参合，使其始同终异，是七方之外，有反佐之法。

补可扶弱 先天不足，宜补肾，六味丸、肾气丸、二仙胶之类是也；后天不足，宜补脾，四君子汤、归脾汤之类是也；气弱者宜补肺，人参是也；血弱者宜补肝，当归是也；神弱者宜补心，枣仁是也。再审阴阳轻重治之，则妙于补矣。

重可镇怯 怯则气浮，重以镇之，惊气乱，宜琥珀之类；怒气逆，宜生铁落饮之类。

轻可去实 风寒之邪，中于人身，痈疮疥痤，发于肢体，宜轻而扬之，使从外解，仲景用麻、桂，今人用人参败毒散、香苏饮、香薷、白芷、薄荷、荆芥之类。又小柴胡为和散之总方，加减用之，可以和荣卫而去诸邪，当类推焉。

宣可去壅 头目鼻病，牙噤喉塞，实痰在胸，气逆壅满，法宜宣达，或嚏，或吐，或令布散，皆谓之宣，取嚏如通关散；取吐如胆矾、甘草、薄荷；令其布散，如越鞠丸、逍遥散之类。

通可行滞 火气郁滞，宜用通剂，利其小便。滞于气分者，用木通、滑石、六一散之类；滞于血分者，用防己导赤饮、五淋散之类。

泄可去闭 邪盛则闭塞，必以泄剂从大便夺之，备急丸泻寒实，承气汤泻热实，葶苈大枣泻肺汤是泄其气，桃仁承气汤是泄其血，十枣汤泄水，秘方化滞丸攻积。由此求之，凡宜破利者，皆泄之类。

滑可去着 着谓留而不去也，痰黏喉、尿浊淋、大肠痢等症皆是，宜滑泽以涤之，瓜霜、冬葵子、痢症三方之类是也。

涩可固脱 脱如开肠洞泻，尿遗精滑，大汗亡阳之类，宜用涩剂以收敛之。理中汤、桃花汤止利，参芪术附汤止汗，六黄汤止盗汗，固精丸、天雄散止滑精。大约牡蛎、龙骨、海螵蛸其质收涩；五味、诃子其味收涩；莲房、棕灰、麻黄根其性收涩。

湿可润燥 燥者，枯也，风热拂郁，则血液枯竭而为燥病，上燥则渴，或为肺痿，宜人参白虎加花粉、琼玉膏、清燥救肺汤；下燥则结，麻仁丸。总之，养血则当归、地黄；生津则麦冬、花粉；益精则枸杞、菟丝。

燥可祛湿 外感之湿，宜神术汤汗之；湿泛为痰，宜二陈汤降之；湿停不溺，宜五苓散利之；胃湿宜平胃散；脾湿宜肾着汤，皆治寒温也。又有湿热之证，反忌燥药，当以苦坚清利治之。

寒能胜热 热证如伤寒、温疟，何一不当以寒药治之，其间进退出入，在人审矣。甘寒之剂，白虎汤、甘露饮之类；苦寒之剂，栀子金花汤、龙胆泻肝汤之类。大抵肺胃肌热，宜银翘、石膏；心腹热，宜芩、连；肝肾热，宜黄柏、知母、胆草。

热可制寒 寒者，阴气也，积阳生热，能制寒证，辛温之品是矣。附子汤、麻黄附子细辛汤，治太阳少阴之寒；四逆汤、理中汤，治脾肾之寒；吴茱萸汤、乌梅丸，治肝寒；小青龙汤治肺寒；薤白、酒，治心胸之寒；回阳救急汤，统治里寒；桂枝汤，统治表寒。

第一类　补益之剂

四君子汤

治一切阳虚气弱，脾衰肺损，饮食少思，体瘦面黄，皮聚毛落，脉来细软。

人参　白术_{土炒}　茯苓_{各二钱}　甘草_{一钱}

姜三片，枣二枚煎。

吴琨曰：面色痿白，则望之而知其气虚矣；言语轻微，则闻之而知其气虚矣；四肢无力，则问之而知其气虚矣；脉来虚弱，则切之而知其气虚矣。如是则宜补气，是方也，四药皆甘温，甘得中之味，温得中之气，犹之不偏不倚之人，故名君子。

汪昂曰：人参甘温，大补元气为君；白术苦温，燥脾补气为臣；茯苓甘淡，渗湿泻热为佐；甘草甘平，和中盛土为使也。气足脾运，饮食倍进，则余脏受荫，而色泽身强矣。

本方加陈皮，名异功散，调理脾胃；再加半夏，名六君子汤，治气虚有痰，脾虚鼓胀；再加香附、砂仁，名香砂六君子汤，治虚寒胃痛，或腹痛泄泻；四君合四物，名八珍汤，治心肺虚损，气血两虚及胃损饮食不为肌肤；若伤之重者，虚阳外鼓，诸症蜂起，则于四君四物之中，又加黄芪以助阳固表，加肉桂以引火归元，名十全大补汤。

升阳益胃汤东垣

治脾胃虚弱，怠惰嗜卧，时值秋燥令行，湿热方退，体重节痛，口苦舌干，心不思食，食不知味，大便不调，小便频数，兼见肺病，洒淅恶寒，惨惨不乐，乃阳气不升也。

黄芪二两　人参　甘草炙　半夏各一两　白芍炒　羌活　独活　防风各五钱　陈皮四钱,留白　白术土炒　茯苓　泽泻　柴胡各三钱　黄连二钱

每三钱，姜、枣煎。

汪昂曰：六君子助阳益胃，补脾胃之上药也。如黄芪以补肺而固卫，芍药以敛阴而调荣，羌活、独活、防风、柴胡以除湿痛而升清阳，茯苓、泽泻以泻湿热而降浊阴，少佐黄连以退阳火。补中有散，发中有收，使气足阳升，自正旺而邪服矣。

费伯雄曰：东垣论饥饱劳役，阳陷入阴，面黄气弱发热者，当升举阳气，以甘温治之，此真识确论，为治阳虚发热者开一大法门。惟方中辄用升、柴，恐上实下虚者更加喘满，在东垣所能明辨，当病而投，后人若执定此法，一概施之，则误人不浅矣。

秦艽鳖甲散谦甫

治风劳骨蒸，午后壮热，咳嗽肌瘦，颊赤盗汗，脉来细数。

鳖甲炙　柴胡　地骨皮各一两　秦艽　知母　当归各五钱　乌梅一个　青蒿五叶

汗多重加黄芪。

吴仪洛曰：风生热而热生风，非柴胡、秦艽不能驱之使由；鳖，阴类，用甲者骨也，及骨之义；乌梅酸涩，能引诸药入骨而敛热；青蒿苦寒，能从诸药入肌而解蒸；知母滋阴；当归和血；地骨散表邪，兼清里热，又去汗除蒸之上品也。

费伯雄曰：风为天之气，中人最速，郁而为热，固当清散，但深入骨里者，千万中无一二，盖骨蒸乃阴虚，非外风在骨也。

李士材曰：此治骨蒸痨瘵第一方。

紫菀汤_{海藏}

治肺伤气极，劳热久嗽，吐痰吐血及肺痿变痈，

紫菀_{蜜炒}　阿胶_{蛤粉炒成珠}　知母　贝母_{各一钱}　桔梗　人参　茯苓　甘草_{各五分}　五味子_{十二粒}

食后服，一方如莲肉。

汪昂曰：劳而久嗽，肺虚可知，即有热证，皆虚火也。海藏以保肺为君，故用紫菀、阿胶；以清火为臣，故用知母、贝母；以参、苓为佐者，扶土所以生金；以甘、桔为使者，载药上行脾肺；五味子滋肾家不足之水，收肺家耗散之金，久嗽者所必收也。

刘浩曰：此治肺痿之神方，加诃子善治声嘶。无力服参者，苡仁可代。

六味地黄丸_{钱仲阳}

治肝肾不足，真阴亏损，精血枯竭，憔悴羸弱，腰痛足酸，自汗盗汗，水泛为痰，发热咳嗽，头晕目眩，耳鸣耳聋，遗精便血，消渴淋沥，失血失音，舌燥喉痛，虚火牙痛，足跟作痛，下部疮疡等证。

地黄_{八两，砂仁酒拌，九蒸九晒}　山茱肉_{酒润}　山药_{各四两}　茯苓_{乳拌}　丹皮　泽泻_{各三两}

上蜜丸，空心盐汤下。

程履新曰：肾，水脏也，水衰则龙雷之火无畏而亢上，故诸症生焉，法当壮水之主以制阳光。熟地味厚，为滋阴上乘药，主补肾

填精，故以为君。山萸味酸归肝，乙癸同治之义，且肾主闭藏，而酸敛之性与之宜也。山药色白味甘，入土金二脏，能培土生金，保金生水，以滋化源也。丹皮清肝，用主宣通，所以佐茱萸也。茯苓益脾，用生通利，所以佐山药也。至于泽泻，有三功焉。一曰利小便，以清相火；二曰行地黄之滞，引诸药直透肾经；三曰有补有泻，无喜攻增气之虞，故用为使。此方为益肾之圣药，而昧者薄其功缓，盖用药者有四失焉。一则地黄非怀庆则力浅；一则地黄非九制则不熟；一则疑地黄之滞而减之，则君主薄；一则恶泽泻之渗而减之，则使者微。蹈是四失，而顾咎药之无功，无乃愚乎。然王道无近功，亦必多服久服，其效益著耳。

本方加附子、肉桂各一两，名桂附八味丸，治相火不足，虚羸少气，王冰所谓益火之源，以消阴翳也，尺脉弱者宜之。本方加黄柏、知母各二两，名知柏八味丸，治阴虚火动，骨痿髓枯，王冰所谓壮水之主，以制阳光也，尺脉旺者宜之。本方加桂一两，名七味地黄丸，引无根之火降而归元。本方加五味三两，名都气丸，治劳嗽。本方加五味二两，麦冬三两，名八仙长寿丸，治虚损劳热。桂附八味丸，加车前、牛膝，名肾气丸，治蛊胀。

还少丹_{杨氏}

治脾肾虚寒，血气羸乏，不思饮食，发热盗汗，遗精白浊，肌体瘦弱，牙齿浮痛等症。

熟地黄_{二两}　山药　牛膝_{酒浸}　枸杞_{酒浸，各两半}　山茱肉　茯苓_{乳拌}　杜仲_{姜汁炒断丝}　远志_{去心}　五味子_炒　楮实_{酒蒸}　小茴香_炒　巴戟天_{酒浸}　肉苁蓉_{酒浸，各一两}　石菖蒲_{五钱}

加枣肉，蜜丸，盐汤或酒下。

汪昂曰：两肾中间有命火，乃先天之真阳，人之日用云为，皆此火地，此火衰微，则无以熏蒸脾胃，饮食减少，而精气日衰矣。苁蓉、巴戟能入肾经血分，茴香能入肾经气分，同补相火之不足，火旺则土强，而脾能健运矣；熟地、枸杞，补水之药，水足则有以济火而不亢不害矣；杜仲、牛膝，补腰膝以助肾；茯苓、山药，渗湿热以助脾；山茱、五味，生肺液而固精；远志、菖蒲，通心气以交肾；大枣补气益血，润肺强脾；楮实助阳补虚，充肌壮骨。此水火平调，脾肾交补之剂也。丹溪去楮实，更名滋阴大补丸，

费伯雄曰：此方以温补脾肾为主，参以润肺而通山泽，用意极佳。微嫌远志、菖蒲二味开透太过，与羸乏盗汗等症不宜，不如酌用丹参、柏仁之类为妥。

刘浩曰：牙齿浮痛，宜如骨碎补。

三才封髓丹《拔萃》

降心火，益肾水，滋阴养血，润而不燥。

天门冬　人参各一两　熟地黄二两　砂仁两半　黄柏三两,酒炒　炙草七钱半

面糊丸，用苁蓉五钱切片，酒一大盏浸一宿，次日煎汤送下。

汪昂曰：天冬以补肺生水，人参以补脾益气，熟地以补肾滋阴，以药有天地人之名，而补亦在上中下之分，使天地位育，参赞居中，故曰三才也。

喻嘉言曰：加黄柏以入肾滋阴，砂仁以入脾行滞，甘草以少变天冬、黄柏之苦，俾合人参健立中气，以伸参两之权，殊非好为增益成方也。

本方除后三味，等分煎，名三才汤，治脾肺虚劳咳嗽；本方除前三味，名封髓丹，治心火旺盛，肾精不固，易于施泄。

大造丸_{吴球}

治虚损劳伤，咳嗽潮热。

紫河车_{一具}　败龟板_{二两，童便浸三日，酥炙黄}　黄柏盐_{酒炒}　麦冬_{去心}　杜仲_{酥炙，各半两}　牛膝_{酒浸}　天冬_{去心}　人参_{各一两}　地黄_{二两}　茯苓　砂仁_{六钱，同煮去之}

夏加五味子。

酒米糊丸，盐汤下，冬酒下。女人去龟板加当归，乳煮糊丸。

龚居中曰：龟板、黄柏补阴，为河车之佐，加以杜仲补肾强腰，牛膝益精壮骨，四味通为少阴经药，名补肾丸也；生地黄凉血滋阴，得茯苓、砂仁，同黄柏则入少阴。自飞霞以此四味为天一生水丸也，天、麦门冬能润肺气，不令火炎，使肺气下行生水，然其性有降无升，得人参则鼓动元气，有升有降，故同地黄为固本丸也。又麦门冬、人参、五味子三味，名为生脉散，皆为肺经药。此方配合之意，大抵以金水二脏为生化之源，加河车以成大造之功故也。

人参固本丸

治肺劳虚热。

人参_{二两}　天冬_炒　麦冬_炒　生地　熟地_{各四两}

蜜丸。

吴仪洛曰：肺主气，而气根于丹田，故肺肾为子母之脏，必水能制火，而后火不刑金也，二冬清肺热，二地益肾水，人参大补元气，气者水之母也，且人参之用，无所不宜，以气药引之则补阳，以血药引之亦补阴也。

费伯雄曰：此方火旺克金者为宜，若脾胃虚弱，宜参用培土生金之法。

天王补心丹

治思虑过度，心血不足，怔忡健忘，心口多汗，大便或秘或溏，口舌生疮等症。

生地四两,酒洗　人参　玄参炒　丹参炒　茯苓一用茯神　桔梗　远志炒,各五钱　酸枣仁炒　柏子仁炒,研去油　天冬炒　麦冬炒　当归酒洗　五味子炒,各一两

蜜丸弹子大，朱砂为衣，临卧灯心汤下一丸，或含化。

柯琴曰：所者主火，而心以主之者神也，火盛则神困，心藏神，补者必补其心，补心者必清其火而神始安，补心丹故用生地黄为君，取其下足少阴以滋水主，水盛可以伏火，此非补心之阳，乃补心之神耳。凡果核之有仁，犹心之有神也，清气无如柏子仁，补血无如酸枣仁，以其神存耳；参、苓之甘以补心气，五味之酸以收心气，二冬之寒以清气分之火，心气和而神自归矣；当归之甘以补心血，丹参之寒以生心血，元参之咸以清血中之火，血足而神自藏矣；更加桔梗为舟楫，远志为向导，和诸药入心而安神明，以此养生则百体从令，何有健忘怔忡，津液干涸，舌上生疮，大便不利之处哉。

大补阴丸丹溪

治水亏火炎，耳鸣耳聋，咳逆虚热，肾脉洪大，不能受峻补者。

黄柏盐酒炒　知母盐水炒,各四两　熟地酒蒸　败龟板酥炙,各六两

汪昂曰：四者皆滋阴补肾之药，补水即所以降火，所谓壮水之主以制阳光是也。加脊髓者，取其能通肾命，以骨入骨，以髓补髓也。

斑龙丸

治虚损，理百病，驻颜益寿。

鹿角胶　鹿角霜　菟丝子　柏子仁　熟地_{等分为末}

酒化胶为丸。

汪昂曰：鹿角胶、霜、菟丝、熟地，皆肾经血分药也，大补精髓；柏子仁入心而养心气，又能入肾而润肾燥，使心肾相交，心志旺而神魂安，神髓充而筋骨壮，去病益寿，不亦宜乎。

龟鹿二仙膏

治瘦弱少气，梦遗泄精，目视不明，精极之症。

鹿角_{十斤}　龟板_{五斤}　枸杞_{二斤}　人参_{一斤}

先将鹿角、龟板锯截刮净，水浸，桑火熬炼成胶，再将人参、枸杞熬膏和入，每晨酒服三钱。

李士材曰：人有三奇，精、气、神，生生之本也。精伤无以生气，气伤无以生神。故曰天一生水，水为万物之元，精不足者补之以味，故鹿角为君，龟板为臣。鹿得天地之阳气最全，善通督脉，足于精者，故能多淫而寿。龟得天地之阴气最厚，善通任脉，足于精者，故能休息而寿。二者血气之属，又得造化之玄微，异类有情，竹破竹补之法也。人参为阳，补气中之怯；枸杞为阴，益血分之旺，故以为佐。是方也，一阴一阳，无偏攻之尤，入气入血，有和平之美，由是精生而气旺，气旺而神昌，庶几享龟鹿之年矣，故曰二仙。

百合固金汤_{赵蕺庵}

治肺伤咽痛，喘咳痰血。

生地_{二钱}　熟地_{三钱}　麦冬_{钱半}　百合　芍药_炒　当归　贝母　生甘草_{各一钱}　玄参　桔梗_{各八分}

汪昂曰：金不生水，火炎水干，故以二地助肾滋水退热为君。百合保肺安神，麦冬清热润燥，玄参助二地以生水，贝母散肺郁而除痰，归、芍养血兼以平肝，甘、桔清金，成功上部，皆以甘寒培元清本，不欲以苦寒伤生发之气也。

虎潜丸

治肾阴不足，筋骨痿软，不能步履。

龟板　黄柏_{各四两}　知母　熟地_{各二两}　牛膝_{三两半}　芍药_{一两半}　锁阳_{一两}　虎骨_{一两}　当归_{一两}　陈皮_{七钱半}

上为末，煮羯羊肉，捣为丸桐子大，淡盐汤下。

程履新曰：黄柏、知母、熟地所以壮肾水而滋阴，当归、芍药、牛膝所以补肝虚而养血，牛膝又能引诸药下行以壮筋骨，盖肝肾同一治也。龟得阴气最厚，故以补阴而为君，虎得阴气最强，故以健骨而为佐。用胫骨者，虎虽死犹立不仆，其气力皆在前胫，故用以入足，从其类也。锁阳益精壮阳，养筋润燥。然数者皆血药，故又加陈皮以利气。羊肉甘热属火而大补，亦以味补精，以形补形之义，使气血交通，阴阳相济也。名虎潜者，虎阴类，潜藏也。一名补阴丸，盖补阴所以称阳也。

玉屏风散

治自汗不止，气虚表弱，易感风寒。

黄芪_炙　防风_{各一两}　白术_{炒，二两}

为末，每服三钱。

程履新曰：黄芪补气，专固肌表，故以为君。白术益脾，脾主肌肉，故以为臣。防风祛风，为风药卒徒，而黄芪畏之，故以为使。以其益卫固表，故曰玉屏风。

补肺阿胶散_{钱乙}

治肺虚有火，嗽无津液而气哽者。

阿胶_{蛤粉炒，两半}　马兜铃_焙　甘草_炙　牛蒡子_{各一两}　杏仁_{七钱}　糯米_{一两}

每服两许，水煎服。

程应旄曰：痰带红线，嗽有血点，日渐成痿。缘肺处脏之最高，叶间布有细窍，气从此出入，呼吸成液，灌溉周身，所谓水出高源也。一受火炎，吸时徒引火升，呼时并无液出，久则肺窍俱闭，喉间或痒或疮，六叶遂日焦枯矣。今用阿胶为君者，消窍瘀也；用杏仁、大力子，宣窍道也；糯米以补脾，母气到，则肺自轻清无碍矣。

保阴煎_{顾松园}

治真阴虚衰，相火炽盛而发热，其热在于午后子前，或但皮寒骨蒸，五心常热，鼻中干燥，唇红颧赤，口苦舌干，耳鸣头眩，腰膝酸软，四肢无力，倦怠嗜卧，大便燥结，小便黄赤，大脉弦数，或虚数无力。

熟地_{三钱至一两}　生地　麦冬_{各二三钱}　天冬_{一钱}　牛膝_{酒蒸，二三钱}　茯苓_{二钱}
山药_{二三钱}　玉竹　鳖甲　龟甲_{酥炙，各四五钱}　圆肉_{十枚}

顾松园曰：二地补肾益阴，培其根本。二冬清肺降火，全其母气。牛膝、茯苓导火下行。山药同茯苓以补脾胃，玉竹治虚损寒热，一切不足，用代参、芪。鳖甲退劳热在骨，及阴虚往来寒热之上品。龟甲补肾阴，退骨蒸，骨蒸内热。有汗加地骨皮，无汗加丹皮，腰痛加枸杞、杜仲。予尝用猪腰子、脊髓煎汤煎药，治腰脊酸痛如神。盗汗加枣仁、五味，咳嗽加鲜百合、款冬花、枇杷叶，有痰加贝母，有血加藕汁、童便，食少加米仁，肺经无热、肺脉按之无力者，量加人参。

又曰：此方君以甘寒滋水添精之品，《难经》所谓损其肾者益其精也。肾脉从肾上贯肝膈，入肺中，经循喉咙，挟舌本。肾火一动，肝火乘之，便入肺中，臣以二冬，保金而滋生化之源。恐太沉阴濡润，而又佐以甘平补脾之剂，固其中气。备加减之法，以善其用，阴虚火旺者，投之神效。

《冷庐医话》：《医镜》中佳方不少，其治虚劳方，《吴医汇讲》乃属之汪续功，岂顾著《医镜》一书，为汪氏所籍取耶。

左归丸_{张景岳补阴}

治症同六味丸，而滋补过之。

熟地_{八两}　山药　山萸肉　枸杞_{各四两}　牛膝_{酒洗，三两}　菟丝子　鹿胶_{敲碎炒珠}　龟胶_{切碎炒珠，四两}

蜜丸。

徐镛曰：左归宗钱仲阳六味丸，减去丹皮者，以丹皮过于动汗，阴虚必多自汗、盗汗也。减去茯苓、泽泻者，意在峻补，不宜于淡渗也。方用熟地之补肾为君，山药之补脾，山萸之补肝为臣，配枸杞补精，川膝补血，菟丝补肾中之气，鹿胶、龟胶补督任之元。虽曰左归，其实二阴并补，水火交济之方也。至于加减之法，如真阴失守，虚火炎上者，去枸杞、鹿胶，加女贞、麦冬；火灼肺金，干枯多嗽者加百合；夜热骨蒸者加地骨皮；小水不利不清者加茯苓；大便燥结，去菟丝，加肉苁蓉。一切柔润之品，在所必用，又如气虚加人参，血虚微滞加当归；腰膝酸，须加杜仲；脏平无火而肾气不充，去龟胶，加补骨脂、莲肉、胡桃。宜清宜补，应寒应热，总在临症化裁。

右归丸_{景岳}

治症同八味丸，而温补过之。

肉桂　附子_{制，各二两}　熟地_{八两}　山药　山萸　杜仲_{姜汤制，各四两}　当

归_{三两}　枸杞　菟丝　鹿胶_{各四两}

蜜丸。

徐镛曰：仲景肾气丸，意在水中补火，故于群队阴药中加桂、附。而景岳右归，峻补真阳，方中惟肉桂、附子、熟地、山药、山萸，与肾气丸同，而亦减去丹皮之辛，泽泻、茯苓之淡渗。枸杞、菟丝、鹿胶三味，与左归丸同，去龟胶、牛膝之阴柔，加杜仲、当归温润之品，补右肾之元阳，即以培脾胃之生气也。其加减之法，阳衰气虚，必加人参以为之主。阳虚精滑，或带浊便溏，加补骨脂。飧泄肾泄不止，加北五味、肉豆蔻；饮食减少，或不易化，或呕吞酸，加干姜；腹痛不止，加吴茱萸；腰膝酸痛，加胡桃肉；阴虚阳痿，加巴戟、肉苁蓉，或加黄狗外肾，与鹿胶同为血肉之补，诚为治命火衰微之要剂。

第二类　发表之剂

麻黄汤_{仲景}

治太阳伤寒证，邪气在表，发热头痛，身痛腰痛，骨节痛，项背强，恶寒恶风，无汗而喘，脉浮而紧，亦治太阳阳明合病，喘而胸满，亦治哮证。

麻黄_{去节，三两}　杏仁_{去皮尖，七十粒}　桂枝_{二两}　甘草_{炙，一两}

上四味，以水九升，先煮麻黄减二升，去上沫，内诸药，煮取二升半，去滓，温服八合，覆取微似汗，不须啜粥。

尤怡曰：人之伤于寒也，阳气郁而成热，皮肤闭而成实。麻黄轻以祛实，辛以散寒，温以行阳；杏仁佐麻黄，达肺气，泄皮毛，止喘急，王好古谓其治卫实之药是也。然泄而不收，升而不降，桂枝、甘草，虽曰佐之，实以监之耳。

王朴庄曰：自《灵》《素》至汉晋宋剂诸古方，凡云一两者，以今之七分六厘准之；凡云一升者，以今之六勺七撮准之。

桂枝汤_{仲景}

治太阳中风，发热头痛，自汗恶风，鼻鸣干呕，及杂症自汗盗汗，虚损虚疟，亦可用。

桂枝_{三两}　芍药_{三两}　生姜_{三两}　甘草_{炙，二两}　大枣_{十二枚}

上五味，以水七升，煮取三升，服一升，覆令微汗，不可令如水淋漓，病必不除。若服一升汗出病瘥，不必尽剂，服已更啜稀粥一盏以助药力。

吴谦曰：凡风寒在表，脉浮弱，自汗出者，皆属表虚，宜桂枝汤主之。名曰桂枝汤者，君以桂枝也，桂枝辛温，辛能散邪，温从阳而扶卫。芍药酸寒，酸能敛汗，寒走阴而益营。桂枝君芍药，是于发散中寓敛汗之意；芍药臣桂枝，是于固表中有微汗之道焉。生姜之辛，佐桂枝以解肌表；大枣之甘，佐芍药以和营里；甘草甘平，有安内攘外之能，用以调和中气，既以调和表里，且以调诸药。而精义在服后须臾，啜热稀粥以助药力，盖谷气内充，不但易为酿汗，更使已入之邪，不能少留，将来之邪，不得复入也。又妙在温服令一时许，漐漐微似有汗，是授人以微汗之法，不可令如水淋漓，病必不除，禁人以不可过汗之意也。

大青龙汤 仲景

治太阳风寒两伤，营卫同病，俱不汗出而烦躁者。

麻黄 六两　桂枝　甘草 炙，各二两　杏仁 去皮尖，四十枚　生姜 三两　大枣 十二枚　石膏 如鸡子大

上七味，以水九升，先煮麻黄减二升，去上沫，内诸药，煮取三升，去滓，温服一升，取微似汗。汗出多者温粉扑之，一服汗者停后服。汗多亡阳遂虚，恶风、烦躁不得眠也。

费伯雄曰：此为风寒两伤营卫而设，即麻黄汤加石膏、姜、枣也。麻黄汤中本用桂枝，可见仲景治寒，未尝不兼治风，则风寒两伤营卫者，用麻黄汤亦足矣。而必加石膏等三味者，盖因风寒两伤营卫，非但伤风伤寒之可比，郁热必倍加，故用石膏体重味轻，以泻郁热；姜、枣甘温，以反佐之。仲景之意，全在烦躁二字，若无此候，万不可轻投。

小青龙汤仲景

治伤寒表不解，心下有水气，干呕发热而咳，或渴，或利，或噎，或小便不利，少腹满，或喘者。

麻黄　桂枝　芍药　细辛　干姜　炙甘草各三两　五味　半夏各半升

上八味，以水一斗，先煮麻黄减二升，去上沫，内诸药，煮取三升，去滓，温服一升。

汪昂曰：表不解，故以麻黄发汗为君。桂枝、甘草佐之解表为佐。咳喘，肺气逆也，故用芍药酸寒，五味酸温以收之。水停心下，则肾燥，细辛、干姜辛温，能润肾而行水；半夏辛温，能收逆气，散水饮，为使也。外发汗，内行水，则表里之邪散矣。

加减法：

若微利，去麻黄，加荛花如鸡子大，熬令赤色；若渴者，去半夏，加栝蒌根三两；若噎者，去麻黄，加附子一枚，炮；若小便不利，小腹满，去麻黄，加茯苓四两；若喘者，去麻黄，加杏仁半升，去皮尖。

吴谦按：加荛花如鸡子大，熬令赤色，此必传写之伪。盖本草，荛花，即芫花类也，用之攻水，其力甚峻，五分可令人下行数十次，岂有治停饮之微利，而用鸡子大之荛花者乎，当改加茯苓四两。

升麻葛根汤钱仲阳

治阳明伤寒中风，头疼身痛，发热恶寒，无汗口渴，目痛鼻干，不得卧，及阳明发斑，欲出不出，寒喧不时，人多疾疫。

升麻三钱　葛根　芍药各二钱　甘草炙，一钱

加姜、枣。

汪昂曰：阳明多气多血，寒邪伤人，则血气为之壅滞。辛能达

表，轻可祛实，故以升、葛辛轻之品，发散阳明表邪。阳邪盛则阴气虚，故用芍药敛阴和血，又用甘草调其卫气也。升麻、甘草升阳解毒，故又治时疫。斑疹已出者勿服，恐重虚其表也；伤寒未入阳明者勿服，恐反引表邪入阳明也。

费伯雄曰：此方用升麻、葛根以升散阳明，又恐升提太过，致之喘满，故用芍药、甘草酸收甘缓以佐之，究竟至相牵制，不如独用葛根为君，加牛蒡、连翘、桔梗、薄荷等。斑疹时疫，则加马勃、青黛等，未为不可也。

九味羌活汤—名冲和汤 张元素

四时发散之通剂。

羌活 防风 苍术各钱半 细辛五分 川芎 白芷 生地 黄芩
甘草各一钱

加生姜、葱白煎。

汪昂曰：药之辛者属金，于人为义，故能匡正黜邪。羌活、苍、细、芎、芷，皆辛药也，羌活入足太阳，为拨乱反正之主药；苍术入足太阴，辟恶而祛湿；白芷入足阳明，治头痛在额；芎藭入足厥阴，治头痛在脑；细辛入足少阴，治本经头痛，皆能驱风散寒，行气活血。而又加黄芩入手太阴，以泄气中之热；生地入手少阴，以泄血中之热；防风为风药卒徒，随所引而无不至，治一身尽痛，为使；甘草甘平用，以协和诸药也。药备六经，治通四时，用者当随证加减，不可执一。

程覆新曰：黄芩能泄气中之热，生地能泄血中之热，初病无热，切勿用也，如果有热，不妨用之。

费伯雄曰：此方用以代麻桂等汤，实为稳妥，但地黄滋腻太过，不如仍用桂枝汤中之芍药，敛阴而不滋胶也。按：费氏言代麻桂等汤，改云代麻黄等汤乃合。盖麻黄汤峻，而桂枝汤不峻也，自来立言，皆不分晓，不令良方受屈欤。

人参败毒散〈活人〉

治伤寒头痛，憎寒壮热，项弦睛暗，鼻塞声重，风痰咳嗽，及时气疫疠，岚瘴鬼疟。

人参　羌活　独活　柴胡　前胡　川芎　枳壳　桔梗　茯苓各一两
甘草五钱

每服一两，加姜三片、薄荷少许煎。

程覆新曰：羌活入太阳而理游风，独活入少阴而理伏风，兼能祛湿除痛。柴胡散热升清，协川芎和血平肝，以治头痛目昏。前胡、枳壳降气行痰，协桔梗、茯苓以泄肺热而除湿消肿。甘草和里而发表，人参辅正以匡邪，疏导经络，表散邪滞，故曰败毒。

王士雄按：喻氏论疫，推服此方为第一，极言其功效之神，后人从而和之。然羌、独、柴、芎，类属温升，考《活人书》，原是风寒湿瘴杂感之伤寒瘟疫，并非兼治暑燥之病者。

胡天锡曰：九味汤主寒邪伤营，故于发表中加芎、地，引而入血，即借以调营，用葱、姜为引，使通体汗出，庶三阳血分之邪，直达而无所滞矣。败毒散主风邪伤卫，故于发表中加参、苓、枳、桔，引而达卫，固托以宣通；用生姜为使，使留连肺部，则上焦气分之邪不能于矣。是方亦可用黄芩者，以诸药气味辛温，恐其僭亢，一以润之，一以情之也。本方除人参，名败毒散，治同。

十神汤〈局方〉

治时气瘟疫，风寒两感，头痛发热，恶寒无汗，咳嗽鼻塞，身重。

麻黄　葛根　升麻　川芎　白芷　紫苏　甘草　陈皮　香附

赤芍_{等分}

加姜、葱白煎。

汪昂曰：此阳经外感之通剂也。吴鹤皋曰：古人治风寒，必分六经见症用药，然亦有发热头痛，恶寒鼻塞，而六经之症不甚显者，亦总以疏表利气之药主之。是方也，川芎、麻黄、升麻、甘、葛、白芷、紫苏、陈皮、香附，皆辛香利气之品，故可解感冒气塞之症。而又加芍药和阴气于发汗之中，加甘草和阳气于疏利之队也。

葱豉汤〈肘后〉

治伤寒初觉，头痛，身热，脉洪，便当服此。

葱白_{一握}　豉_{一升}

煎服取汗，如无汗加葛根三两。

汪昂曰：葱通阳而发汗，豉升散而发汗，邪初在表，宜先服此以解散之。

王士雄曰：叶氏《春温篇》，于新邪引动伏邪，亦主是方，盖此汤为温病开手必用剂。

第三类　攻里之剂

大承气汤仲景

治伤寒阳明腑证，阳邪入里，胃实不大便，发热谵语，自汗出，不恶寒，痞满燥实坚全见，杂病三焦大热，脉沉实者。

大黄四两，酒洗　厚朴半斤，炙，去皮　枳实五枚，炙　芒硝二合

上四味，以水一斗，先煮二物，取五升，去滓，内大黄，煮取二升，去滓，内芒硝，更上微火一两沸，分温再服，得下余勿服。

汪昂曰：此正阳阳明药也，热淫于内，治以咸寒，气坚者以咸软之，热盛者以寒消之。故用芒硝之咸寒，以润燥软坚；大黄之苦寒，以泻热祛瘀，下燥结，泄胃强；枳实、厚朴之苦降，瘀痞满实满，经所谓土郁夺之也。

又曰：大黄治大实，芒硝治大燥大坚，二味治有形血药；厚朴治大满，枳实治痞，二味治无形气药。

费伯雄曰：用枳实开上焦，用厚朴通中焦，芒硝理下焦，而以大黄之善走者统率之，以荡涤三焦之坚实。

小承气汤仲景

治伤寒阳明证，谵语便硬，潮热而喘，及杂病上焦痞满不通。

大黄四两　厚朴二两，去皮，炙　枳实三枚，炙

上三味，以水四升，煮取一升二合，去滓，分温二服，初服汤当更衣，不尔者尽饮之，若更衣者勿服之。

汪昂曰：此少阳阳明药也，邪在上焦则满，在中焦则胀，胃实则潮热，阳邪乘心则狂，胃热干肺则喘。故以枳、朴去上焦之痞满，以大黄荡胃中之实热。此痞满燥实坚未全者，故除芒硝，欲其勿伤下焦真阴也。

调胃承气汤_{仲景}

治伤寒阳明证，不恶寒反恶热，口渴便秘，谵语腹满，中焦燥实。

大黄_{四两，去皮，清酒浸}　甘草_{二两，炙}　芒硝_{半升}

水三升，先煮大黄、甘草，取一升，去滓，内芒硝，更上火微煮令沸，少少温服之。

费伯雄曰：此治邪在中下焦之正法也，注中、恶热、口渴、腹满，中燥焦实数语，最宜着眼，可见病在脾胃，全与上焦无涉。若杂入枳、朴以犯上焦，则下焦之浊气，必随感而上，反致喘逆者，有之矣。去枳、朴，加甘草，使之专入脾胃，而又缓芒、黄善走之烈，谨慎周详，毫发无憾。

合论三承气汤方

尤怡曰：承者，顺也。顺而承者，地之道也。故天居在上，而常卑而下行，地处天下，而常顺承乎天。人之脾胃，犹地之上也，乃邪热入之，与糟粕结，于是燥而不润，刚而不柔，滞而不行，而失其地之道矣，岂复能承天之气哉。大黄、芒硝、枳、朴之属，涤荡脾胃，使糟粕一行，则热邪毕出，地道既平，天气乃降，清宁复旧矣。曰大、曰小、曰调胃，则各因其制而异其名耳。盖以硝、黄之润下，而益以枳、朴之推逐，则其力颇猛，故曰大；其无芒硝，而但有枳、朴者，则下趋之势缓，故曰小；其去枳、朴之苦辛，而加甘草之甘缓，则其力尤缓，但取和调胃气，使归于中而已，故曰调胃。

大陷胸汤仲景

治伤寒下之早，表邪入里，心下满而硬痛，或重汗而复下之，不大便五六日，舌上燥渴，日晡潮热，从心至小腹，硬满痛，不可近。

大黄六两　芒硝一升　甘遂一钱

上三味，水六升，先煮大黄取二升，去滓，内芒硝，煮一二沸，内甘遂末，温服一升，得快利止后服。

柯琴曰：胸中者，宗气之所出，故名气海，气为水母，气清则水精四布，气热则水浊而壅结矣。水结于胸，则津液不下，无以润肠胃，故大便必燥；不下输膀胱，故水道不通。大黄、芒硝，善涤肠胃之热实，此病在胸中，而亦用以为君者，热淫于内，当治以苦寒，且以润阳明之燥，任甘遂之苦辛，所以直攻其水结。

小陷胸汤仲景

治心下痞，按之则痛，脉浮滑者。

黄连一两　半夏半升　栝蒌实大者一个

上三味，以水六升，先煮栝蒌实取三升，去滓，内诸药，煮取二升，分温三服。

程知曰：此热结未深者，在心下，不似大结胸之高在心上。按之痛，比手不可近为轻。脉之浮滑，又缓于沉紧。但痰饮素盛，挟热邪而内结，所以脉见浮滑也。以半夏之辛散之，黄连之苦泻之，栝蒌之苦润涤之，皆所以除热散结于胸中也。先煮栝蒌，分温三服，皆以缓治上之法。

程应旄曰：黄连涤热，半夏导饮，栝蒌润燥，合之以开结气。

费伯雄曰：小陷胸汤非但治小结胸，并可通治夹滞时邪，不重不轻，最为适用。

蜜煎导法_{仲景}

治阳明证，自汗，小便利，大便秘者。

蜂蜜，用铜器微火熬，频搅勿令焦，候凝如饴，捻作挺子，头锐如指，掺皂角末少许，乘热纳谷道中，用手抱住，欲大便时去之。

汪昂曰：蜜能润肠，热能行气，皂能通窍，外导而通之，不欲以苦寒伤胃也。

徐忠可曰：此为大便不行，而别无所苦者设也。

猪胆导法_{仲景}

治症同前。

猪胆_{一枚}

取汁，入醋少许，用竹管长三四寸，一半纳入谷道中，将胆汁灌入肛中，顷当大便。

汪昂曰：便秘者属燥属热，自汗者为亡津液，当小便不利，今反利，是热犹未实，故不可攻。猪胆汁寒胜热，滑润燥，苦能降，醋酸善入，故能引入大肠而通之也。

备急丸

治寒气冷食，稽留胃中，心腹满痛，大便不通者。

大黄　干姜_{各二两}　巴豆_{一两，去皮，研如脂}

先捣大黄、干姜为末，内巴豆合捣千杵，和蜜丸如豆大，藏蜜器中，勿泄气，候用，每服三四丸，暖水或酒下。

柯琴曰：大便不通，当分阳结阴结，阳结有承气更衣之剂，阴结又制备急白散之方。《金匮》用此治中恶，当如寒邪卒中者宜之，若用于温死热邪，速其死矣。是方允为阴结者立，干姜散中焦寒邪，巴豆逐肠胃冷积，大黄通地道，又能解巴豆毒，是有制之师也。然白散治寒结在胸，故用桔梗佐巴豆，用吐下两解法，此则治寒结肠胃，故用大黄佐姜、巴以直攻其寒。世徒知有温补之法，而不知有温下之法，所以但讲寒虚，不议及寒实也。

枳实导滞丸_{东垣}

治伤湿热之物，不能消化而作痞满者。

白术_{土炒}　茯苓　黄芩_{酒炒}　黄连_{酒炒，各三钱}　神曲　枳实_{麸炒，各五钱}
泽泻_{二钱}　大黄_{一两}

蒸饼为丸，多寡最服。

程履新曰：湿热之物，酒面之类也，燥以制湿，淡以渗湿，故用白术、茯苓、泽泻；苦以下热，寒以胜热，故用芩、连、枳实、大黄，盦造变化者，可以抉陈致新，故用神曲。

第四类　涌吐之剂

瓜蒂散_{仲景}

治胸中痞硬，痰饮一切实邪，及气冲咽不得息者，用此吐之。

瓜蒂_{一分，熬黄}　赤小豆_{一分}

上二味，各别捣筛为散，已治合之，取一钱，已以香豉一合，热汤七合，煮作稀糜，去滓取汁，和散，温顿服之。不吐者少少加服，得快吐乃止。

吴谦曰：凡胸中寒热与气与饮，郁结为病，谅非汗下之法所能治，必得酸苦涌泄之品，因而越之，上焦得通，阳气得复，痞硬可消，胸中可和也。瓜蒂极苦，赤豆味酸，相须相益，能除胸胃中实邪，为吐剂中第一品也，而佐香豉粥汁合服者，藉谷气以保胃气也。

参芦散

治虚弱人，痰涎壅盛。

人参芦

为末，调下一二钱，或加竹沥和服。

程履新曰：此手太阴足太阳药也。经云：在上者因而越之。痰涎上壅，法当涌之，病虚人羸，故以参芦代藜芦、瓜蒂，宣犹带补，不致耗伤元气也。

栀子豉汤_{仲景}

治伤寒汗吐下后，虚烦不眠，剧者反覆颠倒，心下懊憹，及大下后，身热不退，心下结痛，或痰在膈中。

栀子十四枚，擘　香豉合绵裹

上二味，以水四升，先煮栀子得二升半，内豉煮取一升半，去滓，分二服，温进一服，得吐止后服。

柯琴曰：栀子苦能涌泄，寒能胜热，其形象心，又赤色通心，故主治心中上下一切证。豆形象肾，又黑色入肾，制而为豉，经浮上行，能使心腹之浊邪上出于口，一吐血心腹得舒，表里之烦热悉解矣。所以然者，急除胃外之热，不致胃家之实，即此栀豉汤为阳明解表之圣剂矣。

徐洄溪曰：古方栀子皆生用，故入口即吐。后人作汤，以栀子炒黑，不复作吐，全失用栀子之意。然腹之于虚烦证亦有验，想其清肺除烦之性故在也。

稀涎千缗汤

治风痰不下，喉中声如牵锯。

半夏十四枚，大者　猪牙皂角一挺，炙　甘草一钱　白矾二钱

上四味，为末，用生姜自然汁少许，冲温水一盏，调末一钱，灌之得吐痰涎即醒。

柯琴曰：攻邪有汗、吐、下三法，仲景于吐剂立栀子豉、瓜蒂二方，所以导热邪之上出，逐寒邪而外散也。其有不因外感，因醇酒厚味，渐积凝结，变为顽痰，一旦乘虚上塞咽喉，气不得通，忽然昏仆，目反直视，喉中声如牵锯，此为痰厥，先辈所云怪证多属于痰者此也。非用峻药以攻之，顽痰不能遽退。故用生姜、半夏之辛以散之，甘草之甘以涌之，白矾之涩以敛之，牙皂之勇以开之，此斩关夺门之势。惟禀气素实而暂虚者可用，壅塞稍疏，续进他药，

不可多用伤元气。如平素虚弱者，又当攻补兼施，六君子汤中加牙皂、白矾末以吐之，则庶几矣。若误作中风治之，去生便远。

干霍乱吐方〈三因〉

治干霍乱，欲吐不得吐，欲泻不得泻，腹中大痛者。

烧盐　热童便

三饮而三吐之。

汪昂曰：吐泻不得，邪结中焦。咸能软坚，可破顽痰宿食，炒之则苦，故能涌吐。童便本人身下降之气，引火下行，乃其旧路，味又咸寒，故降火甚速，咸涌于上，溺泄于下，则中通矣。方极简易，而有回生之功，不可忽视。

第五类　和解之剂

小柴胡汤 _{仲景}

治伤寒五六日，寒热往来，胸胁苦满，嘿嘿不欲饮食，心烦喜呕，口苦耳聋，脉弦数者，此是少阳经半表半里之证，宜此汤以和解之。

柴胡 _{半斤}　黄芩　人参　甘草 _炙　生姜 _{切，各三两}　半夏 _{半升}　大枣 _{擘，}

_{十二枚}

上七味，以水一斗二升，煮取六升，去滓再煎，取三升，温服一升，日三服。

若胸中烦而不呕，去半夏、人参，加栝蒌实；若渴者去半夏，加人参、栝蒌根；若腹中痛，去黄芩，加芍药；若胁下痞硬，去大枣，加牡蛎；若心下悸，小便不利者，去黄芩，加茯苓；若不渴，外有微热者，去人参，加桂枝，温覆取微似汗愈；若咳者，去人参、大枣、生姜，加五味子、干姜。

程应旄曰：方中以柴胡疏木，使半表之邪得从外宣；黄芩清火，使半里之邪得从内彻；半夏豁痰饮，降里气之逆；人参补久虚，助生发之气；甘草佐柴、芩，调和内外；姜、枣佐参、夏，通达营卫，相须相济，使邪无内向而外解也。至若烦而不呕者，火成燥实而逼胸，故去人参、半夏，加栝蒌实也。渴者，燥已耗液而逼肺，故去半夏，加栝蒌根也。腹中痛，木气散入土中，胃肠受困，故去黄芩以安土,加白芍以戕木也。胁下痞硬者,邪既留则木气实,故去大枣之甘而泥,加牡蛎之咸而软也。心下悸,小便不利者,水侵乎心矣,故去黄芩之苦而伐,加茯苓之淡而渗也。不渴,身有微热者,半表之寒尚滞于肌,故去人参,加桂枝以解之也。咳者,半表之寒凑入于肺,故去参、枣,加五味子,易生姜为干姜以温之,虽肺寒不减黄芩,恐干姜助热也。

唐容川曰:方取参、枣、甘草,以培养其胃;而用黄芩、半夏,降其浊火;柴胡、生姜,升其清阳,是以其气和畅,而腠理、三焦,罔不调治。其有太阳之气,陷于胸前而不出者,亦用此方,以能清里和中,升达其气,则气不结而外解矣。有肺经郁火,大小便不利,亦用此者,以其宣通上焦,则津液不结,自能下行,肝经郁火,而亦用此,以能引肝气使之上达,则木不郁,且其中兼有清降之品,故余火自除矣。

黄连汤_{仲景}

治伤寒,胸中有热而欲呕,胃中有寒而腹痛。

黄连　干姜　桂枝　甘草_{各三两}　人参_{二两}　半夏_{半升}　大枣_{十二枚}

汪昂曰:黄连苦寒,泄热以降阳;姜、桂辛温,除寒以升阴;人参助正祛邪;半夏和胃止呕;甘草、大枣,调中止痛。上中二焦,寒热交战,以此和解之。

喻嘉言曰:湿家下之,舌上如胎者,丹田有热,胸中有寒也,仲景亦用此汤何耶?盖伤寒分表里中三治,表里之邪俱盛,则从中而和之,故有小柴胡之和法。至于丹田胸中之邪,在上下而不在表里,即变柴胡为黄连汤,以桂枝代柴胡,以黄连代黄芩,以干姜代生姜,饮入胃中,听胃气之上下敷布,故不问下寒上热,上寒下热,皆可治之也。夫表里之邪，则用柴、芩，用生姜之辛以散之；上下之邪，则用桂、连，用干姜之辣以开之。仲景圣法灼然矣。

黄芩汤仲景

治太阳少阳合病，自下利者。

黄芩三两　芍药　甘草各二两　大枣十二枚

柯琴曰：太阳少阳合病，是热邪已入少阳之里，胆火下攻于脾，故自下利，上逆于胃，故兼呕也。与黄芩汤，酸苦相济，调中以存阴也。热不在半表，故不用柴胡，今热已入半里，故黄芩主之。虽非胃实，亦非胃虚，故不须人参以补中。兼呕者，仍加半夏、生姜以降逆也。

芍药甘草汤

治腹中不和而痛。

白芍　甘草炙，等分

汪昂曰：气血不和，故腹痛，白芍酸收而苦泄，能行营气；炙草温散而甘缓，能和逆气。又痛为木盛克土，白芍能泻肝，甘草能缓肝而和脾也。

栝蒌薤白白酒汤仲景

治胸痹，喘息咳唾，胸背痛，短气。

栝蒌一枚　薤白三两　白酒四升

喻嘉言曰：胸中阳气，如离照当空，旷然无外，设地气一上，则窒塞有加，故知胸痹者阴气上逆之候也。仲景微则用薤白白酒以益其阳，甚则用附子、干姜以消其阴。世医不知胸痹为何病，习用豆蔻、木香、诃子、三棱、神曲、麦芽等药，坐耗其胸中之阳，亦相悬矣。

温胆汤〈集验〉

治胆虚痰热，不眠，虚烦惊悸，口苦呕涎。

竹茹　枳实　半夏各一两　橘红一两五钱　茯苓七钱　甘草炙，四钱

每服四五钱，生姜一片，红枣一枚。

费伯雄曰：胆为清静之府，又气血皆少之经，痰火扰之，则胆热而诸病丛生矣。温胆者，非因胆寒而与为温之也，正欲其温而不热，守其清静之故常，方中用二陈、竹茹，即是此意。

王士雄曰：此方去姜、枣加黄连，治湿热挟痰而化疟者，甚妙，古人所未知也。

逍遥散〈局方〉

治肝家血虚火旺，头痛，目眩烦赤，口苦，倦怠烦渴，抑郁不药，两胁作痛，寒热，小腹重坠，妇人经水不调，脉弦大而虚。

白芍酒炒　当归　白术炒　茯苓　甘草炙　柴胡各二钱

引用煨姜三片，薄荷少许，煎服加味逍遥散，即此方加丹皮、山栀炒，各五分。

赵羽皇曰：肝性急善怒，其气上行则顺，下行则郁，郁则火动而诸病生矣，故发于上，则头眩耳鸣，而或为目赤；发于中，则胸满胁痛，而或作吞酸；发于下，则少腹疼痛，而或溲溺不利；发于外，则寒热往交，似疟作疟。凡此诸证，何莫非肝郁之象乎，而肝木之所以郁，其说有二：一为土虚不能升木也；一为血少不能养肝也。盖肝为木气，全赖土以滋培，水以灌溉，若中土虚则木不升而郁，阴血少则肝不滋而枯。方用白术、茯苓者，助土德以升木也，当归、芍药者，益荣血以养肝也，薄荷解热，甘草和中，独柴胡一味，一以为厥阴之报使，一以升发诸阳。经云：木郁达之，遂其曲直之性，

312

故名曰逍遥。若内热外热盛者，加丹皮解肌热，炒栀清里热，此即加味逍遥之义也。

藿香正气散 《局方》

治外受四时不正之气，内停饮食，头痛寒热，或霍乱吐泄，或作疟疾。

藿香　桔梗　紫苏　白芷　厚朴　大腹皮　半夏　茯苓　陈皮　甘草

上十味，加姜、枣水煎，热服。

吴琨曰：四时不正之气，由鼻而入，不在表而在里，故不用大汗以解表，但用芬香利气之品以正里。苏、芷、陈、腹、朴、梗，皆气胜者也，故能正不正之气。茯、半、甘草，则甘平之品，所以培养中气者也。若病在太阳，与此汤全无干涉，伤寒脉沉，元气本虚之人，宜戒。

蚕矢汤 王孟英

治霍乱吐利，转筋腹痛，口渴烦躁，危急之症。

晚蚕沙三钱　木瓜三钱　生苡仁四钱　大豆黄卷四钱　川连二钱　醋炒半夏一钱　酒炒黄芩一钱　通草一钱　吴茱萸六分　炒山栀二钱

上以阴阳水煎，稍凉，徐徐服之。

林树红曰：《金匮》以鸡矢曰治转筋，鸡属巽，取其胜风湿，以领浊邪下趋。若蚕沙乃桑叶所化，蚕沙而不腐，得清气于造物独纯，故其矢不臭不变色，既能引浊气下趋，又能化浊归精，性辛鸡矢更优，与来复丹之用五灵脂，同一用意。黄连、黄芩、焦栀泄热于上，苡仁、通草泄湿于下，木瓜、吴萸、豆卷泄湿于中。此方以蚕矢为君，以其息风泄湿，分清驱浊，使挥霍撩乱之情，归于奠定也。木瓜、苡仁祛湿而舒筋，豆卷、通草祛湿而通络，半夏止呕，黄连佐之，又用以清火平风，吴萸降浊气最速，又所以反佐黄连，黄芩、山栀亦佐黄连以清热，而连、芩又湿热下利之良药也。从来治霍乱者，详于寒霍乱，不详于热霍乱，惟王孟英著《霍乱论》，真热霍乱之南针矣。

达原饮《温疫论》

治瘟疫初起，先憎寒而后发热，头疼身痛，昼夜发热，日晡益甚，其脉不浮不沉而数。

厚朴_{一钱} 草果仁_{五分} 槟榔_{二钱} 知母 芍药 黄芩_{各一钱} 甘草_{五分}

上用水二钟，煎八分，午后温服。

吴又可曰：时邪在夹脊之前，肠胃之后，虽有头疼身痛，此邪热浮越于经，不可误为伤寒表证，辄用麻黄、桂枝之类强发其汗。此邪不在经，汗之徒伤表气，热亦不减；力不可下，此邪不在里，下之徒伤胃气，其渴愈甚，宜达原饮。

又曰：槟榔能消能磨，除伏邪，为疏利之药，又除岭南瘴气；厚朴破戾气所结；草果辛烈气雄，除伏邪蟠踞，三味协力，直达其巢穴，使邪气溃败，速离膜原，是以为达原也。热伤津液，加知母以滋阴；热伤荣气，加白芍以和血；黄芩清燥热之余；甘草为和中之用。以后四味，不过调和之剂，如渴与饮，非拔病之药也。

清脾饮_{严用和}

治疟来热多寒少，口苦咽干，二便赤涩，脉来弦数。

青皮_炒 厚朴_{姜炒} 白术_{土炒} 黄芩_{酒炒} 半夏 柴胡 茯苓 草果 甘草

加姜煎。一方加槟榔。大渴加麦冬、知母。疟不止加酒炒常山一钱，乌梅二个。

程覆新曰：无痰无食不成疟，脾主湿，湿生痰，痰生热，又兼食积，故见上诸症。脉来弦数，弦数为热也，方名清脾，非清凉之义，乃攻去其积，而脾部为之一清也。青皮、厚朴，清脾中之食滞；半夏、茯苓，清脾中之痰湿；柴胡、黄芩，清脾中之热；白术、甘草，补脾中之虚；而草果又以清膏粱肉积之痰滞也。是方初用最妥，如其有汗欲其无汗，加黄芪、参、术；无汗欲其有汗，加羌活、防风。

第六类　表里之剂

大柴胡汤_{仲景}

治热结在内，心下急，呕不止，郁郁微烦，柴胡证仍在者，与大柴胡汤下之。

柴胡_{八两}　黄芩　芍药_{各三两}　半夏_{半升}　枳实_{四枚}　大黄_{二两}　生姜_{五两}　大枣_{十二枚}

上八味，以水一斗二升，煮取六升，去滓，再煎，温服一升，日三服。

吴谦曰：柴胡证在，又复有里，故立少阳两解法也。以小柴胡汤加枳实、芍药者，仍解其外以和其内也；去参、草者，以里不虚；少加大黄以泻结热；倍生姜者，因呕不止也。斯方也，柴胡得生姜之倍，解半表之功捷；枳、芍得大黄之少，攻半里之效徐，虽云下之，亦下中之和剂也。

防风通圣散_{河间}

风热壅盛，表里三焦皆实者，此方主之。

防风　川芎　当归　芍药　大黄　薄荷　麻黄　连翘　芒硝_{各半两}　石膏　黄芩　桔梗_{各一两}　滑石_{三两}　甘草_{二两}　荆芥　白术　栀子_{各二钱半}　生姜_{三片}

每服三钱。

吴琨曰：防风、麻黄，解表药也，风热之在皮肤者，得之由汗而泄。荆芥、薄荷，清上药也，风热之在颠顶者，得之由鼻而泄。大黄、芒硝，通利药也，风热之在肠胃者，得之由后而泄。滑石、栀子，水道药也，风热之在决渎者，得之由溺而泄。风浮于膈，肺胃受邪，石膏、桔梗，清肺胃也。而连翘、黄芩，又所以祛诸经之游火。风之为患，肝木主之，川芎、归芍，和肝血也。而甘草、白术，又所以和胃气而健脾。刘守真长于治火，此方之旨，详且悉哉。

葛根黄连黄芩汤_{仲景}

治太阳病桂枝证，医反下之，利遂不止，脉促者，表未解也，喘而汗出者，此汤主之。

葛根_{八两}　甘草_炙　黄芩_{各二两}　黄连_{三两}

上四味，以水八升，先煮葛根减二升，内诸药，煮取二升，去滓，分温再服。

尤怡曰：邪陷于里者十之七，而留于表者十之三，其病为表里并受之病，故其法亦宜表里两解之法。葛根解肌于表，芩、连清热于里，甘草则合表里而并和之耳，故治表者必以葛根之辛凉，治里者必以芩、连之苦寒也。

三黄石膏汤_{陶节庵}

治伤寒阳证，表里大热而不得汗，或已经汗下，过经不解，六脉洪数，面赤鼻干，舌燥大渴，烦躁不眠，谵语鼻衄，发黄发疹发斑，以上诸证，凡表实无汗，而未入里成实者，均宜主之。

石膏_{两半}　黄芩　黄连　黄柏　麻黄_{各七钱}　淡豆豉_{二合}　栀子_{三十个}

每服一两，加葱三根，水煎，热服。

吴谦曰：仲景于表里大热，立两解之法。如大青龙汤治表里大热，表实无汗，故发汗，汗出而两得解也。白虎汤治表里大热，因表有汗，不主麻、桂；因里未实，不主硝、黄。惟以膏、知、甘草，外解阳明之肌热，内清阳明之府热，表里清而两得解也。若夫表实无汗，热郁营卫，里未成实，热盛三焦，表里大热之证，若以大青龙汤两解之，则功不及于三焦，若以白虎汤两解之，则效不及于营卫，故陶华制此汤。以三黄泻三焦之火盛，佐栀子屈曲下行，使其在里诸热，从下而出；以麻黄开营卫之热郁，佐豉、葱直走皮毛，使其在表之邪，从外而散；石膏倍用，重任之者，以石膏外合麻、豉，取法乎青龙，是知解诸表之热，不能外乎青龙也。内合三黄，取法乎白虎，是知解诸里之热，不能外乎白虎也。且麻、豉得石膏、三黄，大发表热而不动里热；三黄得石膏、麻、豉，大清内热而不碍外邪，是此方擅表里俱热之长，亦得仲景之心法者也。

参苏饮_{元戎}

治感冒头寒，头痛发热憎寒，咳嗽涕唾稠黏，胸膈满闷，脉弱无汗。

人参　苏叶　干葛　前胡　陈皮　枳壳　茯苓　半夏_{各八分}　桔梗　木香　甘草　生姜_{各五分}　大枣_{一枚}

上，水煎热服，取汗。

吴谦曰：风寒感冒太阳，则传经，以太阳主表，故用麻桂二方，发营卫之汗也。若感太阴，则不传经，以太阴主肺，故用此汤外散皮毛，内宣肺气也。盖邪之所凑，其气必虚，故君人参以补之；皮毛者肺之合也，肺受风寒，皮毛先病，故有头痛发汗，发热憎寒之表，以苏叶、葛根、前胡为臣散之；肺一受邪，胸中化浊，故用枳、桔、二陈以清之，则咳嗽涕唾稠黏，胸膈满闷之证除矣；加木香以宣诸里气，加姜、枣以调诸表气，斯则表里之气和，和则解也。

香苏饮 〈局方〉

治四时感冒，头痛发热，或兼内伤，胸膈满闷，嗳气恶食。

香附　紫苏各二钱　陈皮一钱　甘草七分

加姜、葱煎。

汪昂曰：此手太阴药也，紫苏疏表气而散外寒；香附行里气而消内壅；橘红能兼行表里以佐之；甘草和中，亦能解表，为使也。

第七类　消导之剂

平胃散〈局方〉

治湿淫于内，脾胃不能克制，有积饮痞膈中满者。

苍术五斤半，湛浸七日　陈皮去白　厚朴姜汁炒，各三斤　甘草炙，三十两

上为末，每服二钱，姜汤下，日三服或水煎，每服五钱。

柯琴曰：二术苦甘，皆燥湿健脾之用。脾燥则不滞，所以能健运而得其平。第二术白者柔而缓，苍者猛而悍，此取其长于发汗，迅于除湿，故以苍术为君耳，不得以白补赤泻之说，为二术拘也。厚朴色赤苦温，能助少火以生气，故以为佐，湿因于气之不行，气行则愈，故更以陈皮佐之。甘先入脾，脾得补而健运，故以炙甘草为使，名曰平胃，实调脾承气之剂。

枳术丸洁古

治胃虚湿热，饮食壅滞，心下痞闷。

白术土蒸，二两　枳实麸炒，一两

上为细末，荷叶煨陈米饭为丸，如椒目大，白汤下。

李杲曰：白术苦甘温，其苦味除胃中之湿热，其甘温补脾家之元气，多于枳实一倍。枳实味苦温，泄心下痞闷，消胃中所伤，此药下胃，所伤不能即去，须一二时许，食乃消化。先补虚而后化所伤，则不峻厉矣。荷叶状如仰盂，于卦为震，正少阳甲胆之气，饮食入胃，营气上行，即此气也，取之以生胃气。更以煨饭和药，与

术协力，滋养谷气而补脾胃，其利大矣。

保和丸

治食积饮停，腹痛泄泻，痞满吐酸，积滞恶食，食疟下痢。

山楂_{三两} 神曲_炒 茯苓 半夏_{各一两} 陈皮 莱菔子_{微炒} 连翘_{各五钱}

曲糊丸，麦芽汤下，或加麦芽入药亦可。

汪昂曰：山楂酸温收缩之性，能消油腻腥膻之食；神曲辛温蒸之物，能消酒食陈腐之积；菔子辛甘，下气而制曲；麦芽咸温，消肿而软坚，伤食必兼乎湿；茯苓补脾而渗湿，积入必郁为热；连翘散结而清热；半夏能润能燥，和胃而健脾；陈皮能降能升，调中而理气。此内伤而气未病者，但当消导，不须补益，大安丸加白术，则消补兼施也。

健脾丸

治脾虚气弱，饮食不消。

人参 白术_{土炒，各二两} 陈皮 麦芽_{炒，各一两} 山楂_{一两五钱} 枳实_{三两}

神曲糊丸，米饮下。

程履新曰：脾胃者仓廪之官，胃虚则不能容受，故不嗜食，脾虚则不能运化，故是积滞，所以然者，由气虚也。参、术补气，陈皮利气，气运则脾健而胃强矣。山楂消肉食，麦芽消谷食，戊已不足，故以二药助之使化。枳实力猛，能消积化痞，佐以参、术，则为功更捷，而又不致伤气也。夫脾胃受伤则须补益，饮食难化则宜消导，合斯二者，所以健脾也。

葛花解醒汤

治酒客病。

莲花 青皮_{去穰，二分} 木香_{五分} 橘皮_{去白} 白茯苓 人参 猪苓_{各钱}

五分　神曲_炒　泽泻　干姜　白术_{各二钱}　白豆蔻仁　葛花　砂仁_{各五钱}

上为细末，和均，每服三钱，白汤调下，但得微汗，酒病去矣。

李杲曰：酒病者，往往以大热大寒下之者，是无形元业受病，反上有形阴血，乖误甚矣。大热则伤阴，大寒则伤胃，元气消亡，七神无依，折人寿命，不然，则虚损之病成矣，故制此方。君葛花，佐以辛香之品；用神曲，佐以快气之品；用苓、泽，佐以甘温之品，服后取汗。是谓外解肌肉，内清阳明，令上下内外分消其患，使胃中秽为芳变，浊为清化，泰然和矣。

枳实消痞丸_{东垣}

治心下虚痞，恶食懒倦，右关脉弦。

枳实_{麸炒}　黄连_{姜汁炒，各五钱}　厚朴_{姜炒，四钱}　半夏曲　麦芽_炒　人参　白术_{土炒}　茯苓_{各三钱}　甘草_炙　干姜_{各二钱}

蒸饼糊丸。

程履新曰：枳实苦酸，行气破血；黄连苦寒，泻热开郁，并消痞之君药。厚朴苦降，散湿满而化食厚肠；麦芽咸温，助胃气而软坚破结；半夏燥痰湿而和胃；干姜去恶血而通关，皆所以散而泻之也。参、术、苓、草，甘温补脾，使气足脾运而痞自化，既以助散泻之力，又以固本，使不伤真气也。

痞气丸_{东垣}

治脾积在于胃脘，大如盘，久不愈，令人四肢不收，或发黄疸，饮食不为肌肤。

黄连_{八钱}　厚朴_{五钱}　吴茱萸_{三钱}　白术_{土炒}　黄芩_{各二钱}　茵陈_{酒炒}　干姜_泡　砂仁_{各钱半}　人参　茯苓　泽泻_{各一钱}　川乌_炮　川椒_{炒，各五分}　桂　巴豆霜_{各四分}

蜜丸，灯草下。

汪昂曰：黄连泻热燥湿，治痞君药。厚朴、砂仁，行气而散满。茵陈、苓、泻，利水以实脾。黄芩清肺而养阴。椒、萸燥脾而逐冷。姜、桂、川乌，补命火以生脾土，而姜、桂又能祛瘀生新。巴豆能消有形积滞，为斩关夺门之将，藉之以为先驱。加参、术者，以补脾元正气，正旺然后可以祛邪也。

第八类　理气之剂

补中益气汤_{东垣}

治烦劳内伤，身热心烦，头痛恶寒，懒言恶食，脉洪大而虚，或喘，或渴，或阳虚自汗，或气虚不能摄血，或疟痢脾虚，久不能愈，一切清阳下陷，中气不足之症。

黄芪_{钱半}　人参　甘草_{炙，各一钱}　白术_{土炒}　陈皮　当归_{各五分}　升麻柴胡_{各三分}

姜一片，枣二枚煎。

柯琴曰：势倦形衰气少，阴虚而生内热者，表证颇同外感，惟李杲知其为劳倦伤脾，谷气不胜，阳气下陷阴中而发热，制补中益气之法。谓风寒外伤其形为有余，脾胃内伤其气为不足，尊《内经》劳者温之，损者益之之义，大忌苦寒之药，选用甘温之品，升其阳以达阳春升生之令。凡脾胃一虚，肺气先绝，故用黄芪护皮毛而闭腠理，不令自汗；元气不足，懒言气喘，人参以补之；炙甘草之甘，以泻心火而除烦，补脾胃而生气，此三味除烦热之圣药也。佐白术以健脾；当归以和血；气乱于胸，清浊相干，用陈皮以理之，且以散诸甘药之滞；胃中清气下陷，用升麻、柴胡气之轻而味之薄者，引胃气以上胜，复其本位，便能升浮以行生长之令矣。补中之剂，得发表之品而中自安；益气之剂，赖清气之品而气益培，此用药相须之妙。是方也，用以补脾，使地道卑而上行；亦可以补心肺，损其肺者益其气，损其心者调其营卫也；亦可以补肝，木郁则达之也。惟不宜于肾，阴虚于下者不宜升，阳虚于下者更不宜升也。

赵献可曰：后天脾土，非得先天之气不行，此气因劳而下陷于太阴，清气不升，浊气不降，故用升、柴以佐参、芪，是方所以补益后天中之先天也。凡脾胃不足，喜甘而恶苦，喜温而恶寒，喜通而恶滞，喜升而恶降，喜燥而恶湿，此方得之矣。

李士材曰：虚人感冒，不任发散者，此方可以代之。

乌药顺气散_{严用和}

治中风遍身顽麻，骨节疼痛，步履艰难，语言謇涩，口眼歪邪，喉中气急有痰。

乌药　橘红_{各二钱}　麻黄　川芎　白芷　桔梗　枳壳_{炒，各一钱}　僵蚕_{去丝嘴炒}　炮姜　甘草_{炙，各五分}

加姜、葱煎。

汪昂曰：风盛则火炽，故有痰火冲逆而上，此里气逆也。然中风必由外感风寒而发，内虚而外邪乘之，此表气逆也。麻黄、桔梗，肺家之药，发汗而祛寒；川芎、白芷，头面之药，散风而活血；枳、橘利气行痰；僵蚕清化散结；黑姜温经通阳；甘草和中泻火；乌药能通行邪滞诸气，此乃先解表气，而兼顺里气者，气顺则风散。风邪卒中，当先治标，若气虚病久者，非所宜也。

苏子降气汤《局方》

治虚阳上攻，气不升降，上盛下虚，痰涎壅盛，喘嗽呕血，或大便不利。

苏子　半夏　前胡　厚朴_{姜炒}　橘红　当归_{各一钱}　甘草_炙　肉桂_{各五分}

加姜煎，一方无桂有沉香。

程履新曰：苏子、前胡、厚朴、橘红、半夏，皆能降逆上之气，兼能除痰，气行则痰行也。数药亦能发表，既疏内壅，兼以散外寒也。当归润以和血，甘草甘以缓中，下虚上盛，故又宜用桂引火归元也。

木香顺气汤东垣

治阴阳壅滞，气不宣通，胸膈痞闷，腹胁胀满，大便不利。

木香　草蔻仁炒　益智　苍术各三分　厚朴四分　青皮　陈皮　半夏　吴茱萸炒,炮　干姜　茯苓　泽泻各二分　升麻　柴胡各一分　当归五分

程履新曰：木香、厚朴、青皮、陈皮，辛能行气，兼能平肝；草蔻、益智，香能舒脾；苍术、半夏，燥能胜湿；干姜、吴茱，温能散寒；升、柴之轻，以升其阳；苓、泻之淡，以泄其阴。盖脾为中枢，使中枢运转，则清升浊降，上下宣通，而阴阳得位矣。然皆气药，恐其过燥，故重用当归以濡其血，共成益脾消胀之功也。

四磨饮严用和

治七情感伤，上气喘急，胸膈不快，妨闷不食。

人参　槟榔　沉香　天台乌药各等分

上四味，各浓磨，水煎三五沸，放温，空心服。

王又原曰：经云圣人啬气，如持至宝，庸人役物，而反伤太和。此七情随所感皆能为病。然壮者气行而愈，弱者气着为病。愚者不察，一遇上气喘急，满闷不食，谓是实者宜泻，辄投破耗等药，得药非不暂快，初投之而应，投之久而不应矣。夫呼出为阳，吸入为阴，肺阳清肃则气下行，肾阴宁谧则气归摄，不复散而上逆矣。若正气既衰，即欲削坚破滞，则邪气难服。法当用人参先补正气，沉

香纳之于肾，而后以槟榔、乌药从而导之，所谓实必顾虚，泻必先补也。四品气味俱厚，磨则取其气味俱足，煎则取其气味纯和，气味齐到，效如桴鼓矣。

越鞠丸_{丹溪}

治一切湿、痰、食、火、气、血诸郁。

香附　苍术　抚芎　神曲　山栀仁

水煎服或作丸。

吴谦曰：夫人以气为本，气和则上下不失其度，运行不停其机，病从何生。若饮食不节，寒温不适，喜怒无常，忧思无度，使冲和之气，升降失常，以致胃郁不思饮食，脾郁不消水谷，气郁胸腹胀满，血郁胸膈刺痛，湿郁痰饮，火郁为热，及呕吐恶心，吞酸吐酸，嘈杂嗳气，百病丛生。故用香附以开气郁，苍术以除湿郁，抚芎以行血郁，山栀以清火郁，神曲以消食郁，此朱震亨因五郁之法而变通者也。五药相须，共收五郁之效，然当问何郁病甚，便当以何药为主。至若气虚加人参，气痛加木香，郁甚加郁金，懒食加谷芽，胀加厚朴，痞加枳实，呕痰加姜、夏，火盛加黄连，则又存乎临证者之详审也。

旋覆代赭石汤_{仲景}

治汗吐下解之后，心下痞硬，噫气不除。

旋覆花_{三两}　人参_{二两}　代赭石_{一两}　半夏_{半升}　生姜_{五两}　甘草_{炙，三两}　大枣_{十二枚}

上七味，以水一斗，煮取六升，去滓，再煎，取三升，温服一升，日三服。

罗谦甫曰：汗吐下解后，邪虽去而胃气已亏矣。胃气既亏，三焦因之失职，清无所归而不升，浊无所纳而不降，是以邪气留滞，伏饮为逆，故心下痞硬，噫气不除。方中以人参、甘草养正补虚，姜、枣和脾养胃，所以安定中州者至矣。更以代赭石之重，使之敛浮镇逆；旋覆花之辛，用以宣气涤饮。佐人参以归气于下，佐半夏以蠲饮于上，浊降硬痞可消，清升噫气自除。观仲景治少阴水气上凌，用真武汤镇之；治下焦滑脱不守，用赤石脂禹余粮固之。此胃虚气失升降，复用此法理之，则胸中转否为泰，其为归元固下之法，各极其妙如此。

丁香柿蒂汤_{严用和}

治久病呃逆，因于寒者。

丁香　柿蒂_{各二钱}　人参_{一钱}　生姜_{五片}

汪昂曰：丁香泄肺温胃而暖肾，生姜祛痰开郁而散寒，柿蒂苦涩而降气，人参所以辅真气，使得展布也。

费伯雄曰：呃逆之症非一端，若肾气不收，厥逆而上，头汗微喘，当用大剂参、附以收摄真阳，此治连珠发呃之要法，非丁香、柿蒂等所能胜任也。若因寒犯胃，气郁而呃者，则此方为宜。

橘皮竹茹汤

治久病虚羸，呕逆不已，亦治吐利后，胃虚呃逆。

橘皮　竹茹　人参　甘草　半夏　麦冬　赤茯苓　枇杷叶

加姜、枣煎。

汪昂曰：胃火上冲，肝胆之火助之，肺金之气不得下降，故呕。竹茹、枇杷叶、麦门冬，皆能清肺而和胃，肺金清则肝气亦平矣。二陈所以散逆气，赤茯所以降心火，生姜呕家之圣药。久病虚羸，故以人参、甘草、大枣扶其胃气也。

定喘汤

治肺虚感寒，气逆膈热而作哮喘。

白果炒黄色，二十一枚　黄芩酒炒　杏仁去皮，各一钱五分　苏子二钱　桑白皮蜜炙，二钱五分　甘草　麻黄各一钱　半夏　款冬花各三钱

程履新曰：声粗者为哮，外感有余之疾也，宜用表药；气促者为喘，肺虚不足之症也，宜用里药。寒束于表，阳气不得发越，故上逆。气并于膈，为阳中之阳，故令热。是方以麻黄、杏仁、甘草辛甘发散，可以疏表而定哮；白果、冬花、桑皮清金保肺，可以安里而定喘；苏子能降气，半夏能散逆，黄芩能祛热，故以佐之。此表里之剂也。

第九类　理血之剂

四物汤

治一切血虚，虚热血燥诸症。

当归_{酒洗}　生地黄_{各三钱}　芍药_{二钱}　川芎_{钱半}

费伯雄曰：理血门以四物汤为主方，药虽四味，而三阴并治。当归甘温养脾而使血有统，白芍酸寒敛肝而使血能藏，生地甘寒滋肾而益血，川芎辛温通气而行血，调补血分之法，于斯著矣。

柯琴曰：当归甘温和血，川芎辛温活血，芍药酸寒敛血，地黄甘平补血。四物具生长收藏之用，故能使营气安行经隧也。若血虚加参、芪，血结加桃仁、红花，血闭加大黄、芒硝，血寒加桂、附，血热加芩、连，欲行血去芍，欲止血去芎，随所利而行之，又不必拘拘于四矣。又曰：王好古治妇女，不论内伤外感，胎前产后，随证加二味于四物中，名曰六合。

当归补血汤_{东垣}

治男妇血虚，似白虎证，肌热面赤，烦渴引饮，脉来洪大而虚，重按则微。

当归_{二钱}　黄芪_{一两}

水煎服。

吴琨曰：血实则身凉，血虚则身热，或以饥困劳役虚其阴血，则阳独治，故诸证生焉。此证纯象白虎，但脉大而虚，非大而实为辨耳。所谓脉虚血虚是也，五味之中，惟甘能补，当归味甘而厚，味厚则补血，黄芪味甘而薄，味薄则补气，今黄芪多数倍，而云补血者，以有形之血不能自生，生于无形之气故也。

归脾汤〈济生〉

治思虑过度，劳伤心脾，怔忡健忘，惊悸盗汗，发热体倦，食少不眠，或脾虚不能摄血，致血妄行，及妇人经带。

人参　白术土炒　茯神　枣仁炒　龙眼肉各二钱　黄芪炙, 钱半　当归酒洗　远志各一钱　木香　甘草炙, 各五分

姜、枣煎。

汪昂曰：血不归脾则妄行，参、术、黄芪、甘草之甘温，所以补脾；茯神、远志、枣仁、龙眼之甘温酸苦，所以补心，心者脾之母也。当归滋阴而养血。木香行气而舒脾，既以行血中之滞，又以助参、芪而补气，气壮则能摄血，血自归经，而诸证悉除矣。

人参养荣汤

治脾肺气虚，荣血不足，惊悸健忘，寝汗发热，食少无味，身倦肌瘦，色枯气短，毛发脱落。

人参　白术　黄芪蜜炙　甘草炙　陈皮　桂心　当归酒拌, 各一钱　熟地　五味子炒, 杵　茯苓各七分　远志五分　白芍钱半

加姜、枣煎。

汪昂曰：熟地、归、芍养血之品，参、芪、苓、术、甘草、陈皮补气之品，血不足而补其气，此阳生则阴长之义。且参、芪、五味所以补肺，甘、陈、苓、术所以健脾，归、芍所以养肝，熟地所以滋肾，远志能通肾气上达于心，桂心能导诸药入营生血，五脏交养互益，故能统治诸病，而其要则归于养荣也。

犀角地黄汤〈济生〉

治热伤吐衄便血，妇人血崩赤淋。

生地黄　白芍　丹皮　犀角

上四味，先用三物生煎，去滓，入生犀角汁，热服。

吴谦曰：吐血之因有三，曰劳伤，曰努伤，曰热伤。劳伤以理损为主，努伤以祛瘀为主，热伤以清热为主。热伤阳络则吐衄，热伤阴络则下血，是汤以治热伤也。故用犀角清心，去火之本；生地凉血，以生新血；白芍敛血，止血妄行；丹皮破血，以逐其瘀。此方虽曰清火，而实滋阴；虽曰止血而实祛瘀，瘀去新生，阴滋火息，可为探本穷源之法也。若心火独甚，则加黄芩、黄连以泻热；血瘀胸痛，则加大黄、桃仁以逐瘀也。

桃仁承气汤仲景

治伤寒外证不解，热结膀胱，小腹急结，大便黑，小便利，燥渴谵语，畜血发热如狂。

桃仁五十枚，去皮尖　桂枝　芒硝　甘草炙，各二两　大黄四两

上五味，以水七升，煮取二升五合，去滓，内芒硝，更上火微沸，下火先食，温服五合，日三服，当微利。

尤怡曰：此即调胃承气汤加桃仁、桂枝，为破瘀逐血之剂。缘此证热与血结，故以大黄之苦寒，荡实除热，为君；芒硝之咸寒，入血软坚，为臣；桂枝之辛温，桃仁之辛润，擅逐血散邪之长，为使；甘草之甘，缓诸药之势，俾去邪而不伤正，为佐也。

抵当汤仲景

治伤寒畜血，畜治癥瘕，追虫攻毒甚佳。

水蛭熬，三十个　虻虫去头足，熬，三十个　大黄三两　桃仁去皮尖，三十个

上四味为散，以水五升，煮三升，去滓，温服一升，不下再服，利为度。

柯琴曰：蛭，虫之善饮血者而利于水。虻，虫之善吮血者而猛于陆。并取水陆之善取血者以攻之，同气相求。更佐桃仁之苦甘，推陈致新。大黄之苦寒，荡涤邪热，故名抵当也。若热虽盛而未狂，少腹满而未硬，宜小其制，为丸以缓治之。

槐花散《本事方》

治肠风脏毒下血。

槐花　侧柏叶　荆芥穗　枳壳

等分为末，每服三钱，空心下。

程履新曰：槐花、侧柏能凉大肠之血，荆芥、枳壳能疗大肠之风，风热相搏，并皆主之。

秦艽白术丸东垣

治痔疮痔漏，有脓血，大便燥结，痛不可忍。

秦艽　白术　归尾酒洗　桃仁研，各一两　枳实麸炒　皂角子烧存性　泽泻各五钱　地榆三钱

面糊丸。

李东垣曰：秦艽、归尾、桃仁润燥和血，皂角仁以除风燥，地榆以破血止血。枳实苦寒，以补肾而泄胃实。泽泻淡渗，使气归于前阴，以补清燥受胃之湿邪也。白术之苦，以补燥气之不足，其味甘，以泻火而益元气，故曰甘寒泻火，乃假枳实之寒也。大便秘涩，以大黄推之；其津液益不足，用当归和血，加油润之剂，自然软利矣。

芍药汤洁古

治下痢，脓血稠黏，腹痛后重。

芍药_{一两} 归尾 黄芩 黄连_{各五钱} 大黄_{三钱} 木香 槟榔 甘草_{炙,各二钱} 桂_{钱半}

每服五钱。

陈修园曰：此方以行血则便脓自愈，调气则后重自除立法。方中当归、白芍以调血，木香、槟榔以调气，芩、连燥湿而清热，甘草调中而和药。又用肉桂之温，是反佐法，芩、连必有所制之而不偏也。或加入大黄之勇，是通滞法，实痛必大下之而后已也。余又有加减之法，肉桂色赤入血分，赤痢取之为反佐，而地榆、川芎、槐花之类，亦可加入也。干姜辛热入气分，白痢取之为反佐，而苍术、砂仁、茯苓之类，亦可加入也。

十灰散_{葛可久}

治吐血、咯血、嗽血，先用此药止之。

大蓟 小蓟 荷叶 扁柏叶 茅根 茜根 栀子 大黄 丹皮 棕榈皮

上十味等分，烧灰存性，研极细末，以纸包置泥地上一夕出火气，每服五钱，藕汁或芦菔汁或京墨汁半碗调服。

唐容川曰：黑为水之色，红见黑即止，水胜火之义也，故烧灰取黑，得力全在山栀之清，大黄之降，火清气降，而血自宁。余药皆行血之品，只借以为向导耳，吹鼻止衄，刀伤止血，皆可用之。

王孟英曰：诸药烧黑，皆能止血，故以十灰名其方。然止涩之品，仅棕榈一味。余皆清血之热，行血之滞，破血之瘀者。合以为剂，虽主止血，而无兜涩留瘀之弊，雄每用之，并无后患，何可视为劫剂乎。

侧柏叶汤_{仲景}

治吐血不止。

侧柏叶_{三钱}　炮姜_{钱半}　艾叶_{三钱}　马通_{二两}

唐容川曰：热气藏伏于阴分，逼血妄行不止，用姜、艾宣发其热，使行阳分，则阴分之血无所逼而守其经矣。柏叶属金，抑之使降，马为火畜，同气相求，导之使下，则余炉之瘀，一概蠲去，此为热伏阴分从治之法。乃久吐不止，一切寒温补泻，药几用尽，因变一法以从治之。凡遇热症，用之须慎。若系寒凝血滞者，则无不宜。马通汁即马粪泡水，无马通以童便代也。

玉女煎_{景岳}

治吐血，降冲气。

熟地_{五钱}　石膏　知母　麦冬　牛膝_{各三钱}

唐容川曰：陈修园力辟此方之谬，然修园之所以短于血证者，即此可见。夫血之总司在于胞室，而胞宫冲脉上属阳明，平人则阳明中宫化汁变血，随冲脉下输胞室，吐血之人胞宫火动，气逆上合阳明，血随而溢，咳嗽不休，多是冲阳上合阳明，而成此亢逆之证。方用石膏、冬、母以清阳明之热，用牛膝以折上逆之气，熟地以滋胞宫之阴，使阳明之燥平，冲脉之气息，亢逆之证乃愈矣。景岳制此方，曾未见及于此。修园又加贬斥，而王士雄以为可治阴虚胃火齿痛之证，皆不知此方之关冲脉，有如是之切妙也。麦门冬汤治冲逆，是降痰之剂；此方治冲逆，是降火之剂。

仲醇验方_{缪仲醇}

治吐血如神。

生地_{四钱}　白芍_{三钱}　麦冬_{五钱}　天冬　川贝母　桑皮_{各二钱}　米仁

苏子_{炒，研，各三钱}　橘红_{二钱}　枇杷叶_{三大片}　茅根_{三四两}　牛膝　鳖甲_{各四钱}　降香_{一钱}

加藕汁、童便各一杯。

顾松园曰：生地补肾，壮水制火。白芍制肝，敛气凉血。麦冬清心，心既清宁，妄行者息。天冬、川贝、桑皮清肺，肺得清肃，气能下降。米仁养脾，脾旺则能统血。苏子、橘红、枇杷叶降气，气降则血归经。茅根甘寒，可除内热，性又入血消痰。牛膝引药下行，下行甚捷，生用则去恶血。鳖甲，肝经血分之药，补阴清热，兼能下瘀。降香降气行瘀。

缪仲醇曰：治吐血有三诀，宜行血不宜止血，宜补肝不宜伐肝，宜降气不宜降火。

复脉加芍去参姜桂汤_{叶天士}

治咳血阴伤，左脉坚搏。

阿胶　生地　天冬　火麻仁　炙草　南枣　白芍

叶天士曰：凡咳血之脉，右坚者，治在气地，系震动胃络所致，宜薄味调养胃阴，如生扁豆、伏神、北沙参、苡仁等类。左坚者，乃肝肾阴伤所致，宜地黄、阿胶、枸杞、五味等类。脉弦胁痛者，宜苏子、桃仁、郁金、降香等类。成盆盛碗者，葛可久花蕊石散，或大黄黄连泻心汤。一证而条分缕析，从此再加分别，则临证有据矣。阿胶、麻仁，柔润息风，育阴和阳，而阿胶又能止血，生地凉血补血，天冬兼补肺肾之阴，甘、枣补脾气而益脾阴，白芍敛肝阴而清肝火，故能以润滋燥，以静制动，以甘补虚，而咳自止，血自宁，阴自复矣。

第十类　祛风之剂

小续命汤〈千金〉

治中风不省人事，神气溃乱，半身不遂，筋急拘挛，口眼㖞邪，语言謇涩，风湿腰痛，痰火并多，六经中风及刚柔二痉。

防风一钱二分　桂枝　麻黄　杏仁去皮尖, 炒, 研　芎藭酒洗　白芍酒炒　人参　甘草炙　黄芩酒炒　防己八分　附子四分

每服三钱，加姜、枣煎。

吴鹤皋曰：麻黄、杏仁，麻黄汤也，治太阳伤寒。桂枝、芍药，桂枝汤也，治太阳中风，此中风寒有表证者所必用也。人参、甘草补气，川芎、芍药调血，此中风寒气血虚者所必用也。风淫故主以防风，湿淫佐以防己，寒淫佐以附子，热淫佐以黄芩，病来杂扰，故药亦兼该也。

大秦艽汤〈机要〉

治中风，手足不能运掉，舌强不能言语，风邪散见，不拘一经者。

秦艽　石膏各三两　当归酒洗　白芍酒炒　川芎　生地酒洗　熟地　白术土炒　茯苓　甘草炙　黄芩酒炒　防风　羌活　独活　白芷各一两　细辛五钱

每服一两。

汪昂曰：此六经中风轻者之通剂也。以秦艽为君者，祛一身之

风也；以石膏为臣者，散胸中之火也。羌活散太阳之风，白芷散阳明之风，川芎散厥阴之风，细辛、独活散少阴之风，防风为风药卒徒，随所引而无所不至者也。大抵内伤必因外感而发，诸药虽云搜风，亦兼发表，风药多燥，表药多散，故疏风必先养血，而解表亦必固里。当归养血，熟地滋血，芎穷活血，芍药敛阴和血，血活则风散，而舌本柔矣。又气能生血，故用白术、茯苓、甘草，补气以壮中枢，脾运湿除，则手足健矣。又风能生热，故用黄芩清上，石膏泻中，生地凉下，以共平逆上之火也。

地黄饮子_{河间}

治中风舌喑不能言，足废不能行，此少阴气厥不至，名曰风痱。

熟地　巴戟_{去心}　山茱萸　肉苁蓉_{酒浸}　附子_炮　官桂　石斛　茯苓　石菖蒲　远志　麦冬　五味子

等分。每服五钱，入薄荷少许，姜、枣煎服。

徐玉台曰：口噤身冷为喑厥，四肢不收为风痱，河间所谓心火暴甚，肾水虚衰之证。制地黄饮子一方，熟地培根本之阴，桂、附、苁蓉、巴戟返真元之火，山茱、石斛温肝平胃，茯苓、菖蒲、远志补心通肾，麦冬、五味保肺以滋化源。诸药等分，每用五钱，加薄荷煎汤，浊药轻投，故云饮子。

牵正散〈直指方〉

治中风口眼㖞邪，无他证者。

白附子　僵蚕　全蝎

等分为末，每二钱，酒调服。

吴鹤臬曰：芎、防之属，可以驱外风，而内生之风，非其治也。星、夏之属，足以治湿痰，而风虚之痰，非其治也。三药疗内生之风，治虚热之痰，得酒引之，能入经而正口眼。又曰：白附辛可驱风，僵蚕咸能软痰，辛中有热，可使从风，全蝎有毒，可使破结，药有用热以攻热，用毒以攻毒者，《大易》所谓同气相求，《内经》所谓衰之以其属也。

活络丹

治中风手足不仁，日久不愈，经络中有湿痰死血，腿臂间忽有一二点痛。

川乌_{炮，去皮脐} 草乌_{炮，去皮} 胆星_{各六两} 地龙_{洗，焙干} 乳香_{去油} 没药_{另研，各三两三钱}

酒丸，酒下。

吴鹤皋曰：胆星辛烈所以燥湿痰，二乌辛热所以散寒湿，蚯蚓湿土所生，欲其引乌、星直达湿痰所结之处，《大易》所谓同气相求也。风邪注于肢节，久则血脉凝聚不行，故用乳香、没药以消瘀血。

三生饮

治中风，卒然昏愦，不省人事，痰涎壅盛，语言謇涩等证。

生南星_{一两} 生川乌_{去皮} 生附子_{去皮，各五钱} 木香_{二钱}

每服五钱，加人参一两煎。

柯琴曰：风为阳邪，风中无寒，不甚伤人，惟风中挟寒，害始剧矣。寒轻而在表者，宜发汗以逐邪；寒重而入里者，非温中补虚，终不可救。此取三物之大辛大热，且不炮不制，更佐以木香，乘其至刚至锐之气而用之，非专以治风，兼以治寒也。然邪之所凑，其气必虚，但知勇于攻邪，若正气虚而不支，能无倒戈之患乎，必用人参两许，以驾驭其邪，此薛己真知确见，立于不败之地，而收万全之效者也。若在庸手，必谓补住邪气而不敢用，此谨熟阴阳，毋与众谋，岐伯所以叮咛致告耳。观其每服五钱，必四服而邪始出。今之畏事者，用乌、附数分，必制熟而后敢用，更以芩、连监制之，乌能挽回如是之危证哉。古今人不相及，信然。本方去乌、附，即星香散，治痰厥气厥足矣。

上中下通用痛风方_{丹溪}

痛风，有寒、有湿、有热、有痰、有血之不同，此为通治。

黄柏_{酒炒} 苍术_洗 南星_{姜制，各二两} 神曲_炒 川芎 桃仁_{去皮尖，捣} 龙胆草 防己 白芷_{各一两} 羌活 威灵仙_{酒炒} 桂枝_{各三钱} 红花_{二钱半}

程履新曰：此治痛风之通剂也。黄柏清热，苍术燥湿，龙胆泻火，防己行水，四者所以治湿与热也。南星燥痰散风，桃仁、红花活血祛瘀，川芎为血中气药，四者所以治痰与血也。羌活驱百节之风，白芷祛头面之风，桂枝、威灵仙祛臂胫之风，四者所以治风也。加神曲者，所以消中州陈积之气也，疏风以宣于上，泻热利湿以泄于下，活血燥痰消滞以调其中，所以能兼治而通用也。症不兼者，以意消息可矣。

史国公药酒方

治中风，语言謇涩，手足拘挛，半身不遂，痿痹不仁。

羌活 防风 白术_{土炒} 当归_{酒洗} 牛膝_{酒浸} 川萆薢 杜仲_{姜汁炒断丝} 松节_杵 虎胫骨_{酥炙} 鳖甲醋_炙 晚蚕沙_{炒，各二两} 秦艽 苍耳子_{炒，槌碎，各四两} 枸杞_{五两} 茄根_{蒸熟，八两}

为粗末，绢袋盛，浸无灰酒三十斤，煮熟，退火毒服，每日数次，常令醺醺不断。

徐玉台曰：八风五痹之证，最宜药酒，而必以史国公药酒方为胜。当归、杜仲、牛膝、白术、枸杞平补足三阴经。虎胫骨壮骨而祛风。鳖甲益阴血而去肝风。防风、羌活、松节、晚蚕沙、萆解、苍耳子、秦艽、茄根等药，既以祛风，又能祛湿。而左瘫右痪，口眼㖞邪，四肢疼痛等证，皆可愈矣。

三痹汤

治气血凝滞，手足拘挛，风、寒、湿三痹。

人参　黄芪　茯苓　甘草　当归　川芎　白芍　生地　杜仲
牛膝　续断　桂心　紫辛　秦艽　独活　防风

等分，加姜、枣煎。

喻嘉言曰：此方用参芪、四物一派补药，内加防风、秦艽以胜风湿，桂心以胜寒，细辛、独活以通肾风。凡治三气袭虚而成痹患者，宜准诸此。

汪昂曰：风痹诸方，大约祛风胜湿泻热之药多，而养血补气固本之药少，惟此方专以补养为主，而以治三气之药从之，散药得补药以行其势，辅正驱邪，尤易于见功，故喻氏取之。

桑菊饮 《温病条辨》

治太阴温风，但咳，身不甚热，微渴者。

杏仁二钱　连翘钱半　薄荷八分　桑叶二钱半　菊花一钱　苦梗二钱　甘草
八分　苇根二钱

水二杯，煮取一杯，日二服。

吴鞠通曰：今世金用杏苏散通治四时咳嗽，不知杏苏散辛温，只宜风寒，不宜风温，且有不分表里之弊。此方独取桑叶、菊花者，桑得箕星之精，箕好风，风气通于肝，故桑叶尤善平肝风，春乃肝令而主风，木旺金衰之候，故抑其有余。桑叶芳香有细毛，横纹最多，故亦走肺络而宣肺气。菊花晚成，芳香味甘，能补金水二脏，故用之以补其不足。风温咳嗽，虽系小病，常见误用辛温重剂，销铄肺液，致久嗽成劳者，不一而足，圣人不忽于细，必谨于微，医者于此等处，尤当加意也。

按：太阴温病，脉不缓不紧而动数，或两寸独大，尺肤热，头痛，微恶风寒，身热自汗，口渴，或不渴而咳，午后热甚。

养肝体清肝用方叶天士

左脉弦，气撑至咽，心中愦愦，不知何由，乃阴耗阳亢之象，议养肝之体，清肝之用。

九孔石决明一具　羚羊角八分　钩藤一两　生地三钱　抱木茯神三钱　黄甘菊一钱　橘红一钱　桑叶二钱

石决明，重镇逆，味咸滋水，通肝窍亦通心窍；羚羊、钩藤、黄菊、桑叶，息肝风则平肝火；茯苓宁心而泻火；橘红降逆而除痰；生地补水以生木。夫滋阴生水，则养肝之体，息风清火，则清肝之用矣。

潘兰平曰：先生治肝风法，汇集成篇，以便易于诵记。

肝风者乃肝阳之化气，乘胃则呕，攻胁则痛。肝居左而病炽右，木犯土位之微，上升则窍络阻塞，头目不清，头目疼，耳鸣，眩晕跌仆，甚则瘛疭痉厥矣。内扰则营热心悸，惊怖不寐，胁中动跃，法不外缓肝之急以息风，滋肾之液以呕热。缓肝则用阿胶、白芍、生地、萸肉、木瓜、玉竹、胡麻、首乌、枯草之类，滋肾则用天冬、熟地、杞子、桑椹、女贞、旱莲、五味、黑豆皮之类。复云和阳息风，镇阳息风，和阳者益阴以和之，阴阳和而内风自息也，即缓肝滋肾之药。镇阳者重以镇之，取磁石、紫石英之品。又法，用龙骨、牡蛎、石决、龟板、鳖甲、鲍鱼、淡菜，而藉介类以潜之；元参、牛膝、秋石，而欲咸苦以降之；鹿茸、苁蓉、熟地、海参、乌骨鸡、羊肉胶，而取厚味以填之；至若茯神、柏仁、炙草、南枣、麻仁、麦冬、沙参、钗斛、扁豆、淮山，欲和胃以制肝也；玉竹、生地、白芍、丹皮、桑叶、菊叶、荷叶、边钩藤、白疾藜，欲柔润以养肝之体，而轻清以泄肝之用也。即镇肝摄肾，安土泄木，亦不外以上诸法而已。

第十一类　祛寒之剂

理中汤_{仲景}

治中气不运，腹中不实，口失滋味，病久不食，脏腑不调，与伤寒直中太阴，自利不渴，寒而多呕等证。

人参　白术　甘草　干姜_{各三两}

用水八升，煮取三升，去滓，温服一升，日三服。

若脐上筑者，肾气动也，去术，加桂四两；吐多者，去术，加生姜三两；下多者，还用术；悸者，加茯苓二两；渴欲得水者，加术，足前成四两半；腹中痛者，加人参，足前成四两半；寒者，加干姜，足前成四两半；腹满者，去术，加附子一枚；服汤后，如食顷，饮热粥一升许，微自温，勿发揭衣被。

程应旄曰：参、术、炙草，所以守中州，干姜辛以温中，必假之以焰釜薪而腾阳气，是以谷入于阴，长气于阳，上输华盖，下摄州都，五脏六腑，皆以受气，此理中之旨也。若水寒互胜，即当脾肾双温，加以附子，则命门益，土母温矣；白术补脾，得人参则壅气，故脐下动气吐多腹满者，去术也，加桂以伐肾邪，加生姜以止呕也，加附子以消阴也。下多者，湿胜也，还用术燥湿也。渴欲饮水，饮渴也，加术使饮化津生也。心下悸，停水也，加茯苓导水也。腹中痛，倍人参，虚痛也；寒者加干姜，寒甚也。

四逆汤_{仲景汤}

治脉沉厥逆等证。

甘草_{炙，二两}　干姜_{一两半}　附子_{一枚，生用去皮，破八片}

上三味，以水三升，煮取一升二合，去滓，分温再服。强人可大附子一枚，干姜三两。

吴谦曰：方名四逆者，主治少阴中外皆寒，四肢厥逆也。君以炙草之甘温，温养阳气；臣以姜、附之辛温，助阳胜寒。甘草得姜、附，鼓肾阳，温中寒，有水中暖土之功；姜、附得甘草，通关节，走四肢，有逐阴回阳之力。肾阳鼓，寒阴消，则阳气外达，而脉升、手足温矣。

吴茱萸汤_{仲景}

治厥阴病，干呕，吐涎沫，头痛者。少阴证，吐利，手足厥冷，烦躁欲死者，阳明食谷欲呕者。

吴茱萸_{一升}　人参_{三两}　生姜_{六两}　大枣_{十二枚，擘}

上四味，以水七升，煮取二升，温服七合，日三服。

罗谦甫曰：吴茱萸得东方震气，辛苦大热，能达木郁，直入厥阴，降其盛阴之浊气，使阴翳全消，用以为君。人参秉冲和之气，甘温大补，能接天真，升其垂绝之生气，用以为臣。佐姜、枣和胃而行四末，斯则震坤合德，木土不害，一阳之妙用成，而三焦之间，无非生生之气矣，诸证有不退者乎。

当归四逆汤_{仲景}

手足厥冷，脉细欲绝者主之，若其人内有久寒，加吴茱萸、生姜。

当归_{二两}　桂枝_{三两}　芍药_{三两}　细辛_{二两}　通草_{二两}　甘草_{炙，二两}　大

枣二十五枚，擘

上七味，以水八升，煮取三升，去滓，温服一升，日三服。

吴谦曰：凡厥阴病，则脉微而厥，以厥阴为三阴之尽，阴尽阳生，若受其邪，则阴阳之气不相顺接，故脉微而厥也。然厥阴之脏，相火游行其间，经虽受寒，而脏不即寒，故先厥者后必发热。所以伤寒初起，见其手足厥冷，脉细欲绝者，不得遽认为虚寒，而用姜、附也。此方取桂枝汤君以当归者，厥阴主肝，为血室也。佐细辛味极辛，能达三阴，外温经而内温脏。通草其性极通，善开关节，内通窍而外通营。倍加大枣，即建中加饴用甘之法，减去生姜，恐辛过甚而迅散也，肝之志苦急，肝之神欲散，甘辛并举，则志遂而神悦，未有厥阴神志遂悦，而脉微不出，手足不温者也。不须参、苓之补，不用姜、附之峻，此厥阴逆与太少不同治也。若其人内有久寒，非辛温之品所能兼治，则加吴茱萸、生姜之辛热，更用酒煎，佐细辛直通厥阴之脏，迅散内外之寒，是又救厥阴内外两伤于寒之法也。

大建中汤仲景

治心胸中大寒痛，呕不能饮食，腹中寒，上冲皮起，出见有头足，上下痛而不可触近者。

蜀椒二合　干姜四两　人参二两

煎去滓，内饴糖一升，微煎温服。

程履新曰：蜀椒辛热，入肺散寒，入脾暖胃，入肾命补火。干姜辛热，通心助阳，逐冷散逆。人参甘温，大补脾胃之气。饴糖甘能补土，暖可和中。盖人之一身，以中气为主，用辛辣甘热之药，温健其中脏，以大祛下焦之阴，而复其上焦之阳也。

白术附子汤《近效方》

治风虚头重眩，苦极，食不知味，用此暖肌补中益精气。

白术三两　甘草一两　附子炮，一枚

每服五钱，姜五片，枣一枚，煎。

喻嘉言曰：肾气空虚，外风入之，风挟肾中阴浊之气，厥逆上攻。头间重眩，极苦难耐，兼以脾虚，不知食味，此脾肾两虚，风已入脏。方中全不用风药，但用附子暖其水脏，白术暖其土脏，水土一暖，则浊阴之气尽趋于下，而二症自止，制方之义精矣。

回阳救急汤陶节庵

治三阴中寒，初病，身不热，头不痛，恶寒战栗，四肢厥冷，引衣自盖，蜷卧沉重，腹痛吐泻，口中不渴，或指甲唇青，口吐涎沫，或无脉，或脉沉迟无力。

附子炮　干姜　肉桂　人参五分　白术　茯苓一钱　半夏　陈皮七分
甘草三分　五味子九粒

加姜煎，入麝三厘调服；无脉，加猪胆汁；泄泻，加升麻、黄芪；呕吐，加姜汁；吐涎沫，加盐炒吴茱萸。

汪昂曰：寒中三阴，阴盛则阳微，故以附子、姜、桂辛热之药祛其阴寒，而以六君温补之药助其阳气，五味合人参，可以生脉，加麝香者，通其窍也。

四神丸

治肾泻、脾泻。

破故纸四两，酒浸一宿，炒　五味子三两，炒　肉豆蔻二两，面里煨　吴茱萸一两，
盐汤泡

用大枣百枚，生姜八两切片同煮，枣烂去姜，取枣肉捣丸，每

服二钱，临卧盐汤下。

汪昂曰：破故纸辛苦大温，能补相火以通君火，火旺乃能生土，故以为君。肉蔻辛温，能行气消食，暖胃固肠。五味子咸能补肾，酸能涩精。吴茱萸辛热，除湿燥脾，能入少阴、厥阴气分而补火。生姜暖胃，大枣补土，所以防水。盖久泻皆由肾命火衰，不能专责脾胃，故大补下焦元阳，使火旺土强，则能制水而不复妄行矣。

双补汤〈温病条辨〉

治老年久痢，脾阳受伤，食滑便溏，肾阳亦衰。

人参　山药　茯苓　莲子　芡实　补骨脂　苁蓉　萸肉　五味子　巴戟天　菟丝子　覆盆子

吴鞠通曰：老年下虚久痢，伤脾而及肾，食滑便溏，亦系脾肾两伤，无腹痛肛坠气胀等证，邪少虚多矣。故以人参、山药、茯苓、莲子、芡实甘温而淡者，补脾渗湿，再莲子、芡实水中之谷，补土而不克水者也。以补骨、苁蓉、巴戟、菟丝、覆盆、萸肉、五味酸甘微辛者，升补肾脏阴中之阳，而兼能益精气，安五脏者也。

加减理阴煎〈温病条辨〉

治久痢小便不通，厌食欲呕。

熟地　白芍　附子　五味　茯苓　炮姜

吴鞠通曰：此由阳而伤及阴也，小便不通，阴液涸矣。厌食欲呕，脾胃两阳败矣。故以熟地、白芍、五味收三阴之阴，附子通肾阳，炮姜理脾阳，茯苓理胃阳也。按：原方通守兼施，刚柔互用，而名理阴煎者，意在偏护阴也。熟地守下焦血分，甘草守中焦气分，当归通下焦血分，炮姜通中焦气分，盖气能统血，此其所以为理也。此方去甘草、当归，加白芍、五味、附子、茯苓者，为其厌食欲呕也。若久痢阳不伤，无食少欲呕之象，但阴伤甚者，又可以去刚增柔矣。

第十二类　清暑之剂

四味香薷饮

治一切感冒暑气，皮肤蒸热，头痛头重，自汗肢倦或烦渴，或吐泻。

香薷_{一两}　厚朴_{姜汁炒}　扁豆_{炒，各五钱}　黄连_{姜炒，三钱}

冷服。

汪昂曰：香薷辛温香散，能入脾肺气分，发越阳气，以散皮肤之蒸热。厚朴苦温，除湿散满，以解心腹之凝结。扁豆甘淡，能消脾胃之暑湿，降浊而升清。黄连苦寒，能入心脾，清热而除烦也。

六一散_{河间　一名天水散}

治伤暑，烦躁口渴，小便不通，泻痢热疟，霍乱吐泻，下乳滑胎，解酒食毒，偏主石淋。

滑石_{六两}　甘草_{一两}

为末，冷水或灯心汤调下。

汪昂曰：滑石气轻能解肌，质重能清降，寒能泻热，滑能通窍，淡能行水，使肺气降而下通膀胱，故能祛暑住泻，止烦渴而利小便也。加甘草者，和其中气，又以缓滑石之寒滑也；加辰砂者，以镇心神而泻丙丁之邪热也。

生脉散_{〈千金〉}

治热伤元气，气短倦怠，口渴多汗，肺虚而咳。

人参　麦冬各五分　五味子七粒

唐容川曰：人参生肺津，麦冬清肺火，五味敛肺气，合之酸甘化阴，以清润肺金，是清燥救肺汤之先声。

大顺散

治暑月内伤饮冷。

甘草　干姜　杏仁　肉桂

等分。先将甘草用白砂炒，次入姜、杏炒过，去砂合桂为末，每服二钱。

程履新曰：夏月过于饮冷餐寒，阳气不得外越，故气逆而霍乱吐泻也。脾肺者，喜燥而恶湿，喜温而恶寒，干姜、肉桂散寒燥湿，杏仁、甘草利气调脾，皆辛甘发散之药，升伏阳于阴中，亦从治之法也。如伤暑无寒证者，不可执泥。

清暑益气汤东垣

治长夏湿热蒸炎，四肢困倦，精神减少，身热气高，烦心便黄，渴而自汗，脉虚者。

人参　黄芪　甘草　白术　神曲　五味子　青皮　升麻　干葛
麦冬　黄柏　泽泻　橘皮　苍术　当归

姜三片，枣二枚去核，水煎服。

吴琨曰：暑令行于夏至，长夏则兼湿令矣，此方兼而治之。炎暑则表气易泄，兼湿则中气不固，黄芪所以实表，白术、神曲、甘草所以调中。酷暑横流，肺金受病，人参、五味、麦冬，所以补脾敛肺清肺，经所谓扶其所不胜也。火盛则水流衰，故以黄柏、泽泻滋其化源。津液亡则口渴，故以当归、干葛生其胃液。清气不升，升麻可升；浊气不降，二皮可理；苍术之用，为兼长夏之湿也。

清暑益气汤_{王孟英}

黄连　竹叶　麦冬　知母　甘草　粳米　石斛　荷叶　西洋参
西瓜皮

林树红曰：东垣清暑益气汤，专事升阳，暑湿伤阳化湿者宜之。此清暑益气汤，独重养阴，暑热伤阴化燥者宜之。洋参、麦冬、甘草、粳米益气，知母、黄连、西瓜皮、竹味、荷叶清暑。

加味白虎汤_{王孟英}

治暑热。

石膏　知母　甘草　粳米　荷叶　薄荷　厚朴　芦根　竹茹
丝瓜叶

林树红曰：前人治暑湿，用白虎汤加苍术，一清暑，一燥湿，法非不善，但苍术辛燥太甚，不如厚朴之纯，香薷饮方中亦用之。竹茹、芦根、丝瓜皆中空，凉而不滞，治暑湿兼痰最妙。凡初感暑邪，在肺胃气分，可用此加减。

新加香薷饮《温病条辨》

治伤暑，右脉洪大，面赤，口渴，汗不出。

香薷_{二钱}　银花_{三钱}　鲜扁豆花_{三钱}　厚朴_{二钱}　连翘_{二钱}

吴鞠通曰：香薷辛温芳香，能由肺之经而达其络。鲜扁豆花，凡花皆散，取其芳香而散，且保肺液。以花易豆者，恶其呆滞也，夏日所生之物，多能解暑，惟扁豆花为最。如无花时，用鲜扁豆皮，若再无此，用生扁豆皮。厚朴苦温，能泻实满，厚朴，皮也，虽走中焦，究竟肺主皮毛，以皮从皮，不为治上犯中。若黄连、石草，纯然里药，暑病初起，且不必用。且易以连翘、银花，取其辛凉达肺经之表，纯从外走，不必走中也。

清络饮 <小字>《温病条辨》</小字>

凡暑伤肺经气分之轻证，皆可用之。

鲜荷叶边<小字>二钱</小字>　鲜银花<小字>二钱</小字>　西瓜翠衣<小字>二钱</小字>　鲜扁豆花<小字>一枝</小字>　丝瓜皮<小字>二钱</小字>　鲜竹叶心<小字>二钱</小字>

荷叶轻清上升，用边者，取其四散，犹西瓜之用衣，丝瓜之用皮也。银花芳香，佐荷叶而逐暑。西瓜为天生白虎汤，乃涤暑之良物，翠衣大有透达暑气之功，扁豆花最能散暑。肺主皮毛，丝瓜清肺热，而其皮尤宜。暑必伤心，竹叶清心热，而其心尤妙。而且荷叶、丝瓜，脉络甚多，银花则蔓延而生，皆为清络之上品也。

第十三类 利湿之剂

五苓散_{仲景}

治脉浮，小便不利，热微消渴者，发汗已，脉浮数烦渴者。中风发热，六七日不解而烦，有表里证，渴欲饮水，水入则吐者。

茯苓_{十八铢} 猪苓_{十八铢} 白术_{十八铢} 泽泻_{一两} 桂_{半两}

上五味，为散，以白饮和服方寸匕，日三服，多服暖水，汗出愈。

吴谦曰：五苓散非治水热之专剂，乃治水热小便不利之主方也。君泽泻之咸寒，咸走水府，寒胜热邪，佐二苓之淡渗，通调水道，下输膀胱，并泻水热也。用白术之燥湿，健脾助土，为之堤防，以制水也。用桂之辛温，宣通阳气，蒸化三焦，以行水也。泽泻得二苓，下降利水之功倍，小便利而水不蓄矣。白术须桂上升，通阳之效捷，气腾津化，渴自止也。若发热表不解，以桂易桂枝，服后多服暖水，令汗出愈，是此方不止治停水小便不利之里，而犹解停水发热之表也。

猪苓汤_{仲景}

治阳明病，脉浮发热，渴欲饮水，小便不利。少阴病，下利，六七日咳而呕渴，心烦不得眠者。

猪苓_{去皮} 茯苓 阿胶 滑石 泽泻_{各一两}

上五味，以水四升，先煮四味取二升，去滓，内下阿胶烊消，温服七合，日三服。

赵羽皇曰：仲景制猪苓一汤，以行阳明、少阴二经水热，然其旨全在益阴，不专利水。盖伤寒表虚最忌亡阳，而里热又患亡阴，亡阴者亡肾中之阴，与胃家之津液也。故阴虚之人，不但大便不可轻动，即小水亦忌下通，盖阴虚过于渗利，则津液反致耗竭，方中阿胶质膏，养阴而滋燥，滑石性滑，祛热而利水，佐以二苓之渗泻，既疏浊热而不留其瘀壅，亦润真阴而不苦其枯燥，是利水而不伤阴之善剂也。故太阳利水用五苓者，以太阳职司寒水，故加桂以温之，是暖肾以行水也。阳明、少阴之用猪苓，以二经两关津液，特用阿胶、滑石以润之，是滋养无形，以行有形也。利水虽同，寒温迥别，惟明者知之。

资生肾气丸

治肾虚脾弱，腰重脚肿，小便不利，腹胀喘急痰盛，已成鼓证，其效如神。

熟地黄<small>四两</small>　白茯苓<small>三两</small>　丹皮　泽泻　山药　车前子　山茱萸　牛膝　肉桂<small>各一两</small>　附子<small>五钱</small>

上十味，蜜和丸，每服八十丸，空心米饮下。

张景岳曰：地黄、山药、丹皮，以养阴中之真水；山萸、桂、附，以化阴中之真气；茯苓、泽泻、车前、牛膝，以利阴中之滞，能使气化于精，即所以治肺也。补火生土，即所以治脾也；壮水利窍，即所以治肾也。补而不滞，利而不伐，治虚水方，更无有出其右者。

疏凿饮子

治偏身水肿，喘呼口渴，大小便秘。

羌活　秦艽　槟榔　大腹皮　商陆　茯苓皮　椒目　木通　泽

泻　赤小豆

加姜皮，水煎服。

吴谦曰：疏凿饮子治表里俱实，不偏寒热，而水湿过盛，遍身水肿，喘胀便秘者。故以商陆为君，专行诸水，佐羌活、秦艽、腹皮、苓皮、姜皮，行在表之水，从皮肤而散。佐槟榔、赤豆、椒目、泽泻、木通，行在里之水，从二便而出。上下内外分消其势，亦犹神禹疏凿江河之意也。

五皮饮〈中藏经〉

治水病肿满，上气喘急，或腰以下肿。

五加皮　地骨皮　茯苓皮　大腹皮　生姜皮

一方五加皮易陈皮，或五加皮易桑白皮。

汪昂曰：五加祛风胜湿，地骨退热补虚，生姜辛散助阳，大腹下气行水，茯苓渗湿健脾，于散泻之中，犹寓调补之意。皆用皮者，水溢皮肤，以皮行皮也。

茵陈蒿汤仲景

治伤寒阳明病，但头汗出，腹满口渴，二便不利，湿热发黄，脉沉实者。

茵陈六两　大黄酒浸, 二两　栀子炒, 十四枚

成无己曰：小热凉以和之，大热寒以取之，发黄者，湿热甚也，非大寒不能彻其热。故以茵陈为君，栀子为臣，大黄为佐，分泄前后，则腹得利而解矣。

羌活胜湿汤〈局方〉

治湿气在表，头痛头重，或腰脊重痛，或一身尽痛，微热昏倦。

羌活　独活一钱　川芎　藁本　防风　甘草炙, 各五分　蔓荆子三分

如身重腰中沉沉然，中有寒湿也，加酒洗汉防己、附子。

汪昂曰：风能胜湿，羌、独、防、藁、芎、蔓，皆风药也。湿气在表，六者辛温升散，又皆解表之药，使湿从汗出，则诸邪散矣，若水湿在里，则当用行水渗泄之剂。

三仁汤〈温病条辨〉

治头痛恶寒，身重疼痛，舌白不渴，脉弦细而濡，面色淡黄，胸闷不饥，午后身热，名曰湿温。

杏仁_{五钱}　飞滑石_{六钱}　白通草_{二钱}　白蔻仁_{二钱}　竹叶_{二钱}　厚朴_{二钱}
生苡仁_{六钱}　半夏_{五钱}

林树红曰：竹叶、杏仁、白蔻开上，法夏、厚朴宣中，滑石、通草、薏仁导下，凡湿邪弥漫三焦气分，可用此加减。

第十四类　润燥之剂

琼玉膏_{申先生}

治虚劳干咳。

地黄_{四斤}　茯苓_{十二两}　人参_{六两}　白蜜_{二斤}

先将地黄熬汁去渣，入蜜炼稠，再将参、苓为末，和入磁罐封，水煮半日，白汤化服。

李中梓曰：干咳者，有声无痰，火来乘金，金极而鸣也。此本元之病，非渐渍难以成功，若误用苦寒，只伤脾土，金反无母，故丹溪以地黄为君，令水盛则火自息。又损其肺者益其气，故用人参以鼓生发之元。虚则补其母，故用茯苓以培万物之本。白蜜为百花之精，味甘归脾，性润悦肺，且缓燥急之火。四者皆温良和厚之品，诚堪宝重。

炙甘草汤_{仲景}

治伤寒脉结代，心动悸者。又治肺痿，咳吐多，心中温温液液者。

甘草_{炙，四两}　生姜_{切，三两}　桂枝_{三两}　麦门冬_{半升}　麻仁_{半升}　大枣_{擘，十二枚}　人参_{一两}　阿胶_{二两}　生地黄_{一斤}

上九味，以清酒七升，水八升，先煮八味取三升，去滓，内胶消尽，服一升，日三服。

柯琴曰：此以心虚脉结代，用生地黄为君，麦冬为臣，峻补真阴，开后学滋阴之路。地黄、麦冬，味虽甘而气则寒，非发陈蕃秀之品，必得人参、桂枝以通阳脉，生姜、大枣以和荣卫。阿胶补血，酸枣安神。甘草之缓，不使速下。清酒之猛，捷于上行。内外调和，悸可宁而脉可复矣。

麦门冬汤_{仲景}

治火逆上气，咽喉不利。

麦门冬_{七升} 半夏_{一升} 人参_{三两} 甘草_{二两} 大枣_{十二枚} 粳米_{三合}

唐容川曰：麦、米、甘、枣四味，大建中气，大生津液，胃津上输于肺，肺清而火自平，肺调而气自顺。气未逆未上之火气，此固足以安之，而已逆已上之火气，又不可任其迟留也。故君麦冬以清火，佐半夏以利气，火气降则津液愈生，津液生而火气自降，又并行而不悖也。用治燥痰咳嗽，最为对证，以其润利肺胃，故亦治隔食。又有冲气上逆，挟痰血而干肺者，皆能治之。盖冲脉起于胞中，下通肝肾，实则丽于阳明，以输阳明之血，下入胞中，阳明之气顺，则冲气亦顺，胞中之血与水，皆返其宅而不上逆矣。

清燥救肺汤_{喻嘉言}

治诸气膹郁，诸痿喘呕。

桑叶_{三钱，经霜者} 石膏_{二钱半，炒} 甘草_{一钱} 胡麻仁_{一钱，炒研} 阿胶_{八分}
人参_{七分} 麦冬_{一钱二分} 杏仁_{七分，去皮尖，炒黄} 枇杷叶_{一片，去毛，蜜炙}

上九味，以水一碗煎六分。痰多加贝母、栝蒌，血枯加生地，热甚加犀角、羚羊角，或加牛黄。

吴谦曰：经云，损其肺者益其气。肺主诸气故也。然火与元气不两立，故用人参、甘草甘温而补气，气壮火自消，是用少火生气之法也。若夫火燥膹郁于肺，非佐甘寒多液之品，不足以滋肺燥，而肺气反为壮火所食，益助其燥矣。故佐以石膏、麦冬、桑叶、阿胶、胡麻仁辈，使清肃令行，而壮火亦从气化也。经曰：肺苦气上逆，急食苦以降之。故又佐以杏仁、枇杷叶之苦以降气，气降火亦降，而制节有权，气行则不郁，诸痿喘呕自除矣。

柯琴曰：古方用香燥之品以治气郁，不犹奏效者，以火就燥也，惟缪仲醇知之。故用甘凉滋润之品，以清金保肺立法。喻昌宗其旨，集诸润剂，而制清燥救肺汤。用意深，取药当，无遗蕴矣。

润肠丸 _{东垣}

治肠胃有伏火，大便秘涩，全不思食，风结血结。

大黄　归尾　羌活 _{各五钱}　桃仁 _研　大麻仁 _{去壳，一两}

蜜丸。一方有防风。风湿加秦艽、皂角子。

汪昂曰：归尾、桃仁润燥活血，羌活搜风散邪，大黄破结通幽，麻仁滑肠利窍，血和风疏，肠胃得润，则然通利矣。

桑杏汤 《温病条辨》

治秋感燥气，右脉数大，伤手太阴气分者。

桑叶 _{一钱}　杏仁 _{一钱五分}　沙参 _{二钱}　象贝 _{一钱}　香豉 _{一钱}　栀皮 _{一钱}　梨皮 _{一钱}

肺伤于燥，则用桑叶、象贝以清之，然徒清肺而燥不去也，则用沙参、梨皮以润之。栀、豉除烦，则心火无刑金之患。加以杏仁，则又降肺气而滋肺液矣。

沙参麦冬汤 《温病条辨》

治燥伤肺胃阴分，或热或咳。

沙参 _{三钱}　玉竹 _{二钱}　生甘草 _{一钱}　参桑叶 _{一钱五分}　麦冬 _{三钱}　生扁豆 _{一钱五分}　花粉 _{一钱五分}

沙参清肺而补阴，玉竹息风而润肺，麦冬增胃液而续胃络，扁豆降胃气而养胃阴，有补土生金之妙，又有桑叶、花粉以清上，甘草以缓中，则肺胃之阴可复，而燥气全消矣。

第十五类　泻火之剂

黄连解毒汤

治一切火热，表里俱盛，狂躁烦心，口燥咽干，大热干呕，错语不眠，吐血衄血，热甚发斑。

黄芩　黄连　黄柏　栀子

等分。

汪昂曰：三焦积热，邪火妄行，故用黄芩泻肺火于上焦，黄连泻脾火于中焦，黄柏泻肾火于下焦，栀子通泻三焦之火，从膀胱出。盖阳盛则阴衰，火盛则水衰，故用大苦大寒之药，抑阳而扶阴，泻其亢甚之火，而救其欲绝之水也。

白虎汤仲景

治阳明证，汗出，渴欲饮水，脉洪大浮滑，不恶寒，反恶热。

石膏一斤　知母六两　甘草二两　粳米六合

上四味，以水一斗，煮米熟汤成，去滓，温服一升，日三服。

柯琴曰：阳明邪从热化，故不恶寒而恶热。热蒸外越，故热汗自出。热烁胃中，故渴欲饮水。邪盛而实，故脉滑。然犹在经，故兼浮也。盖阳明属胃，外主肌肉，虽有大热而未成实，终非苦寒之味所能治也。石膏辛寒，辛能解肌热，寒能胜胃火，寒性沉降，辛能走外，两擅内外之能，故以为君。知母苦润，苦以泻火，润以滋燥，故以为臣。用甘草、粳米调和于中宫，且能土中泻火，作甘稼稿。寒剂得之缓其寒，苦药得之平其苦，得二味为佐，庶大寒之品，无伤损脾胃之虑也。煮汤入胃，输脾归肺，水精四布，大烦大渴可除矣。

甘露饮 《局方》

治胃中湿热，口臭喉疮，齿龈宣露，及吐衄齿血。

生地黄　熟地黄　天冬　麦冬　石斛　茵陈　黄芩　枳壳　枇杷叶　甘草

等分，每服五钱。

汪昂曰：烦热多属于虚，二地、二冬、甘草、石斛之甘，治肾胃之虚热，泻而兼补也。茵陈、黄芩之苦寒，折热而祛湿。火热上行为患，故又以枳壳、枇杷叶抑而降之也。

泻青丸 钱乙

治肝火郁热，不能安卧，多惊多怒，筋痿不起，目赤肿痛。

龙胆草　山栀　大黄 酒蒸　川芎　当归　羌活　防风

等分，蜜丸，竹叶汤下。

吴谦曰：龙胆草直入肝经以泻其火，佐栀子、大黄，使其所泻之火，从大小二便而出，是治火之标也。肝主风，风能主火，治肝不治风，非其治也。故用羌活、防风散肝之风，即所以散肝之火，是治火之本也。肝之情欲散，故用川芎之辛以散之。肝之质喜滋，故用当归之濡以润之。是于泻肝之中，寓有养肝之意，泻肝者，泻肝之病也，养肝者，养肝之神也。盖肝木主春，乃阳升发动之始，万物化生之源，不可伤也。

泻黄散

治脾胃伏火，口燥唇干，口疮口臭，烦渴易饥，热在肌肉。

方剂学讲义·第十五类　泻火之剂

防风_{四两}　藿香_{七钱}　山栀_{炒黑，一两}　石膏_{五钱}　甘草_{二两}

上末，微炒香，蜜酒调服。

汪昂曰：山栀清心肺之火，使屈曲下行，从小便出。藿香理脾肺之气，去上焦壅热，辟恶调中。石膏大寒泻热，兼能解肌。甘草甘平和中，又能泻火。重用防风者，取其升浮，能发脾中伏火，能于土中泻木也。

泻白散_{钱乙}

治肺火，皮肤蒸热，洒淅寒热，日晡尤甚，喘嗽气急。

桑白皮　地骨皮　甘草

水煎服。

季楚重曰：经云，肺苦气上逆。上逆则上焦郁热，气郁生涎，火郁生热，因而制节不行，壅甚为喘满肿嗽。白者肺之色，泻白，泻肺气之有余也。君以桑白皮，质液而味辛，液以润燥，辛以泻肺。臣以地骨皮，质轻而性寒，轻以祛实，寒以胜热。甘草生用泻火，佐桑皮、地骨皮泻诸肺实，使金清气肃，而喘嗽可平，较之黄芩、知母苦寒伤胃远矣。

导赤散_{钱乙}

治小肠有火，便赤淋痛，面赤狂躁，口糜舌疮，咬牙口渴。

生地黄　木通　甘草梢　淡竹叶

等分，煎。

汪昂曰：生地凉心血，竹叶清心气，木通降心火、入小肠，草梢达茎中而止痛，以共导丙丁之火，由小水而出也。

黄连阿胶汤_{仲景}　从《温病条辨》采用

治少阴温病，真阴欲竭，壮火复炽，心中烦，不得卧。

黄连_{四钱}　黄芩_{一钱}　阿胶_{三钱}　白芍_{一钱}　鸡子黄_{二枚}

水八杯，先煮三物取三杯，去滓，内胶尽，再内鸡子黄，搅令相得。

吴鞠通曰：心中烦，阳邪挟心阳独亢于上，心体之阴，无容留之地，故烦杂无奈，不得卧。阳亢不入于阴，阴虚不受阳纳，虽欲卧得乎，此证阴阳各自为道，不相交互，去死不远。故以黄芩从黄连，外泻壮火，而内坚真阴。以芍药从阿胶，内护真阴，而外捍亢阳。名黄连阿胶汤者，取一刚以御外侮，一柔以护内主之义也，其交关变化神明不测之妙，全在一鸡子黄。盖鸡子黄有地球之象，为血肉有情，生生不已，乃奠安中焦之圣品，有甘草之功能，而灵于甘草，能上通心气，下达肾气居中以达两头，有莲子之妙用，其性和平，能使亢者不争，弱者得振，此证大风一起，荡然无余，鸡子黄镇定中焦，通彻上下，合阿胶能预息内风之震动也。

银翘散《温病条辨》

治太阴风温，但热不恶寒而渴者。

连翘_{一两}　银花_{一两}　桔梗_{六钱}　薄荷_{六钱}　竹叶_{四钱}　生甘草_{五钱}　芥穗_{四钱}　淡豆豉_{五钱}　牛蒡子_{六钱}

上杵为散，每服六钱，鲜苇根汤煎，香气大出即取服，勿过煮。

胸膈闷者，加藿香三钱，郁金三钱，护膻中；渴甚者，加花粉；项肿咽痛者，加马勃、元参；衄者，去芥穗、豆豉，加白茅根三钱，侧柏炭三钱，栀子炭三钱；咳者，加杏仁利肺气；二三日病犹在肺，热渐入里，加细生地、麦冬保津液；再不解，或小便短者，加知母、黄芩、栀子之苦寒，与麦、地之甘寒，合化阴气，而治热淫所胜。

吴鞠通曰：本方谨遵《内经》风淫于内，治以辛凉，佐以苦甘。热淫于内，治以咸寒，佐以甘苦之训。又宗喻嘉言芳香逐秽之说，用东垣清心凉膈散。辛凉苦甘，病初起，且去入里之黄芩。勿犯中焦，加银花辛凉，芥穗芳香，散热解毒。牛蒡子辛平润肺，解热散结，除风利咽，皆手太阴药也。此方之妙，纯然清肃上焦，不犯中下，无开门揖盗之弊，有轻以去实之能。用之得法，自然奏效，此叶氏立法，所以迥出诸家也。

清宫汤《温病条辨》

治太阴温病，发汗而汗出过多，神昏谵语。

元参心三钱　莲子心五分　竹叶卷心二钱　连翘心二钱　犀角尖二钱，磨冲　连心麦冬三钱

热痰盛，加竹沥、梨汁各五匙；咯痰不清，加栝蒌皮一钱五分；热毒盛，加金汁、人中黄；渐欲神昏，加银花三钱，荷叶二钱，石菖蒲一钱。

吴鞠通曰：此咸寒甘苦法，清膻中之方也。谓之清宫者，以膻中为心之宫城也。俱用心者，凡心有生生不已之意，心能入心，即以清秽浊之品，使补心中生生不已之生气，救性命于微芒也。火能令人昏，水能令人清，神昏谵语，水不足而火有余，又有秽浊也。且离以坎为体，元参味咸属水，补离中之虚；犀角灵异味咸，辟秽解毒，所谓灵犀一点通，善通心气，色黑补水，亦能补离中之虚，故以二物为君。莲心甘苦咸，倒生根，由心走肾，能使心火下通于肾，又回环上升，能使肾水上潮于心，故以为使。连翘象心，心能退心热；竹叶心锐而中空，能通窍清火，故以为佐。麦冬之所以用

心者,《本经》称其主心腹结气,伤中伤饱,胃脉络绝,试问去心,焉能散结气,补伤中,通伤饱,续胃脉络绝哉,命名与天冬并称门冬者,冬主闭藏,门主开转,谓其开合之功能也,其妙处全在一心之用。

又云:神昏谵语者,清宫汤主之,牛黄丸、紫雪丹、至宝丹亦主之。

安宫牛黄丸〈局方〉

牛黄一两　郁金一两　犀角一两　黄连一两　朱砂一两　梅片二钱五分　麝香二钱五分　珍珠五钱　山栀一两　雄黄一两　黄芩一两

上为极细末,炼老蜜为丸,每丸一钱,金箔为衣,蜡护。脉虚者人参汤下,脉实者银花薄荷汤下。每服一丸。大人病重体实者日再服,甚至日三服。小儿服半丸,不知再服半丸。兼治飞尸、卒厥、五痫、中恶、大小儿痉厥之因于热者。

吴鞠通曰:此芳香化秽浊而利诸窍,咸寒保肾水而安心体,苦寒通火腑而泻心用之方也。牛黄得日月之精,通心主之神;犀角主治百毒,邪鬼瘴气;珍珠得太阴之精而通神明,合犀角补水救火。郁金草之香,梅片木之香,雄黄石之香,麝香乃精血之香,合四香以为用,使闭锢之邪热温毒,深在厥阴之分者,一齐从内透出,而邪秽自消,神明可复也。黄连泻心火,栀子泻心与三焦之火,黄芩泻胆肺之火,使邪火随诸香一齐俱散也。朱砂补心体,泻心用,合金箔坠痰而镇固,再合珍珠、犀角,为督战之主帅也。

紫雪丹〈局方〉 从《本事方》去黄金

滑石一斤　石膏一斤　寒水石一斤　磁石二斤

以上四味,捣,煎,去滓入后药。

羚羊角五两　木香五两　犀角五两　沉香五两　丁香一两　升麻一斤　元参一斤　炙甘草半斤

以上八味，并捣剉入前药汁中，煎，去渣入后药。

朴硝　硝石各二斤，提净

入前药汁中，微火煎，不住手将柳木搅，候汁欲凝，再加入后二味。

辰砂三两，研细　麝香一两二钱，研细

入煎药拌匀，合成，退火气，冷水调服一二钱。

吴鞠通曰：诸石利水火而通下窍，磁石、元参补肝肾之阴，而上济君火，犀角、羚羊泻心胆之火，甘草和诸药而败毒，且缓肝急。诸药皆降，独用一味升麻，盖欲降先升也。诸香化秽浊，或开上窍，或开下窍，使神明不致坐困于浊邪，而终不克复其明也。丹砂色赤补心而通心火，内含汞而补心体，为坐镇之用。诸药用气，硝独用质者，以其水卤结成，性峻而易消，泻火而散结也。

至宝丹〈局方〉

犀角一两，镑　朱砂一两，飞　琥珀一两，研　玳瑁一两，镑　牛黄五钱　麝香五钱

以安息重汤敦化，和诸药为丸，一百丸蜡护。

吴鞠通曰：此方荟萃各种灵异，皆能补心体，通心用，除邪秽，解热结，共成拨乱反正之功。大抵安宫牛黄丸最凉，紫雪次之，至宝又次之，主治略同，而各有所长，临用对证斟酌可也。

犀角咸寒，救肾水以济心火，善通心气。朱砂补心体，泻心用。琥珀宁心，定魂魄，疗癫邪，利小便。玳瑁龟类，其性最灵，禀水中至阴之气，故气寒而解一切热毒。牛黄通心窍而除包络之痰。麝

香通心窍而芳香逐秽。安息香甘平，香而不燥，辟邪复正，行血下气。

　　按：《温病条辨》又云：邪入心包，舌蹇肢厥，牛黄丸主之，紫雪丹亦主之。

第十六类　除痰之剂

二陈汤〈局方〉

治一切痰饮为病，咳嗽胀满，呕吐恶心，头眩心悸。

半夏姜制，二钱　陈皮去白　茯苓各一钱　甘草五分

加姜煎。

治痰通用二陈。风痰，加南星、白附、皂角、竹沥；寒痰，加半夏、姜汁；火痰，加石膏、青黛；湿痰，加苍术、白术；燥痰，加栝蒌、杏仁；食痰，加山楂、麦芽、神曲；老痰，加枳实、海石、芒硝；气痰，加香附、枳壳；胁痰在皮里膜外，加白芥子；四肢痰，加竹沥。

汪昂曰：半夏辛温，体滑性燥，行水利痰，为君。痰因气滞，气顺则痰降，故以橘红利气。痰由湿生，湿去则痰消，故以茯苓渗湿为臣。中不和则痰涎聚，又以甘草和中补土为佐也。

化痰丸

治老痰热痰。

天门冬去心　黄芩酒炒　海粉　橘红各一两　桔梗　连翘　香附各五钱，杵碎，淡盐水浸，炒　青黛另研　芒硝另研，各三钱　瓜蒌仁取肉，另研，一两

上为细末，炼蜜入姜汁少许和药，令极匀，丸小龙眼大，含化一丸，或嚼烂，清汤细啖之。或丸如黍米大，淡姜汤送下五六十丸。

王节齐曰：天冬、黄芩泄肺火也，海粉、芒硝咸以软坚也，瓜

蒌仁润肺清痰，香附开郁降气，连翘开结降火，青黛降郁火，故皆不用香燥之剂。

控涎丹《三因方》

治人忽患胸背手足、腰项筋骨牵引钓痛，走易不定，或手足冷痹，气脉不通，此乃痰涎在胸膈上下，误认瘫痪，非也。

甘遂去心　大戟去皮　白芥子

等分，为末，糊丸，临卧姜汤服五七丸至十丸。痰猛加丸数。

李时珍曰：痰涎为物，随气升降，无处不到，入心则迷成癫痫；入肺则塞窍，为喘咳背冷；入肝则膈痛干呕，寒热往来；入经络则麻痹疼痛；入筋骨则牵引钓痛；入皮肉则瘰疬痈肿。陈无择《三因方》，并以控涎丹主之，殊有奇效，此乃治痰之本。痰之本，水也，湿也，得气与火，则结为痰。大戟能泄脏腑水湿，甘遂能行经隧水湿，白芥子能散皮里膜外痰气，为善用者能收奇功也。

礞石滚痰丸王隐君

治实热老痰，怪症百病。

黄芩八两　大黄八两，酒蒸　沉香八两，忌火　蒙石一两，焰硝煅过，埋地内七日用

上四味，为细末，水丸，川椒大，量人大小用之。

吴谦曰：王隐君制礞石滚痰丸治老痰一方，用黄芩清胸中无形诸热，大黄泻肠胃有质实火，此治痰必须清火也。以礞石之燥悍，此治痰必须除湿也。以沉香之速降，此治痰必须利气也。二黄得礞石、沉香则能迅扫，直攻老痰巢穴浊腻之垢而不少留，滚痰之所由名也。若阳气不盛，痰饮兼作，又非此方所宜。

雪羹

治热结之痰。

海蛇_{一两,漂净}　荸荠_{四个}

水二钟，煎八分。

王孟英曰：海蛇，妙药也，宣气化瘀，消痰行食，而不伤正气，以经盐矾所制，入煎剂，虽复漂净，而软坚开结之勋，则固在也。故哮喘胸痞，腹痛癥瘕，胀满便秘，滞下疳疸等病，皆可量用。虽宜下之证，而体质柔脆，不能率投硝、黄者，余辄重用，而随机佐以枳、朴之类，无不默收敏效。晋三先生但言协地栗以清肝热，岂足以尽其能哉。